# 糖尿病·高血压·高血脂宜忌与调养

李春深◎编著

天津出版传媒集团
天津科学技术出版社

**图书在版编目（CIP）数据**

糖尿病·高血压·高血脂宜忌与调养 / 李春深编著 .--天津：天津科学技术出版社，2020.5
ISBN 978-7-5576-5949-3

Ⅰ.①糖… Ⅱ.①李… Ⅲ.①糖尿病-中西医结合-诊疗②高血压-中西医结合-诊疗③高血脂病-中西医结合-诊疗 Ⅳ.①R587.1②R544.1③R589.2

中国版本图书馆 CIP 数据核字（2019）第 050954 号

---

糖尿病·高血压·高血脂宜忌与调养
TANGNIAOBING GAOXUEYA GAOXUEZHIYIJIYUTIAOYANG
责任编辑：陈 雁 孟祥刚
出 版：天津出版传媒集团 / 天津科学技术出版社
地 址：天津市西康路 35 号
邮 编：300051
电 话：（022）23332390
网 址：www.tjkjcbs.com.cn
发 行：新华书店经销
印 刷：三河市恒升印装有限公司

---

开本 670×960 1/16 印张 20 字数 500 000
2020 年 5 月第 1 版第 1 次印刷
定价：68.00 元

# 前　言

糖尿病属中医学消渴范畴，是内分泌系统常见的疾病之一。它是由胰岛素分泌绝对或相对不足而引起的体内代谢紊乱为主的全身性疾病。目前，此病已经被列为继恶性肿瘤、心脑血管疾病之后的第三大疾病。

高血压是常见病的心脑血管疾病，多见于中老年人，有原发性和继发性两种。高血压病不仅是一个独立的疾病，而且是导致脑卒中、冠心病和肾功能损伤的主要危险因素。步恶性肿瘤的后尘，已成为当前人类的第二大杀手，并且有赶超的趋势。因此，人们切莫掉以轻心。

高血脂症的临床表现主要是脂质在真皮内沉积所引起的黄色瘤和脂质在血管内皮沉积所引起的动脉硬化。

调查显示，我国高血脂人数已高达1.6亿，且多数没有明显症状，但它却是冠心病、中风、肾衰及多种心血管疾病的元凶，一旦发病就可能导致伤残甚至死亡！

为了使糖尿病、高血压、高血脂患者能够了解糖尿病、高血压、高血脂，正确地进行治疗与保养，以减少并发症的发生；为了使糖尿病、高血压、高血脂的高危人群提高警惕，及早就诊，以便早期发现、早期治疗，同时为了使糖尿病、高血压、高血脂患者或其家属对糖尿病、高血压、高血脂的急症有所了解，以利于家庭急救与护理、降低患者的死亡率，我们倾心编写了这本《糖尿病·高血压·高血脂宜忌与调养》一书。

真心希望糖尿病、高血压、高血脂患者及其家属能够全面地了解糖尿病、高血压、高血脂的基本常识，懂得糖尿病、高血压、高血脂的药物治疗方法，学会糖尿病、高血压、高血脂的饮食营养调控，掌握糖尿病、高血压、高血脂的护理与保健措施，从而使糖尿病、高血压、高血脂患者接受正确的治疗与保养，最大限度地减少糖尿病、高血压、高血脂给患者生活带来的困扰。

本书是一本写给大众读者的关于糖尿病、高血压、高血脂防治的普及读本，通过通俗易懂的讲解与分析，帮助广大糖尿病、高血压、高血脂患者早发现、早治疗，趋利避害，减少并发症的发生，摆脱终生服药的痛苦。

同时可使普通大众全面、正确地认识糖尿病、高血压、高血脂，提早改变不健康的生活方式，远离糖尿病、高血压、高血脂。

# 目　录

## 上篇　糖尿病宜忌与调养



## 中篇　高血压宜忌与调养



## 下篇　高血脂宜忌与调养

# 上 篇

## 糖尿病宜忌与调养

# 第一章　糖尿病的基础知识

## 糖尿病的概念

糖尿病的名字名副其实，精炼科学，准确地概括出糖尿病的具体特征，那就是尿中有糖。也就是说，只要患有糖尿病的病人，尿中一定含有糖分。

关于糖尿病的记载出现很早，古代埃及、古希腊、古印度和中国，都留下过有关糖尿病的记录。经过漫长的探索和研究，直到20世纪，医学家才彻底揭开了糖尿病的神秘面纱。

现代医学认为，糖尿病是一种以糖代谢失常为主要特征的常见的慢性内分泌代谢疾病，其表现特征为体内胰岛素分泌或作用异常，致使体内代谢发生紊乱，血糖水平不断升高。当人体内的血糖水平超过一定的阈值，尿中就会出现糖分。这样，糖尿病就发生了。糖尿病患者，除了糖代谢失常，体内的蛋白质，还有脂肪，都会出现代谢失常。

糖尿病是一种严重的代谢性疾病，如果长时间得不到治疗或控制，就会导致肾、眼、神经、心脏和血管等组织、器官病变，进一步发展，便会发生失明、肾衰竭、下肢坏疽、中风或心肌梗塞，最终危及生命。糖尿病患者的死亡率很高，它与心脑血管疾病和癌症并称为危害人类健康的三大杀手。

国际糖尿病联盟（IDF）2007年在全球性的“争取联合国通过糖尿病决议”运动中公布出的惊人数字——在地球上，每10秒钟就有1位糖尿病患者因糖尿病的并发症而死亡，在同一个10秒钟内，就有两例新的糖尿病病例发生。据此推算，在一年内，全球就有300万人死于糖尿病，600万新的糖尿病患者加入到日益壮大的“糖尿病大军”。流行病学调查显示，在全球范围内，每年死于糖尿病的人数已经和死于艾滋病的人数相当。

2009年10月底，第20届世界糖尿病大会在加拿大蒙特利尔举行。会上，国际糖尿病联盟发布了最新数据，当前，全世界糖尿病患者已达到2.85亿。多么惊人！要知道，1985年的时候，全世界糖尿病患者只有3000万，2000年时，人数增加到1.5亿。新世纪不到10年，糖尿病患者竟然接近3亿。如果照此发展，到2030年，世界糖尿病患者将达到4.35亿。与此同时，糖尿病的发展还出现新的特点，那就是，低收入水平国家的糖尿病患者急剧增加；中青年患者所占的比例快速增高。

基于此，国际糖尿病协会发出警告，声称若不加以关注，糖尿病的发展将面临失控的危险。国际糖尿病联合会的姆班亚教授说："最新的糖尿病地图的数据表明，糖尿病蔓延已经失控。在与糖尿病的战斗中，我们正在节节败退。没有国家会幸免，而且没有国家有能力打败这一共同的敌人。"

20世纪80年代以前，中国的糖尿病患者和发病率一直保持在较低水平。但是，随着中国经济的迅猛发展和社会生活水平的提高，糖尿病患者的人数急剧增加，发病率也快速增长。据2009年底中华医学会糖尿病分会发布的数据，中国的糖尿病患者已经高达4320万人，仅次于印度，位列世界第二。糖尿病发病率也从1980年的0.67%上升到目前的5%，而城市的发病率则逼近10%。也就是说，中国的糖尿病发病率正在迅速上升，患病人数也正以令人担忧的速度增长。医学研究表明，中国糖尿病的快速发展，主要与国人错误的饮食观以及不良的生活习惯有关。

虽然糖尿病病因至今仍然不是十分清楚，也无法根治，但是，医学界一致认为，糖尿病是可以防治的，并且，饮食治疗是最主要、最基础的方法。如果再加上适当的体育锻炼、合理的用药、及时的自我检测和一定的心理治疗，我们在对付糖尿病方面，完全可以取得满意的效果。

## 血糖与胰岛素的关系

### 血糖是什么

血糖，顾名思义是血液中的糖。糖是我们身体不可缺少的营养物质之一，人摄入食物以后，经过消化系统转化为单糖（如葡萄糖）进入血液。血糖其实就是指血液中的葡萄糖。血糖通过血液被运送到全身的各个组织细胞，分解燃烧产生人体所需能量。

血糖随血液流经全身，与全身的组织细胞代谢有密切关系，因此，血糖的稳定与否影响到身体的正常生理活动机能。正常情况下，血糖处于一种动态平衡状态，消耗和补充同时进行。而糖尿病患者的血糖则是失衡的。

在人体中，主要由肝脏、激素和神经系统负责调节血糖。

·肝脏。在血糖升高时，多余的葡萄糖进入肝细胞，肝细胞将这部分葡萄糖合成糖原储存起来。饥饿时，血糖会下降，这时体内的血糖来源主要依靠肝糖原的分解，从而达到血糖的平衡。患有严重肝病的人，由于肝功能不佳，肝糖原储备不足，很容易产生低血糖。

·激素。人体内有多种激素，它们共同组成一个糖代谢调节系统，维持着血糖的动态平衡。这些激素有胰岛素、胰高血糖素、肾上腺素、糖皮质激素、生长激素和甲状腺素。其中胰岛素是体内唯一可以降低血糖的激素，它主导着葡萄糖在体内的合成和转化，是调节血糖的最重要激素。其余五种激素的作用主要是升高血糖。正常情况下，升高血糖激素与胰岛素处在一个平衡状态，从而使得血糖保持平衡。

·神经系统。中枢神经系统通过交感神经系统控制各种激素的分泌，进而维持血糖的平衡。

在肝脏、激素以及神经系统的调节下，空腹血糖正常值应为 3.9~6.1 毫摩尔/升，餐后 2 小时血糖不超过 7.8 毫摩尔/升。

## 胰岛素是什么

谈到糖尿病，就不得不提到胰岛素，而胰岛素的来源是胰腺。糖尿病的核心问题就是因为某种原因使胰腺分泌胰岛素的功能出现了异常。那胰腺究竟是个什么样的器官呢？

胰腺位于肝脏和胃的下部，长约 15 厘米，重 70~100 克，外形像是一把勺子，顶端部分与十二指肠相连。胰腺具有外分泌和内分泌两种功能，外分泌功能是指分泌胰液至消化道，帮助人体消化吸收的功能；内分泌功能就是指分泌胰岛素等人体激素的功能。发生了糖尿病，常常是因为胰腺的内分泌功能出现异常所致。

胰腺中有一个像小岛一样分布的细胞团，因而人们称其为“胰岛”。胰岛内的 β 细胞能生产出一种蛋白质，这就是所谓的胰岛素了。胰岛素是人体内唯一能帮助降低血糖的激素，因而它的分泌量直接关系到血液中血糖的水平。胰岛每天生产大约 50 单位（相当于 2 毫克）的胰岛素，约占人体中胰岛素总量的 1/5。

## 两者之间的关系

血糖进入人体后，其中大部分通过血液被送往全身各处组织细胞，以维持正常的生理机能。但血液中的葡萄糖并不是可以随意进入细胞的，因为在每个细胞的细胞膜上存在着葡萄糖进入的“特别通行证”，这个结构叫做“胰岛素受体”。胰岛素在这里起着关键的作用，只有当胰岛素和胰岛素受体结合时，才能打开通道，葡萄糖才可以进入细胞被利用。所以，胰岛素是葡萄糖进入人体细胞的钥匙。胰岛素既可以促进血糖进入肌肉、脂肪组织细胞，促进血糖转化为能量等，也可以抑制肝脏葡萄糖的异生，降低血糖的浓度。

血糖对胰岛素的分泌也有制约作用，当血糖升高时，胰岛就会接受“命令”——多制造胰岛素，降低血糖；而血糖过低时，胰岛也会减少或停止制造胰岛素，血糖就不再下降了。所以健康的人不论进食与否，一般血糖含量都比较稳定。

而糖尿病患者因为胰岛发生病变，不但不能生产足够的胰岛素降低血糖，而在高血糖的刺激下又需不断地分泌胰岛素。这样一来糖尿病患者的胰岛就长期处于疲劳的状态，胰岛的分泌功能会变得很差，而血糖也无法通过胰岛素的作用进入细胞，细胞因为缺乏营养而逐渐衰弱，最终导致人体受到严重损坏。

## 糖尿病的发病原因

虽然糖尿病患者有着类似的症状，但很多患者的发病原因却不尽相同。据医学界研究，现在有一部分可以找到确切的原因，但是大部分患者的发病原因目前并不清楚。根据临床研究证明，糖尿病的发生主要与以下因素有着密切的关系。

· 遗传因素。早在 20 世纪 30 年代，糖尿病研究的学者们就发现糖尿病具有明显的遗传倾向。如果一个家族有糖尿病患病史，则家族的血统亲属患病率高达 34.3%，是普通人的 26 倍。此外，如果一对双胞胎其中一个是糖尿病患者，那另外一个也有 50%的发病概率。所以现在很多专家认为部分糖尿病患者是基因遗传。糖尿病的发生与否不是由个别基因决定的，而是其基因量达到或超过其阈值时才有发病的可能。

·肥胖。诱发糖尿病的一个重要原因就是肥胖。肥胖者体内的血糖含量比较高，胰岛长期“超负荷”工作，功能就会出现损害，陷入一种恶性循环，如果不采取措施，就会发生糖尿病。据统计，60%~80%的成年糖尿病患者在发病前都是肥胖者，而且糖尿病的发生与肥胖的程度也有很大关系。

·饮食习惯。糖尿病是个“富贵病”，据调查，越是富裕的地方，得糖尿病的人就越多，像我国的发达地区，如广州及珠三角地带是糖尿病发病率最高的地方，约为6%，是全国平均水平的1.5倍。现代社会不合理的饮食结构，特别是甜食或高脂肪、高蛋白、高热量食物的过多食用，进食没有节制，加上运动又少，容易发胖，种种因素致使胰岛β细胞的负担过重，诱发糖尿病。而且现在的糖尿病已经开始从老年糖尿病向中青年，甚至儿童转移，应该引起大家的重视。

·妊娠。妊娠过程中，孕妇妊娠后期由于生理原因对血糖浓度的调节能力下降，少数人就会发生妊娠糖尿病。

·感染。许多糖尿病发生于病毒感染后，例如风疹病毒、流行性腮腺炎病毒、柯萨奇病毒、腺病毒等，但病毒感染是否是糖尿病发病的原因，目前没有明确的结论。

## 糖尿病的发病机理

我们的身体要想正常运作，就必须通过食物获取各类营养物质，而糖分（碳水化合物）则是最重要的三大营养素之一，是人体主要的能量来源。

糖分主要是以谷物类、薯类、砂糖和水果等食物形式进入人体的，经人体消化吸收后转化为糖原，储存在肝脏和肌肉中，或是转化为葡萄糖进入血液，然后被运送到全身各处的细胞，以备肌肉运动所用。

人们常说的“血糖”，其实就是血液中葡萄糖的含量的简称。在正常情况下，人体血液中血糖的水平是经常变化的，一般在饭后，血糖的含量会明显上升。健康人在饭后血糖上升时，胰岛素的分泌量就会自动增加，促进葡萄糖的吸收，使其作为热量被消耗。因此，大约在饭后一小时，经过人体紧张的工作，血糖的水平就开始下降，饭后约两小时，血糖的水平就能基本恢复正常。当然，这都是针对一切正常（包括器官的功能和我们的饮食量、饮食结构）的情况下来说的。

然而，如果我们摄入体内的糖分过多，无法被身体及时消耗的葡萄糖就会存留在血液中。这样，过多的葡萄糖就需要大量的胰岛素促进吸收，短期内对胰腺功能的影响可能不是很明显，但若长期如此，胰腺就会逐渐疲劳以至功能衰退，逐渐变得无法顺利分泌胰岛素、无法自动调节胰岛素的分泌量或者所分泌的胰岛素质量欠佳，不能有效促进葡萄糖的吸收。于是，血液中的葡萄糖含量就会上升，在空腹的时候或者吃饭两小时之后仍然居高不下，并且一直持续，形成比较“稳定”的高血糖状态。

在血糖上升的初期，如果得不到及时的发现（目前，大多数人都不能及时发现，因为他们在健康的时候很少去进行全面的身体检查），饮食结构和生活方式等方面也未加以纠正与改善，任由这种状况持续下去，那么高血糖就会发展成为糖尿病——血糖水平正常时，血液中的葡萄糖会被肾脏的肾小管再吸收，而不会进入到尿液中。但是，当到达肾脏的葡萄糖太多的时候，肾小管就无法将它们完全吸收，未被吸收的葡萄糖就会进入尿液，形成“糖尿”而排出，被人们发现。前面已经谈到，糖尿病是因为血液中多余的葡萄糖通过尿液排出体外而得名。

## 糖尿病的分类与分型

1965 年，根据糖尿病的不同病因及临床表现，世界卫生组织（WHO）糖尿病专家委员会建议将糖尿病分为原发性和继发性两大类。原发性糖尿病占发病的大多数，其病因尚未完全明了；继发性糖尿病占发病的极少数，发病原因较明确，大都继发于胰岛细胞的广泛损害，如胰腺炎、胰切除术后等，或继发于分泌拮抗胰岛素作用的激素（如生长激素、糖皮质激素）过多的疾病，如肢端肥大症、皮质醇增多症等。

随着对糖尿病认识的加深，1980 年世界卫生组织糖尿病专家委员会，在第二次会议报告中又发表了关于糖尿病分类的新建议，1985 年还作了某些修改。

下表就是 1985 年进行修改后的糖尿病及其他类型糖耐量异常的分类。

1996 年，美国糖尿病学会（ADA）专家委员会认为下表的分类尚不够全面，遂对其进行了修改，取消了基于治疗的胰岛素依赖型糖尿病（IDDM）和非胰岛素依赖型糖尿病（NIDDM）的医学术语，保留了Ⅰ型和Ⅱ型糖尿病的名称，用阿拉伯数字，不用罗马数字；不将糖耐量低减作为一种分型，而是糖尿病发展过程中的一个阶段；取消营养不良相关性糖尿病。

1997年，美国糖尿病学会专家委员会又提出了糖尿病的新的病因分型方案，将糖尿病分为Ⅰ型糖尿病、Ⅱ型糖尿病、特异型糖尿病和妊娠糖尿病。下面仅就较常见的Ⅰ型糖尿病、Ⅱ型糖尿病及妊娠糖尿病进行介绍。

## Ⅰ型糖尿病

Ⅰ型糖尿病又称为胰岛素依赖型糖尿病（IDDM）。它的基本病理是胰岛β细胞大量破坏，胰岛素分泌严重缺乏，导致高血糖、高酮血症和酸中毒及由此引发的各种临床表现。这类糖尿病可发生在任何年龄，尤其以儿童多见，也有少部分成人患病。

Ⅰ型糖尿病主要是由于遗传以及环境因素所致。研究发现遗传因素赋予个体的仅是Ⅰ型糖尿病的易患性，它还受环境因素的影响，只有二者共同作用，个体才能发生糖尿病。环境因素涉及面较广，有物理性因素、化学性因素，其中主要有病毒感染、营养食品和化学食品等。这些因素可以直接或间接破坏胰岛β细胞，使胰岛素分泌缺乏。

Ⅰ型糖尿病发病快，来势凶猛，大多数患者在很短的时间内体内的胰岛β细胞就被彻底破坏掉了。部分患者会有一个缓冲期——几个月后，胰岛β细胞才会被彻底破坏掉。

因为自身不能产生胰岛素，所以Ⅰ型糖尿病只能通过体外补充来获得胰岛素。自发性酮症酸中毒是Ⅰ型糖尿病的主要特征，为防止其发生，糖尿病患者必须每天注射胰岛素才能生存。

Ⅰ型糖尿病在整个糖尿病发病人群中只占很小一部分，其中儿童患者所占比例较大，在3~4岁和11~12岁两个年龄阶段，糖尿病的发病率最高。

Ⅰ型糖尿病发病后会在短时间内急剧恶化，甚至会出现糖尿病性昏迷的危险，必须引起足够的重视。

## Ⅱ型糖尿病

Ⅱ型糖尿病即非胰岛素依赖型糖尿病（NIDDM），它包括胰岛素抵抗和胰岛功能损伤两个方面。

所谓的“胰岛素抵抗”，就是人体的肝脏、肌肉、脂肪等组织细胞抵抗胰岛素的作用，使胰岛素不能正常发挥它的作用，使其转送血糖的能力降低，不能顺利地打开葡萄糖通道，血糖不能进入到细胞中。另外，胰岛素对肝脏葡萄糖的输出具有调控作用，当存在胰岛素抵抗时，胰岛素就不能有效地抑制肝脏葡萄糖的输出。胰岛素抵抗的特点就是人体对胰岛素的需要异常升高。如果长期存在胰岛素抵抗，胰岛储备功能就会全部耗竭，由胰岛 β 细胞所分泌的胰岛素也就不能满足人体对胰岛素的无限需求，出现“胰岛素相对缺乏”，血糖也随之升高。

胰岛功能损伤是一个逐渐加重的过程，也就是说，胰岛 β 细胞分泌胰岛素的能力是逐渐下降的，所以，Ⅱ型糖尿病患者发病比较缓慢。随着病情的加重，胰腺的 β 细胞进一步严重受损，所分泌的胰岛素不能满足人体各种状态下的需要，人体所需的胰岛素就会严重缺乏。这个时候，如若得不到及时的补充，就会危及生命。

Ⅱ型糖尿病属于生活方式病，它与过量饮食、缺乏运动及过量饮酒等不良的生活方式密切相关。所以，如被诊断为Ⅱ型糖尿病，首先应该检查一下自己的生活方式。Ⅱ型糖尿病患者占糖尿病患者总人数的 90%以上。

### 妊娠糖尿病

所谓妊娠糖尿病就是指妊娠前没有糖尿病，妊娠以后出现了糖尿病。

妊娠糖尿病常在妊娠的第 24 周左右出现，因为这一阶段的胎盘会分泌出一种减弱胰岛素作用的激素。不过，大部分妊娠糖尿病患者随着妊娠分娩的完成，血糖水平会很快回到正常水平。也有一部分患者血糖会持续较高水平，成为真正的糖尿病患者。那些血糖回到正常水平的妇女，在 5 年内发生糖尿病的危险会比常人高很多，因此，要经常做体检，做到早发现早治疗。

遗传因素和肥胖症是发生妊娠糖尿病的重要因素，有家族糖尿病史的或肥胖的孕妇，在妊娠期间就应该注意糖尿病的检查。从这点看，怀孕后吃得越多对孩子越好这样的观点其实是不科学的。

## 糖尿病的临床症状

糖尿病患者由于体内胰岛素不足，不能把摄入人体内的葡萄糖有效地组织氧化利用，从而导致血糖升高，尿糖呈阳性，随之出现代谢紊乱。为了能及早地做好预防工作，我们有必要了解一些糖尿病典型的临床症状。

· 多食。多食是由于糖尿病患者体内胰岛素绝对或相对不足，食物在肠胃消化后转为葡萄糖，而葡萄糖还没能被充分利用，就从尿中流失了。机体没有足够的能量来维持正常的生命活动，短缺的部分需要从体外补充，患者的饥饿反应加强，故出现多食，多食是为了补充尿中失去的糖分，而多食又导致血糖升高，高血糖又致多尿，尿糖又会增加，饥饿感加强，如此形成恶性循环。所以，糖尿病患者即使多食易饥，也应该控制自己的饮食遏制这种恶性循环，减轻胰腺的负担，有利于疾病的治疗。

·多尿。多尿即尿的频次和尿量增多。由于糖尿病患者的血糖过高，大量的葡萄糖从肾脏中排出，肾小球滤液中的葡萄糖又不能完全被肾小管再吸收，以致形成渗透性利尿，故出现多尿症状。一般尿量与尿糖成正比，尿糖越高尿量越大。糖尿病患者每日的尿量可以达到3000~5000毫升，甚至超过8000~10000毫升。随着尿糖增加，尿量增大，肾囊膨胀，患者可出现腰酸背痛等症状。

·多饮。多饮是由于多尿引起。多尿使体内流失大量水分，引起口干舌燥，皮肤脱水而失去弹性。患者每日饮水量几乎与尿量相同，且饮不解渴。

·体重减轻。体重减轻是糖尿病患者最常见的临床表现。由于糖尿病患者体内胰岛素不足，不能充分吸收利用葡萄糖，而身体就会用自身的蛋白质和脂肪来补充能量，加速了蛋白质和脂肪的分解速度，再加上水分丢失，患者体重急剧下降，形体消瘦。

以上就是糖尿病患者最常见的“三多一少”典型临床表现，但并不是所有糖尿病患者都会出现这些症状，尤其成年非肥胖型糖尿病患者或者老年糖尿病患者，这些患者的典型症状就不明显。一些Ⅱ型糖尿病患者和老年得病的糖尿病患者，平时没有明显的临床症状，在体检时或因为牙周炎、皮肤溃疡、水肿、视力减退等，到医院检查时才发现血糖明显高于正常水平，从而得知自己患上糖尿病。尽管此时他们的血糖已经很高，但他们并没有尿糖，因而“三多一少”的典型症状在他们身上体现得并不明显。

这就要求我们在日常生活中多关注自己的身体信号，以便及早发现糖尿病，及时就医治疗。

## 糖尿病的病症信号

糖尿病是一种慢性病，国内外医学界目前尚无根治的方法。一旦患上，必须终生治疗。因而为了避免它对我们健康的侵袭，对其进行积极预防是非常有必要的。一般来说，在糖尿病形成的过程中，每个人身体都会出现一些异常情况，如果能及时发现异常情况，并及时采取相应的措施，就会大大降低患上糖尿病的可能。

通常情况下，如果在平常的自我监测中发现身体出现下列异常症状，就要警惕糖尿病的发生了。

· 口渴：每天总是感觉很口渴，虽然已喝了不少水，但仍不能解渴。

· 饥饿：尽管每餐吃得不少，但总有饥饿感，体重不仅没有增加，反而开始逐渐减轻。

· 小便次数大大增加：小便排出量比平常多了 2 倍左右，而且一旦喝了水，大约一刻钟后就想立即上厕所。

· 身体疲乏、耐力下降：这是由于血液中的葡萄糖虽然增多，但仍然不够供应机体的需要。

· 消瘦、虚弱：没来由的人就变得消瘦、体重下降，或胖人变瘦，易感疲乏、虚弱无力等，这些都是糖尿病的特异表现。

· 餐前或餐后数小时出现饥饿、心慌、乏力且四肢颤抖的现象。

· 出现肌肉痉挛，小腿肚抽筋等现象。

· 上楼梯时突然一侧腿膝关节乏力有欲跪倒现象。

· 无其他原因出现视物模糊、视力下降的现象。

· 无明显原因的出现性功能障碍现象，如女性月经紊乱，男子性欲减退或阳痿。

· 老年人出现性欲亢进现象。

· 齿槽溢脓，这是糖尿病的常见表现和重要征兆。

· 手足时常出现麻木，甚至有剧烈疼痛感、热感、虫爬感。

· 反复发作低血糖，也是糖尿病的一个征兆。

· 舌面上出现没有舌苔覆盖的菱形缺损区（菱形舌炎）。

· 出现排尿困难现象，可能是膀胱括约肌功能障碍所致，应引起注意。

· 皮肤上经常反复出现毛囊炎、疖、痈、癣等。

· 出现发展迅速的白内障。

· 每日大便 2~3 次至 5~6 次不等，呈稀糊状，这是功能性腹泻，可能与糖尿病有关。

· 手足发凉，全身发抖，有时还出冷汗。

· 受到创伤的地方，伤口的愈合速度大大低于从前。

· 血压和血脂突然出现不明原因的增高。

·感觉神经出现一些异常情况，如不明原因的疼痛、麻痹等症状。

·耳道经常发炎，或是耳垢突然增加。

·尿液检查中，曾查出尿中含有糖分。

·血糖检查中，曾查出血糖水平稍微偏高。

·偶尔出现不明原因的恶心、呕吐，乃至昏迷症状。

·尿道、胆道、肺部、皮肤等部经常出现反复感染症状。

糖尿病发病前的症状是多种多样的。它可能有典型的症状，也可能毫无征兆，或者因糖尿病并发症而出现的症状。有相当一部分患者是在体检时或者发生并发症时才被发现。大家可以参考上面的表现及时去医院进行全面诊治。

另外，受女性特有的生理特点影响，女性糖尿病患者会在早期出现一些有别于男性的症状：

·阴部瘙痒，这是尿糖刺激局部所致。

·出现白色念珠菌等真菌性阴道炎，并伴以白带分泌。

·性功能障碍。

·腰臀比例过大（正常的腰围与臀围比值为0.7~0.85）。

·孕妇产下巨大婴儿。糖尿病孕妇有15%~25%的人分娩出巨大胎儿（体重超过4000克）。

再有，小儿糖尿病不同于成人。小儿糖尿病一般起病比较急，发病比较快，若不及时治疗，很容易发展为糖尿病酮症酸中毒，出现呕吐、腹痛、脱水、呼吸困难、昏迷等，严重者可能引起死亡。下面是小儿糖尿病的几个表现：

·多食、多尿、多饮，体重明显下降，精神萎靡，经常性的遗尿。

·起病急，发病前常伴有呼吸道感染、尿路感染，皮肤反复起疖肿或湿疹，而且不易痊愈。

·腹痛、腹泻，这类患儿常被误诊为肠炎、急性阑尾炎。

·频繁呕吐，这是糖尿病酮症酸中毒的典型症状。

·排尿困难，患儿体内糖代谢障碍，能量来源不足，导致神经、肌肉等功能障碍，出现排尿困难、排尿不尽。

因此，家长一旦发现孩子有以上症状，应立即到医院进行全面体检和血糖检测，以免延误病情造成误诊。

# 糖尿病的严重危害

当糖尿病发展到一定程度之后，首先出现的症状就是排尿量增加，上厕所的次数更加频繁，口渴的感觉很明显，于是便大量饮水。因为当血糖上升时，血液的渗透压会随之增大，身体细胞里所含的水分就开始向血管转移，尿的正常代谢过程受到影响，产生大量尿液，进而出现脱水症状。

与此同时，由于胰岛素的分泌量下降，葡萄糖无法被身体吸收，从而为身体提供能量，所以会觉得全身乏力，饥饿感增强，于是食量逐渐增加。然而，虽然吃得更多，但结果却只见血糖值上升，身体并未发胖，相反体重却不断减轻（其原理前文已经提到）。

随着病情的进一步发展恶化，就会引发一系列的症状，波及到身体各处。相继出现的症状有手脚麻痹、疼痛、冰凉（以上三种情况常常左右对称发生，夜里感觉尤为明显）、小腿抽筋、站立时抽筋等神经功能异常的症状。如果未能得到及时的治疗和控制，就会出现更加严重的病症，如糖尿病性视网膜病变、白内障、牙周疾病、肺炎等感染性疾病、高血压、脑梗塞、体位性眩晕、心绞痛、心肌梗塞、糖尿病性肾病、肾盂肾炎、胆囊炎、畏寒症、膀胱炎、便秘、腹泻、性欲减退、勃起功能障碍、全身肌力减退、闭塞性动脉硬化症、全身性皮炎、足部坏疽（严重时甚至需要截肢）等。这就是糖尿病的巨大危害，就是由于血糖上升所造成的严重后果。

在糖尿病的这些并发症中，发病率最高的是糖尿病性神经病变、糖尿病性视网膜病变和糖尿病性肾病，它们被称为糖尿病的三大并发症。更要命的是，糖尿病有时会和高血压、高血脂合并出现，造成难以控制的后果。

其中，糖尿病性神经病变是由于持续的高血糖造成的神经纤维传递能力下降引起的。这样，末梢神经、植物神经等的功能发生障碍，就会表现出种种症状。而糖尿病性视网膜病变是由于眼部的毛细血管受到高血糖的损伤所引起的，将会导致视力下降，严重者甚至可能失明。同样，糖尿病引起肾病也是因为肾脏的毛细血管受到高血糖的损伤造成的。由于肾脏的功能减弱，处理废物的能力下降，体内的有害物质就会在血液中积存，进而损害到全身各处，甚至引发尿毒症而导致死亡。

糖尿病的这些并发症有的会突然发病，有的则是经过很长的时间逐渐积累而成的。临床上，多种并发症同时出现的病例也很常见，它们共同作用会造成整个身体的严重病变，导致器官和身体衰竭，最终危及生命。而这一切都是由高血糖造成的。

在胰岛素应用之前，急性酮症酸中毒是糖尿病的主要死亡原因——由于胰岛素严重不足，患者血糖异常升高，脱水，迅速进入昏迷、休克、呼吸衰竭。酮症酸中毒的死亡率为10%。自1921年胰岛素应用于临床后，其死亡率大大降低，糖尿病性昏迷及感染所致的死亡急剧减少，仅占糖尿病患者死亡率的1%。

目前，在糖尿病性动脉硬化及微血管病变基础上产生的慢性并发症，已成为左右糖尿病预后的主要因素，因此糖尿病慢性并发症致残致死的患者逐渐增加。冠心病、脑血管病、肾病是糖尿病的主要死亡原因。其中冠心病，占糖尿病患者死亡的60%~80%；脑血管疾病引起大约10%的死亡；糖尿病肾病一般占死亡总数的10%~30%，患者的年龄越小，糖尿病肾病导致的死亡比例就越高。

## 糖尿病易患人群

### 有糖尿病家族史者

糖尿病是具有遗传性的，但它所遗传的并不是糖尿病本身，而是它的易感性，当然这并不意味着父母有糖尿病，子女就一定会患糖尿病。糖尿病的遗传涉及多个基因，这些基因变异后使人更容易患上糖尿病。因此，有糖尿病家族史的人要努力做到饮食均衡，合理运动，保持乐观的精神状态。积极的预防对于那些易患糖尿病的人来说是非常有意义的。同时，有家族病史的应及早做定期检查，防患于未然。

### 肥胖者

首先，肥胖者往往同时伴有高血脂和高血压，而且胖人多不爱活动，使糖代谢减慢，造成体重进一步增加，形成恶性循环。其次，肥胖的人摄食量过高，脂肪细胞变得肥大，对胰岛素需求增多，胰岛细胞负荷过重，刺激胰岛β细胞过度分泌，导致胰岛功能衰竭而发生糖尿病。所以，为了预防糖尿病的发生首先应该预防肥胖，建立有规律的生活制度，合理饮食，积极参加体育锻炼和文娱活动。

我们可以看出肥胖会给我们的健康带来巨大的威胁，严重损害我们的身体健康，而且它也可以直接导致糖尿病的发生，是糖尿病发病的一个重要原因。因此我们更应该合理饮食，杜绝肥胖。

## 长期精神紧张、心理压力大者

精神紧张会使对抗胰岛素的肾上腺素、甲状腺素等激素的分泌增多，使血糖升高。临床中还发现，易怒，脾气暴躁，爱生闷气，肝火旺盛的人，血糖容易升高。同时，精神紧张使中枢神经系统发生紊乱，也会引起内分泌失调。最近，医学家还发现大脑皮层紧张时可分泌一种物质，促使血糖升高，这可能是Ⅱ型糖尿病的诱因之一。因此，无论是健康的人还是糖尿病患者都应该保持健康乐观的心态，注意调节放松自己的情绪。

## 妊娠期妇女

在妊娠期，胎盘会分泌出一种减弱胰岛素作用的激素，这种激素有可能会引发糖尿病。在大多数情况下，这种糖尿病只是暂时性的，生产之后会自然恢复，不过也存在康复数年之后再患糖尿病的可能性。

此外，有食欲正常而体重明显下降，却找不到原因，妇女分娩巨大婴儿，年龄超过50岁，肢体溃疡经久不愈等情形者，也应及时到医院进行检查，以确定自己是否患有糖尿病。

## 爱喝酒的瘦弱男性

我们都知道胖人容易得糖尿病，可是，日本厚生劳动省的研究小组与日本国力癌症中心预防研究部，在英国的糖尿病专业杂志上发表文章称瘦人同样面临着糖尿病的威胁。通过调查研究他们发现比较瘦的男性如果饮酒量增多的话，患糖尿病的概率也会随之增高。参与此项研究的日本虎之门医院内分泌代谢科主任野田光彦分析说："这里面其实有一个双重作用。首先，胰岛素可以抑制人体血糖值的增高，而在身体瘦弱的人当中，多数人分泌胰岛素的功能都比较弱；其次，现有的科学研究已经证明，长期饮酒也会导致体内分泌胰岛素的能力减弱。所以，体质瘦弱的人再饮酒的话，分泌胰岛素的功能就会变得更差。"

野田主任因此建议，身体较瘦的男性一定要注意保持良好的生活习惯，并控制饮酒量——每天最好不要超过 180 毫升（酒精含量不超过 20 克），这样才能减少罹患糖尿病的风险。

## 每天睡眠不够者

美国波士顿大学医学院副教授丹尼尔·戈特列布，在美国《内科学档案》周刊上发表了他的一项研究成果：与每天睡 7~8 小时的人相比，那些睡眠时间不足 5 小时的人患糖尿病的比例要高出 2.5 倍，也就是说，经常熬夜、睡眠不足可以导致糖尿病。

这项研究成果是在对 1486 名年龄在 53~93 岁的成年人进行调查时得出的。由于研究已经排除了性别、年龄、种族等因素对于实验者的影响，因此戈特列布教授认为睡眠时间长短与糖尿病之间有直接因果关系，但是什么因素使睡眠时间过短与糖尿病产生联系尚不清楚。戈特列布教授进而强调，无论是什么原因，这项研究都再次表明了充足睡眠的重要性。

# 第二章　糖尿病的实验室检查与诊断

## 确诊糖尿病需做哪些检查

糖尿病初期没有明显症状，大多数患者是通过体检才发现自己患有糖尿病的。糖尿病最明显的标志就是血糖升高，如果血液中的血糖含量出现了异常，我们就应该马上去医院做详细的检查。

确诊糖尿病需做的检查包括：尿糖检查、血糖检查和葡萄糖耐量测试等。通过检查确认患有糖尿病后，还应该做更详细的检查来确认糖尿病的类型以及是否出现了并发症，如血糖日差变动、糖化血红蛋白、血清胰岛素、尿微量白蛋白等。

血糖检查包括空腹血糖检查、餐后两小时血糖值检查和葡萄糖耐量试验等 3 项检查。

·空腹血糖值。空腹血糖值是指早上起床后到早饭前空腹状态时的血液血糖值。检查前一天晚饭后不能再进食。血糖值在 6.1~7.0 毫摩尔/升之间为空腹血糖异常，大于 7.0 毫摩尔/升便可以诊断为糖尿病。

·餐后两小时血糖值检查。餐后血糖检查与空腹血糖检查是相对应的。空腹血糖值正常范围是 3.9~6.1 毫摩尔/升，健康人在进餐后，身体会自动将血糖值控制在 10 毫摩尔/升以下。糖尿病患者的空腹血糖值会超过 7.0 毫摩尔/升，餐后两小时血糖值会达到 11.1 毫摩尔/升以上。

·葡萄糖耐量测验。清晨空腹口服 75 克无水葡萄糖，并于服用前和服用后 30 分钟、60 分钟、120 分钟、180 分钟抽取血液进行血糖测定。在葡萄糖耐量测验中，如果口服葡萄糖两小时内，血糖值超过 11.1 毫摩尔/升，通常可以确诊为糖尿病。

这三项检查中如果有一项检查结果超过了标准值，就可以确诊为糖尿病。

但有一点需要注意，血糖检查前一天应避免饮酒，注意饮食，尽量保持平常的状态去接受血糖检查。同时，为了检查结果更加准确，至少要做两次以上的检查。

如果血糖检查结果是糖尿病，还需要做进一步的检查。

## 糖化血红蛋白和糖化血清蛋白

1. 糖化血红蛋白

糖化血红蛋白是血中葡萄糖与红细胞相结合的产物，即红血球的血红蛋白中糖基化部分。当血糖值升高后，葡萄糖很容易就会跟血红蛋白相结合，这样糖化血红蛋白就会增多，糖尿病也会随之加重。

糖化血红蛋白在糖尿病监测中有很大的意义，它能够反映过去2~3个月血糖控制的平均水平，它不受偶尔一次血糖升高或降低的影响，与采血时是否空腹也有关系，因为血红蛋白一旦与葡萄糖结合就不会再分开，直到血红蛋白死去（一般血红蛋白的寿命为3~4个月）。

糖化血红蛋白值不同于血糖值，血糖值在进餐前后有很大的变动，而糖化血红蛋白值在进餐前后变化并不明显。因此对糖化血红蛋白进行测定，可以比较全面地了解过去一段时间的血糖控制水平，是目前评价糖尿病患者血糖控制状况的最佳指标。国际糖尿病联盟推出的新版亚太糖尿病防治指南明确规定，糖化血红蛋白在总血红蛋白中所占比例是国际公认的糖尿病监控“金标准”。

世界权威机构对于糖化血红蛋白有着明确的控制指标，美国糖尿病学会建议糖化血红蛋白控制在小于7%，国际糖尿病联盟建议糖化血红蛋白控制标准为小于6.5%，目前，我国将糖尿病患者糖化血红蛋白的控制标准定为6.5%以下。

糖化血红蛋白的多少与血中葡萄糖的含量高低成正比关系，临床采用糖化血红蛋白占总蛋白的百分比来反映糖化血红蛋白的高低，其正常值为4%~6%。糖化血红蛋白越高表示血糖与血红蛋白结合越多，而糖化血红蛋白的增高对糖尿病患者有很大的危害，它会加速心脑血管并发症的发生，是心脑血管病的一个高危因素；还会使眼睛内的晶状体被糖化，可引发白内障；它还可引起肾小球基底膜增厚，诱发糖尿病肾病等。

测定糖化血红蛋白的临床意义有以下几点：

·糖化血红蛋白可作为糖尿病患者长期血糖控制的指标。糖化血红蛋白的测定目的在于消除波动的血糖对病情控制观察的影响，因而对血糖波动较大的Ⅰ型糖尿病患者是一个很有价值的血糖控制指标。对于Ⅱ型糖尿病患者也可作为长期的血糖控制指标。若糖化血红蛋白值小于6%，表示血糖控制理想，若大于10%，说明患者存在着持续性高血糖。

· 糖化血红蛋白可用于糖尿病的诊断。有研究证明，大多数空腹血糖高于正常的糖尿病患者及糖耐量减低的患者糖化血红蛋白也增高，因此，糖化血红蛋白也可作为糖尿病筛选时应用，但也有人认为糖化血红蛋白对诊断糖尿病不是一个敏感指标，不能取代现行的糖耐量试验和血糖测定。

· 糖化血红蛋白有助于对糖尿病慢性并发症的认识。糖化血红蛋白越高，发生并发症的危险性就越大。

· 糖化血红蛋白有助于制定降糖治疗策略。有研究表明，当糖化血红蛋白小于7.3%时，餐后血糖在总体血糖中所占比重较大，治疗时应着重控制餐后血糖；当糖化血红蛋白大于8.4%时，则空腹血糖在总体血糖中所占比重较大，治疗时应着重控制空腹血糖；当糖化血红蛋白在7.3%～8.4%时，在控制血糖时应两方面并重。

2. 糖化血清蛋白

糖化血清蛋白是血清葡萄糖与白蛋白及其他血清蛋白分子N末端的氨基上发生非酶促糖化反应形成的高分子酮胺结构。由于血清白蛋白的半衰期为21天，因此它可以反映糖尿病治疗近期的效果，同时也可以反映患者过去1～2周的平均血糖水平。它和糖化血红蛋白一样，不受当时血糖浓度的影响，可用作监测糖尿病病人过去一段时间内血糖控制情况的指标。对于急性代谢失常的糖尿病患者，如酮症酸中毒、非酮症高渗综合征，以及糖尿病合并妊娠、胰岛素强化治疗等尤为适用。糖化血清蛋白不能作为筛查糖尿病患者的依据，但它对于追踪病情、观察疗效有一定的参考价值。

糖化血清蛋白的正常值为1.9（±0.25）毫摩尔/升。

## 尿液分析

糖尿病病人的尿液含糖量要比一般人高出很多，每天尿中排出的糖超过150毫克称为糖尿。不过尿糖值的个体差异性较大，即使是同一个人，他的尿糖值也会因为前后两天所吃食物不同而有所不同。因此，只通过一次的尿液分析是诊断不出是否患有糖尿病的。

正常情况下，一天内通过尿排出的糖应为30～130毫克。如果血糖值超过 8.9~10.0 毫摩尔/升，尿糖值就会随之升高。

在进行尿液检查时，需要按照一定的方法进行取尿，否则可能会导致化验结果不准确，影响糖尿病的确诊。

## 血脂质分析

血液里的脂肪叫做血脂，它来源于食物经肠胃消化吸收的脂肪，一般包括甘油三酯、胆固醇、高密度脂蛋白和低密度脂蛋白等。脂肪组织是机体的能量仓库，脂肪被消化吸收后，将多余的“燃料”储存起来，等到饥饿时则动员脂库分解，用来满足身体所需的能量。

脂质代谢紊乱在糖尿病的病理过程中有着极为重要的作用，因此测定血脂含量对了解病情、分析和判断药物治疗情况有很大的意义。

糖尿病患者由于体内胰岛素不足，机体内脂肪合成减少，分解加速，引起脂质代谢紊乱，使血液中的胆固醇、甘油三酯和载脂蛋白的浓度超出正常范围，我们称之为糖尿病性高脂血症。糖尿病性高脂血症是一种综合征，它的特点是乳糜微粒、极低密度的脂蛋白在血浆中大量堆积，血浆甘油三酯常在 22 毫摩尔/升以上。

血脂异常与胰岛素抵抗、高胰岛素血症有着密切关系。糖尿病患者不仅有血脂、脂蛋白和载脂蛋白异常，而且脂蛋白成分也可能发生改变。还有糖耐量减低者和Ⅱ型糖尿病患者在餐后血脂代谢也会发生异常，乳糜微粒和乳糜微粒残骸增加，大而漂浮的低密度脂蛋白颗粒经肝三酰甘油脂酶处理而转变为小而致密的低密度脂蛋白，促进动脉粥样硬化的发生和发展。

查血脂应注意的事项：

·禁食 12~24 小时后抽取静脉血化验。

·抽血前数天最好停用血脂调节药物、降压药、激素等影响血脂的药物，如服用则记录用药情况。

·抽血前至少两周保持平时的饮食习惯，禁止抽血前大吃大喝。抽血前最后一餐忌用高脂食物，不饮酒，以免导致化验结果出现误差。

·抽血前避免剧烈运动。

·保持近期体重稳定，无急性病、外伤和手术等情况。

## 胰岛 β 细胞功能测定

胰岛 β 细胞的功能变化与各型糖尿病的发生、发展、病理改变及病情转归均密切相关，故 β 细胞功能检查对于糖尿病的诊断、鉴别诊断、判断病情和指导治疗具有重要意义。

应用以猪胰岛素为抗原取得特异抗清组成放射免疫试剂，可以有效地测定人血清中胰岛素的含量。根据胰岛素释放的曲线，对糖尿病的分型、鉴别诊断、判断胰岛 β 细胞的功能、药物对糖代谢的影响等均有重要的意义。

正常人在饮葡萄糖后 30~60 分钟出现胰岛素释放高峰，以后逐渐下降，血中胰岛素和血糖浓度呈平行关系。

糖尿病患者胰岛素释放包括以下 3 种类型：

胰岛素释放障碍型：较正常人胰岛素水平略低，且饮葡萄糖后胰岛素分泌值呈低水平状态，峰值低于正常值。表明胰岛素障碍导致迟缓反应。多见于Ⅱ型糖尿病患者。

胰岛素分泌不足型：较正常人胰岛素水平略低，口服葡萄糖后没有明显反应，部分患者高峰值出现在 60~120 分钟后，表明胰岛素分泌迟缓，称为胰岛素分泌不足型，多见于Ⅰ型糖尿病患者。

胰岛素分泌增多型：空腹胰岛素水平高于正常，口服葡萄糖后，胰岛素峰值明显高于正常，表明胰岛素分泌功能偏高。多见于Ⅱ型糖尿病患者，尤其是肥胖者。

## C 肽释放测定

C 肽是胰岛素分泌过程中产生的一种物质，β 细胞分泌 C 肽与胰岛素的分泌有密切的联系。一般情况下，如果 C 肽分泌量较多，那么胰岛所分泌的胰岛素也较多，反之，C 肽分泌较少胰岛素的分泌也会较少。

因糖尿病患者 C 肽水平与临床分型及病情的严重程度是一致的，所以通过测定糖尿病患者 C 肽的分泌水平可以准确反映出胰岛 β 细胞的分泌功能，进而判定糖尿病的类型以及其严重程度。

应用放射免疫法，分别测定空腹及葡萄糖耐量后 1、2、3 小时血清 C 肽的含量。C 肽清除率为 5.1（±0.6）毫升/分钟，较胰岛素 1.1（±0.2）毫升/分钟为高，C 肽每日含量相当于胰岛素的 5%，占胰岛素分泌总量的 0.1%。

## 胰岛素抗体和血清胰岛细胞抗体测定

糖尿病患者在胰岛素治疗过程中，随着治疗时间的加长，用药剂量的增加，加之外源性胰岛素不纯，部分患者会产生胰岛素抗体。还有一种出现于从未接受过胰岛素治疗的病人，称为胰岛素自身抗体。

如果糖尿病患者胰岛素用量不断增加而病情却日益加重难以得到很好的控制，就应该检测胰岛素抗体。检查结果若呈现阳性，表明已经产生了胰岛素抗体。

Ⅰ型糖尿病患者在发病过程中与免疫关系密切，在血清中可测出胰岛素细胞抗体。

胰岛素细胞抗体在Ⅰ型糖尿病患者中阳性率高达65%~85%，随着病情的延长而降低。Ⅱ型糖尿病患者中胰岛素细胞抗体阳性率为10%，但这些患者最终会发展成Ⅰ型糖尿病。胰岛素细胞抗体阳性的非糖尿病患者60%~70%会发展成Ⅰ型糖尿病。

应用完整的胰腺组织或分离的胰岛细胞作为抗原，可以测定胰岛素细胞抗体，具体方法有免疫组化法、荧光免疫法、酶免法3种。

## 糖尿病的诊断标准

糖尿病是一种常见病，严重影响着人们的身体健康。近年来，随着科学技术的进步，对糖尿病的研究有了进一步的发展，对它的诊断、分型有了进一步的认识，产生了许多实验室标准。

1997年世界卫生组织（WHO）推荐的糖尿病诊断标准如下：

1997年，世界卫生组织“糖尿病专家委员会”提出了糖尿病诊断新标准，我国医学界大多也引用此标准，其具体内容如下：

（1）有糖尿病典型症状（口渴、多饮、多尿、体重减轻等），任何时候血糖≥11.1毫摩尔/升（200毫克/分升）或空腹血糖≥7.0毫摩尔/升（126毫克/分升），不需作糖耐量试验即可诊断为糖尿病。

（2）有糖尿病症状，但血糖值未达到上述指标者，应进行OGTT（成人口服75克葡萄糖，儿童每千克体重用1.75克、总量不超过75克），2小时血糖≥11.1毫摩尔/升（200毫克/分升）可诊断为糖尿病。

（3）无糖尿病症状者要求OGTT，2小时及1小时血糖均≥11.1毫摩尔

/升（200 毫克/分升），或另一次 OGTT2 小时血糖≥11.1 毫摩尔/升（200 毫克/分升），或另一次空腹血糖≥7.0 毫摩尔/升（126 毫克/分升），方可诊断为糖尿病。

凡符合上述标准之一者均可诊断为糖尿病。

1999 年 WHO 推荐标准如下：

（1）随机血糖≥11.1 毫摩尔/升，有口渴、尿液增加、体重减轻或反复感染等症状，如空腹血糖≥7.0 毫摩尔/升（126 毫克/分升）或 2 小时血糖≥11.1 毫摩尔/升（200 毫克/分升）时。

（2）空腹血糖<6.1 毫摩尔/升（110 毫克/分升）。

（3）IGT，空腹血糖<7.0 毫摩尔/升（126 毫克/分升）和 2 小时血糖≥7.8 毫摩尔/升（140 毫克/分升）且<11.1 毫摩尔/升（200 毫克/分升）。

（4）IFG，空腹血糖≥6.1 毫摩尔/升（110 毫克/分升）且<7.0 毫摩尔/升（126 毫克/分升）。所有人均应做 OGTT 以排除糖尿病。

（5）OGTT 要求：过夜空腹（10 小时）后进行；早晨采空腹血标本；喝 75 克葡萄糖溶于 250 毫升水中；采葡萄糖负荷后 2 小时血标本（只需一次标本）。

2004 年美国糖尿病医学会糖尿病诊断标准如下：

（1）有糖尿病的症状，加上任意时间测得血糖值大于或等于 200 毫克/分升（11.11 毫摩尔/升）。

（2）空腹血糖值大于或等于 126 毫克/分升（7 毫摩尔/升）（空腹的定义为至少 8 个小时未进食含有热量的食物）。

（3）在葡萄糖耐受试验（OGTT，受试者必须口服 75 克葡萄糖）中，2 小时血糖值大于或等于 200 毫克/分升（11.11 毫摩尔/升）。

符合前三项任意一项即可诊断为糖尿病。

## 诊断注意事项

要准确无误地诊断糖尿病，患者必须详细告诉医生现病史、家族史、既往史，并进行详尽的身体检查和化验室检查，才能确诊，而不至于漏诊、误诊。

· 在诊断糖尿病时患者应详细陈述有无家族病史，因为糖尿病具有遗传因素。

· 是否有既往病史，如冠心病、肢体动脉粥样硬化、末梢神经炎等。

·有无糖尿病常见的“三多一少”症状，即有无多食、多饮、多尿，体重下降，形体消瘦等这些症状。但这些症状并不是所有患者都会有，也许有但未引起足够的重视和警觉，比如食量增加，好多人会认为是好事而被忽略了。

·妇女患者要注意有无异常分娩（流产、早产），生产巨大婴儿，外阴瘙痒等症状。

·是否有内分泌疾病，如巨人症、肢体肥大症等。

·尿酮阳性不一定是酮症酸中毒。一般情况下，健康人和糖尿病患者在极度饥饿、呕吐频繁时也会出现酮尿，此时酮尿程度相对较轻，且血糖不高或降低。

另外，患者在做糖尿病检查之前也应该注意以下几点：

·检查前正常饮食和体力活动至少 3 天；

·检查当天早晨勿进食、饮水、服降糖药及注射胰岛素；

·检查前停用激素、利尿剂、避孕药 3~7 天；

·近期无急性感染、创伤、酮症酸中毒及情绪的剧烈波动；

·早 8：30 前携带当天零点后第一次小便 10~20 毫升到医院进行检查，抽 4 次血，中午 12：00 之前做完检查。

# 第三章　中医对糖尿病的分型、诊断与治疗

## 上焦消渴的辨证分型

上焦消渴的发生与心、肺的关系密切，与胃热也有一定的关联。按上焦消渴的症状表现、病因病机可将其划分为三种较为主要的类型：

### 心火亢盛型消渴病

(1) 症状及舌脉

症状：口渴多饮，且喜欢饮用冷水，口舌生疮、烦躁、心悸怔忡、失眠、大便秘结、小便短赤等。

舌脉：舌红苔黄、脉数或脉细数等。

(2) 症状形成原因

心火亢盛的发生主要有两方面的原因，一是心阴不足，二是肾水不足导致的水火不能相济。燥热体质的人容易耗伤心阴，导致心神失养，引发心烦、失眠、心悸怔忡、口舌生疮等症。心火亢盛定会损耗津液，导致口渴多饮且想喝冷水等症。若心火移至大肠和小肠，就会出现大便秘结、小便赤短、舌脉热盛等症。

(3) 治疗法则

根据心火亢盛型消渴病的症状、病因、病机，主张在治疗时以清心降火、滋补心肾之阴为主，以达到降心火、生肾水、交通心肾的功效，最终使血糖恢复到正常水平。

### 肺热津伤型消渴病

(1) 症状及舌脉

症状：口干舌燥、烦渴欲饮、小便次数多、气短乏力、精神不济、自

汗等。

舌脉：舌尖红，苔薄黄、脉洪数。

（2）症状形成原因

肺脏属人体上焦，有宣发肃降的功能。宣发功能可将人体津液输布于全身，肃降功能则是通调水道使水液下输于膀胱。津液若不能输布于全身，就会大量输于膀胱，再加上肾失固摄，则会出现尿频而多的症状。若燥热之邪伤及肺脏，则会阴液不足，导致宣发肃降功能失常，从而出现口干舌燥、烦渴多饮等症状。燥热还伤津耗气，让病人出现气短乏力、倦怠自汗、舌尖红苔薄黄、脉洪数等热盛症状。

（3）治疗法则

根据肺热津伤型消渴病的症状，治疗时主张以清热润肺、生津止渴为主，以恢复肺脏的宣发肃降功能。

### 肺胃热燥型消渴病

（1）症状及舌脉

症状：烦渴欲饮、消谷善饥、尿频量多、尿色赤黄等。

舌脉：舌苔黄燥，脉洪大。

（2）症状形成的原因

肺胃热燥型消渴病与饮食不节、积热于胃的关系密切。胃热会上灼于肺，导致肺热。而肺热定会伤及津液，使津液耗损，进而引发烦渴欲饮的症状。肺胃热燥型消渴病患的津液不能输布于全身，虽然饮水多，但水自趋下泄，表现为尿频量多、尿色赤黄等症。胃乃水谷之海，胃热过盛就会出现消谷善饥等症状。肺胃热燥上溢，又会出现呼出气热、舌黄苔燥、脉洪大等症。

（3）治疗法则

治疗肺胃热燥型消渴病，主张以清热润燥、生津止渴为主，以达到恢复气阴、清除肺胃燥热的目的。

## 中焦消渴的辨证分型

中焦消渴的病灶部位主要在脾胃。中焦消渴与脾胃虚弱、热燥和胃火炽盛、脾气不足关系密切。按症状表现、病因、病机可将中焦消渴划分为5种类型：

## 胃阴不足型消渴病

(1) 症状及舌脉

症状：口干舌燥、口渴欲饮、大便干燥、消谷善饥或饥不欲食、形体消瘦等。

舌脉：舌红津、脉细数。

(2) 症状形成原因

胃阴不足会使津液不能上承，则出现口干舌燥、口渴多饮等症。夜间阴虚症状更加严重，因此夜间口舌干燥的症状也会更加严重。胃阴虚会生热，热能耗伤津液，使胃的消化功能随之减弱，导致出现饥不欲食之症。胃阴不足、津液缺失，会影响水谷精微物质的输送，从而出现形体消瘦、舌红津少、脉细数的症状。

(3) 治疗法则

根据胃阴不足型消渴病的病因和病机，治疗时应以滋阴养胃为主。

## 胃热亢盛型消渴病

(1) 症状及舌脉

症状：消谷善饥、大便秘结、形体消瘦、口苦口臭、牙龈肿痛等。

舌脉：舌红、苔黄、脉滑实有力。

(2) 症状形成原因

胃火亢盛可消耗人体内的水谷精微物质，以致全身不得濡养，加上手阳明大肠经和足阳明胃经热盛，津血耗伤，就会出现形体消瘦、消谷善饥之症。胃火亢盛还会损伤津液，以致出现大便秘结、口苦口臭、牙龈肿痛、舌红苔黄、脉滑实有力等症状。

(3) 治疗法则

胃热亢盛型消渴病的治疗要以降火清胃、滋阴增液为主。

## 脾气不足型消渴病

(1) 症状及舌脉

症状：食欲不振、口渴多饮、腹胀腹泻、四肢无力、气短乏力等。

舌脉：舌淡边有齿痕，脉细弱。

（2）症状形成原因

脾气不足与饮食不节或久服药物联系密切。脾气不足，则损伤脾胃，导致运化功能失调，进而出现食欲不振、口渴多饮、腹胀腹泻、四肢无力、气短乏力、舌淡边有齿痕、脉细弱等症状。

（3）治疗法则

脾气不足型消渴病的治疗，使用健脾补气类药物最有效。

### 肠燥津伤型消渴病

（1）症状及舌脉

症状：口渴多饮、多食易饥、大便秘结、津少干燥等。

舌脉：舌红苔黄，脉实而有力。

（2）症状形成原因

手阳明大肠经和足阳明胃经热结燥热，会耗竭津液，导致口渴多饮、多食易饥等症。热结肠燥，会导致大便秘结，而肠燥津伤又会导致舌红苔黄、脉实而有力等症。

（3）治疗法则

针对以上症状，肠燥津伤消渴病应给予滋阴生津、润肠通腑类药物的治疗。

### 湿热中阻型消渴症

（1）症状及舌脉

症状：口渴不欲饮、饥不欲食、口苦口腻、脘腹闷胀、四肢沉重、皮肤瘙痒、小便赤黄、便秘或腹泻等。

舌脉：舌红、苔黄厚腻，脉濡数或濡缓。

（2）症状形成原因

湿热蕴结脾胃，可导致中焦气机升降失调，影响津液输布，从而引发口渴易饥、口苦口腻、便秘腹泻等症状。

（3）治疗法则

肠燥津伤型消渴病的治疗应该给予清热燥湿类药物，以起到恢复脾之升清运化的功能。

## 下焦消渴的辨证分型

下焦消渴的发生与肝肾功能的失调关系密切，其病机是肝气郁结、肝肾阴虚、肾之阴阳两虚，主要类型有以下 3 种：

## 肝气郁结型消渴症

（1）症状及舌脉

症状：口渴多饮、善饥多食、尿频、尿甜、口苦咽干、胁肋满痛、胸闷心烦、急躁易怒等。

舌脉：舌暗红、苔薄黄，脉弦或弦细。

（2）症状形成原因

情志不调容易导致肝气郁结，使津液不能上承，而出现口苦咽干、口渴多饮等症状。气郁则化火，因此肝气郁结型消渴病还容易出现胸闷、心烦、头晕、目眩、急躁等症状。

（3）治疗法则

肝气郁结型消渴病使用疏肝解郁法治疗较为有效。

## 肝肾阴虚型消渴病

（1）症状及舌脉

症状：尿频量多、尿甜、尿浑浊如膏脂、腰膝酸软、全身无力、头耳鸣、遗精、全身瘙痒等。

舌脉：舌红苔少，脉细数。

（2）症状形成原因

肝肾阴虚多是因为肝脏疏泄过度和肾脏固摄失常，因此会导致津液下输膀胱，出现小便频多之症。尿浑浊如膏脂是因为尿液中含有大量水谷精微物质。

（3）治疗法则

进行滋养肝肾、补益精血、润燥止渴等疗法，肝肾阴虚型消渴病能较好地得到控制。

## 阴阳两虚型消渴病

（1）症状表现

症状：尿频量多，且混浊如膏脂，夜尿尤其多，面色发黑，耳轮黑干，腰膝酸软，肢冷畏寒，阳痿早泄等。

舌脉：舌淡苔白，脉沉细无力。

（2）症状形成原因

肾脏长久阴虚定会损及阳气，形成阴阳两虚之症，导致肾脏固摄功能减弱，出现尿频、尿液混浊如膏脂、夜尿尤多等症状。肾虚还可导致阴津不能濡养皮肤、腰膝，所以会出现面色发黑、腰膝酸软之症。另外，人体的阳气亏损，肢体得不到温暖，导致命门火衰，进而出现四肢怕冷、筋脉迟缓、阳痿不举等症状。

（3）治疗法则

阴阳两虚型消渴病的最佳治疗方法是服用阴阳双补、补肾固肾类药物。

## 消渴病在中后期的辨证分型

消渴病按病机病因，可分为上消、中消、下消。根据病情的发展，消渴病在中后期会出现许多新的变化，发展到中后期，五脏功能都已失调，应该加强辨证治疗。中后期的消渴病常见的有以下4种：

### 气阴两虚型消渴病

（1）症状及舌脉

症状：口渴不欲饮、口舌干燥、气短乏力、自汗疲倦、多食易饥、腹胀腹泻、五心烦热、盗汗潮热、头晕耳鸣、失眠心悸等。

舌脉：舌淡胖，脉弱或脉细弱。

（2）发生原因及疗法

消渴病中后期出现气阴两虚型消渴病的概率为30%～50%。这一类型的消渴病没有明显的燥热表现，也没有显著的饮水多、排尿多、进食多等症状。气阴两虚的发生与心、肾、肝、肺、脾五脏都有关系，其中与肾阴虚和脾肺气虚的关系最为密切。因此这种类型的消渴病的治疗药注重滋阴补肾、健脾补气。

### 脾胃虚弱型消渴病

（1）症状及舌脉

症状：口渴多饮、食欲不振、腹胀腹泻、四肢无力、气短乏力等。

舌脉：舌淡胖大且边有齿痕，脉细弱。

(2) 发生原因及疗法

与气阴两虚型消渴病一样，脾胃虚弱型消渴病也比较常见，它与饮食不节、长期服药有很大关系。这类消渴病患的燥热症候不明显，主要表现为脾胃运化功能失调和气虚。治疗这类消渴病要注重健脾补气之法。

### 湿热中阻型消渴病

(1) 症状及舌脉

症状：口渴多饮、脘腹闷胀、恶心胸闷、四肢困重、皮肤瘙痒、大便干燥或稀薄、小便赤黄等。

舌脉：舌红苔黄腻，脉滑数。

(2) 发生原因及疗法

消渴病发展到中后期，脾脏受损，导致湿邪内蕴，久而化热。再加上肝气郁结，气机不畅，就会导致湿热内滞，并引发一系列症状。对于湿热中阻型消渴病患，使用清热燥湿类药物最为有效。

### 淤血内滞型消渴病

(1) 症状及舌脉

症状：口干咽燥、饮水多、消谷善饥、尿频、头痛、胸痛、胁肋胀痛、面色暗紫、四肢疼痛麻木。

舌脉：舌紫暗，舌面有瘀斑淤点，脉细涩。

(2) 发生原因及疗法

这一类型消渴病发生和发展，与血淤有不可分割的关系，治疗时要使用活血化淤法。根据具体的症状，可使用滋阴益气活血法、滋阴补肾活血法、温阳活血法、疏肝活血法等疗法。

## 中医的糖尿病诊断标准

中医认为，消渴发生的原因是禀赋不足、阴虚燥热。口渴多饮、善食易饥、尿频量多分别是上消、中消和下消的症状表现，统称为消渴。那么中医的糖尿病诊断标准是什么呢？

### 诊断依据

（1）口渴多饮、多食易饥、尿频量多、形体消瘦。

（2）消渴初期，“三多”的症状不明显。得病一段时间后，常并发眩晕、雀目、肺痨、卒中、胸痹、疮疖等，严重时可见烦渴、呕吐、头痛、腹痛、呼吸短促甚至是昏迷厥脱危象。

### 类别诊断

（1）燥热伤肺。头痛身热，缠喉难出；烦渴多饮，口干咽燥，干咳无痰，或痰少而黏；多食易饥；小便量多，大便干结；舌质红，苔薄黄，脉数。

（2）胃燥津伤。口干欲饮；消谷善饥，形体消瘦；大便秘结；舌苔黄燥，脉象滑实有力。

（3）肾阴亏虚。头晕目眩，耳鸣耳聋，健忘失眠，毛发脱落，牙齿松动，视物模糊；咽干口燥，入夜尤甚；形体消瘦，五心烦热；尿频量多，浑如脂膏；舌红无苔，脉细数。

（4）阴虚阳浮。头目眩晕，面色潮红，目赤耳鸣，喉痛咽干，口有异味；唇红口干，呼吸深快；舌质红绛，苔灰或焦黑，脉微数疾。

（5）阴阳两虚。面色黧黑，耳轮枯焦，腰膝酸软，形体消瘦，畏寒；尿频，饮一溲一，色浑；舌淡，苔白，脉沉细无力。

### 疗效诊断

（1）未愈。症状无变化或稍有减轻，身体各项指标不达标。

（2）好转。主要症状消失，仍伴有一些消渴病症，身体各项指标大有改善。

（3）治愈。症状消失，身体各项指标经多次检查都已正常。

## 糖尿病的中医治疗法则

### 法则 1：清热滋阴

清热滋阴法是古代医家治疗消渴最常用的方法之一，适用于血中伏火、燥热伤肺、胃热炽盛、肺胃燥热、肠燥津伤等症状。凡是由禀赋不足、饮食不节、七情失调等因素导致的阴津亏耗、燥热偏盛、舌红少苔、脉弦细等症状，都可以采用清热滋阴的治疗方法。

阴虚热盛型的消渴病患病程较短，通常为 1～2 年，发病的年龄较小，通常是 40～50 岁的中年人，且一半以上的病患伴有并发症。这种类型的消渴病人有 11.8%是消渴病的早期。

实验表明，有清热滋阴功效的中药，对阴虚热盛型消渴症有一定的缓解作用。这种中药可以通过改善体液渗透压及细胞内脱水，或通过直接降低血糖来发挥作用。所以，清热滋阴法适用于单纯性糖尿病、早期糖尿病和大多数糖尿病并发症。

## 法则 2：健脾补气

总体来说，气具有生命物质和生理机能两方面的功能。在人体内，气具有温煦、推动、防御、固摄、气化、营养等生理功能。如果气虚，全身多个系统的机能就会发生减退，同时气虚也是阳虚、脾虚、肾虚等病症的最初表现。应该说，气是构成人类生命的基础，是中医理论体系的核心。

中医认为，脾胃是气血生化、脏腑活动的根本，有“脾胃为后天之本”“脾旺不受邪”之说。脾属人体中焦，是人体气机升降的枢纽，也是人体抵御病邪的防御系统的一部分，与免疫功能有重要的联系。脾将水谷精微之物不断输送于周身各部，使人体各器官保持正常的生理活动。所以说，脾胃是人体生理、病理以及疾病防治的重要环节。

健脾补气法是通过健脾药物的治疗，使消渴病患恢复脾胃化输津液和布化精微的功能，让人体津液和水谷精微代谢恢复正常。“阴平阳秘”则消渴止。因此，消渴病患无论是否有脾虚的症状，都可以采用健脾补气法进行治疗。

## 法则 3：疏肝解郁

中医认为，肝脏有疏泄之功能，管理全身气机的通畅，可以推动血液和津液的正常运行。肝脏调节脏腑的气机升降，可以协助完成五脏六腑对水谷精微之物的消化吸收以及废物的排出，以使其不至于在体内大量堆积而导致疾病。

肝气郁滞型消渴病常见的症状是：口渴多饮，多食易饥，口苦咽干，两肋胀痛，嗳气，心烦，情志抑郁，急躁易怒，尿多味甘，舌暗红、苔薄黄，脉弦或弦细。受情志所伤导致肝失疏泄，气机不畅，郁而化火，上炎肺胃，消烁肺阴，导致肺胃燥热，会让病患口渴欲饮；若横逆克土，胃火内生则消谷易饥；肝郁化火，日久必会损伤肝阴；肝肾同源，若肝阴受损，肾阴必会受损，肾虚无以约束，不能固摄，水液精微直趋下行，就会出现尿多而甜。肝失疏泄，气郁不行，淤血内停则会导致出现消渴病的并发症。

由此看来，疏肝解郁法是治疗消渴病的重要方法之一。使用疏肝解郁法治疗时要选用逍遥散加减（中医处方，根据古来汤方，斟酌病人情况，加进和减去几味药，叫做某某汤加减）调治。

## 法则 4：补肾填精

消渴病虽有不同的病机和症状，但归根结底是由肾虚所致。肾与消渴病的产生及预后关系极为密切，肾虚贯穿消渴病的始终。补肾法是古今医家都推崇的一种治疗消渴病的方法。

中医认为，肾脏是人体的水火之脏，内藏真阴，而寓真阳。糖尿病是由阴阳蒸腾气化功能失常而导致的，所以治疗糖尿病的补肾法要本着“阴中求阳，阳中求阴”的原则，滋阴的同时要适当添加助阳之物，以到达“阴得阳升、源泉不竭”的功效。如果阴已经损及阳，则应该阴阳并调，不能用纯阳之物，以免温燥反作用于肾阴，不利于病情的缓解。临床常用的补肾药方是六味地黄丸。

## 法则 5：活血化淤

在辨证论治糖尿病的基础上，活血化淤法是提高糖尿病治疗效果和预防并发症的重要原则。但是采用这种方法治疗的过程中，切不可盲目，要根据临床病症灵活运用，最常见的有以下三种：

（1）滋阴活血法。常用一贯煎、玉女煎、六味地黄丸等药物，再加入活血化淤之品。

（2）益气活血法。常选用补阳还五汤、圣愈汤等，主要适用于气虚兼淤者。

（3）理气活血法。常选用血府逐淤汤、复元活血汤等，主要使用于气滞血淤者。

## 法则 6：润燥泻下

润燥泻下法主要治疗因常食肥腻之物导致的大便秘结、多食易饥、口渴欲饮等症状的糖尿病患者。常食肥腻厚味、辛辣刺激之物，会严重刺激脾胃，导致脾胃运化失常，使食物积聚于胃并酿成内热，消耗津液，致使肠燥津枯，大便秘结。阳明燥热内盛，伤津耗液，就会多食易饥，口渴欲饮。

润燥泻下法主要分为 3 种：

（1）荡除燥结法。常用调胃承气汤，主要用于阳明腑实、津伤燥结者。

（2）泻下淤热法。常用桃仁承气汤，主要用于下焦蓄血、淤热互结者。

（3）润肠通腑法。常用麻子仁丸，主要用于阳明里热炽盛、肠燥便秘者。

## 法则 7：“三消”辨治

（1）上消。上消由肺热伤津引发，治疗时应当以润肺清心、生津止渴为主。临床上常用消渴方和二冬汤加减调治。

（2）中消。中消由胃热炽盛引发，治疗时要以清泻胃火、滋阴保津为主。临床上常用玉女煎加味对其进行调治。大便干燥严重者，说明津伤严重，胃肠燥甚，肺气不通。治疗时首选增液承气汤，以润燥通腑。

（3）下消。下消由肾亏引发，主要分为肾阴亏虚和阴阳两虚两种：

·肾阴亏虚型下消。治疗时以滋阴固肾为主，选用六味地黄汤。对于伴有困倦乏力、气短等症状的肾虚兼气虚患者，要用生地黄饮子煎汤服。

·阴阳两虚型下消。治疗时要以滋阴固肾为主，临床首选肾气丸。

## 法则 8：中后期消渴病分型辨治

随着消渴病情的发展，消渴中后期可能出现各种“变症”，要对其辨证分析，采用正确的治疗法则。消渴病中后期的各种类型的治疗法则如下：

（1）气阴俱损型。这是消渴病中后期常见的症状，应以滋阴益气为主，可采用玉泉丸等方药，以养阴补元、生津益气。

（2）脾胃气虚型。这一症状的治疗要以益气健脾为主，可采用参苓白术丸等方药，以醒脾健胃、益气生津。

（3）肝气淤滞型。治疗重点为疏肝解郁，要采用逍遥散加减等方药，以疏肝理气、补肝祛火、解郁镇静、调和肝脾。

（4）淤血内停型。治疗重点是活血化淤，可采用复元活血汤加味（在原方基础上增加几味药，来增加辅助治疗主症或者直接治疗兼症的疗效），以滋阴理气、补血活血。

（5）湿热中阻证。治疗重点是清热利湿，可采用黄芪滑石汤加减，以清热燥湿。

# 第四章　糖尿病的营养素疗法

## 营养素与糖尿病

### 什么是营养和营养素

在日常生活中我们随处可见“营养”这一词，那么，它确切的含义你是否清楚呢？下面就让我们来了解一下什么叫“营养”。

在古代，“营养”又被称作“荣养”，是“谋求养生”的意思。到了现代，“营养”一词的概念得到不断的发展和完善，指的是机体摄取、消化、吸收和利用食物中的养分，来促进机体生长发育、益智健体、防衰防病、益寿延年的整个过程。由此可见，营养的作用极为广泛，与人们的健康紧密相关。

营养素是维持正常生命活动所必需摄入生物体的食物成分，人们正是通过食物中的这些营养素来达到营养的目的的。人体所需的营养素多达 40 种。这 40 种营养素包括：1 种必需的脂肪酸、15 种维生素、14 种矿物质和 10 种氨基酸。其中蛋白质、脂类和碳水化合物不仅是构成机体的成分，还可以提供能量。钙、磷、钠、钾、镁、氯、硫等必需常量元素和铁、碘、锌、硒、铜、铬、钼、钴等微量元素都是人体必需的矿物质。维生素 A、维生素 D、维生素 E、维生素 K 等脂溶性维生素，维生素 $B_1$、维生素 $B_2$、维生素 $B_6$、维生素 $B_{12}$、维生素 C、泛酸、叶酸、烟酸、胆碱和生物素等水溶性维生素，膳食纤维及其他植物化学物等膳食成分对维持健康也是必要的。

这些营养素可形成 10000 种不同的复合物质，我们已知其中约有 300 种是受矿物质的刺激而产生的。由此可见，这 40 种营养素相辅相成，缺一不可，其中任何一种营养素的缺乏都可能影响到数百种复合物质的合成，甚至给身体健康造成危害。

这40种营养素可分为7大类：蛋白质、脂类、糖类、矿物质、维生素、膳食纤维、水。这7大类营养素相辅相成，构成一个合理而科学的体系，共同完成调节人体生命和生理活动的神圣使命。营养素具有3大基本功能：一是提供生活、劳动和组织细胞所需的能量，二是构建机体和修复组织，三是调节机体的生理功能。其中，蛋白质、脂类中的脂肪和碳水化合物在代谢过程中可以产生热量，因而又统称为“三大产热营养素”。这7种营养素既有各自特殊的作用，完成各自承担的任务，又构成一个合理而科学的体系，在营养的全过程中协调合作，共同完成调节人体生命和生理活动的神圣使命。

糖尿病，中医称之为消渴，是消瘦烦渴之意。它主要是体内胰岛素分泌不足或者对胰岛素的需求增多，引起血糖升高、尿糖出现，发生糖类、脂肪、蛋白质代谢紊乱而影响正常生理活动的一种疾病。糖尿病的治疗需要药物治疗、营养治疗和运动治疗的综合作用。在糖尿病的综合治疗中，营养治疗是一项最基本的措施，只有将饮食中所含有的碳水化合物（糖类）、脂肪、蛋白质三大热源营养素及其他营养素调配合理，才能更好地控制血糖，使药物治疗发挥其应有的作用。

## 三大营养素与糖尿病

食物是人体能量的来源，也是摄入营养所必需的，但并非越多越好，或偏好某些食物都是不行的。在糖尿病的合理膳食结构中，来自碳水化合物（糖类）食物的热能占55%~60%，脂肪提供的热能只占30%以下，而蛋白质提供的热能比例不应该超过20%。如果供给能量（食物）多了，人体就会将多余的食物转化成糖、蛋白质、脂肪贮存起来，这个过程是得靠胰岛素来完成的，这样就会加重胰岛细胞的负担，损害胰岛功能，久之使其功能失代偿，进一步造成分泌缺陷，从而加重糖尿病的发展。

食物中的碳水化合物进入人体后经过消化分解成单糖，而后进入血液循环，进而影响血糖水平。由于食物进入胃肠道后消化速度不同，吸收程度不一致，葡萄糖进入血液的速度有快有慢，数量有多有少，即使含等量碳水化合物的食物，对人体血糖水平影响也不同。因此，为了避免血糖骤然升高，糖尿病患者应该强调少食多餐。如果一次进食量过多，势必刺激大量胰岛素分泌，会使血糖吸收增加，利用率增大。合成脂肪也会相应增多，而脂肪摄入与吸收过多会引起高血脂、肥胖等并发症。蛋白质虽然是人体必需的，但其在体内代谢产物均为有毒性的尿素氮、肌酐等非蛋白氮类废物，必须经肾脏排出。所以，如果有糖尿病并发肾病的患者，进食过量蛋白质会加重肾脏负担，甚至导致尿素氮、肌酐排不出去而在血中堆积增多，有可能引起尿毒症。

专家提出，可用食物血糖生成指数（GI）来衡量某种食物或膳食组成对血糖浓度影响的程度。

食物血糖生成指数（GI）是指含50克碳水化合物的食物2小时内体内血糖反应水平与50克葡萄糖2小时内体内血糖反应水平的百分比值。食物血糖生成指数反应了食物与葡萄糖相比升高血糖的速度和能力。通常把葡萄糖的血糖生成指数定为100。一般认为，食物血糖生成指数大于70的为高GI食物，小于55的为低GI食物，在55~70之间的为中GI食物。

高GI的食物进入胃肠道后容易消化，葡萄糖释放快，吸收迅速，葡萄糖进入血液后峰值高，也就是血糖升得高，容易形成餐后高血糖。

低GI食物在胃肠道停留时间长，葡萄糖释放慢，吸收亦慢，葡萄糖进入血液后的峰值低，下降速度也慢，也就是血糖升得不高。

用食物血糖生成指数挑选食物，安排膳食，对于调节和控制人体血糖大有好处。糖尿病病人要尽量选择GI值低的食物，以避免餐后高血糖。一般来说将每天食物的一半量用低血糖生成指数的食物，就能够较好地控制血糖。

## 维生素对糖尿病的影响

糖尿病患者常伴有多种维生素和矿物质的缺乏。Ⅰ型糖尿病患者常存在维生素A、维生素$B_1$、维生素$B_2$、维生素$B_6$、维生素C、维生素D、维生素E等的缺乏；在Ⅱ型糖尿病患者中，以B族维生素、β-胡萝卜素及维生素C、维生素D、维生素E缺乏较为常见。

由此可见，食物中的维生素，与糖尿病的发生与发展密切关联。比如维生素E可清除自由基，增强谷胱甘肽过氧化物酶等抗氧化酶类活性的作用，改善机体对胰岛素的敏感性。还可以减少血管内皮损伤，改善机体血液的高凝状态，有利于控制糖尿病。如果维生素E长期缺乏，血浆水平低下，也会引起糖代谢紊乱，并且可使糖尿病心血管病增加。维生素A具有抗氧化作用，可对淋巴细胞的激活、增殖、分化及凋亡产生重要影响，如果维生素A缺乏就有可能引起自身免疫异常，促使胰岛细胞凋亡，加重糖尿病病情，特别是对Ⅰ型糖尿病的影响极大。维生素D可抑制胰岛细胞的自身免疫反应，能够减轻胰岛素抵抗。如果维生素D缺乏可致胰岛素分泌减少，成为糖尿病的诱发因素之一。

B族维生素与辅酶功能密切相关，缺乏时可引起糖代谢紊乱加重，加重糖尿病病情。如人体需要一种称为色氨酸的氨基酸，它是从完整的蛋白质产生的。如果得不到充足的维生素$B_6$，色氨酸就不能获得正常的使用，而变成一种称为黄尿酸的物质。如果得不到充分的维生素$B_6$，血液里的黄尿酸就非常高，导致胰腺受到伤害。维生素$B_6$不足的饮食吃得越久，胰腺组织被破坏的程度越深，导致糖尿病的发生。

反过来，糖尿病的加重又会引起人体内维生素失衡。如糖尿病合并胃肠道功能障碍可导致维生素的吸收量减少；高血糖状态所致的高渗性利尿可导致水溶性维生素的排出增高。

因此，糖尿病患者应在饮食调理中特别重视维生素的补充，多吃五谷杂粮，多吃新鲜蔬菜和水果，以避免因维生素缺乏而对糖尿病病情控制不利。同时，患者要防止过度控制饮食，以保证维生素的供应。若伴有胃肠道疾病应及时治疗，以免影响维生素的吸收。此外，控制血糖达标也是保证维生素不因高血糖引起的高渗性利尿而大量丢失的前提条件。

## 食物纤维对糖尿病的影响

食物纤维是指植物性食品中既不能被肠道消化吸收、又不能产生热量的多糖物质。可分为可溶性食物纤维和不溶性植物纤维两类，可溶性植物纤维包括水果中的果胶、海藻、豆类中的豆胶以及魔芋中提取的葡甘聚糖等；不溶性食物纤维包括纤维素、木质素等，主要存在于谷物的表皮、水果的皮核和蔬菜的茎叶当中。

食物经消化后，营养成分陆续被肠道吸收供身体利用，然而纤维是无法消化吸收的。它吸收了水分，并吸附其他残渣及废物（当然也包含了许许多多的有害物质），形成了软硬适中的堆体。进而刺激大肠的蠕动，将废物排出体外。医学研究发现，纤维在肠道中能起到高渗透压作用，稀释胃内容物中食品添加剂及有害化学物质的浓度，减少亚硝胺等致癌物质的结合与吸收，从而有利于这些有害物质排出体外。此外，纤维素中的木质素还可以提高吞噬细胞和巨噬细胞的活力，提高免疫功能，减少因血糖升高而发生及感染癌的机会。

也有研究指出，纤维在胃肠道内吸水膨胀而体积增大，可延缓食糜中葡萄糖的吸收，减轻对胰岛素分泌的刺激，减轻β细胞负担，从而维持血糖尤其是餐后血糖的低水平，对糖尿病及胆固醇的控制很有帮助。纤维能形成凝胶体，减少胆固醇的吸收，从而延缓糖尿病所引发的后遗症与胆固醇过高所造成的血管硬化。此外，纤维也有助于肠道有益细菌的孳生，抑制有害菌生长，达到整肠的功效。

食物纤维主要存于谷、薯、豆类及蔬菜、水果等植物性食品中。下列食物中含纤维量较多，可作为糖尿病病人经常选吃的食品，如绿豆、海带、荞麦面、玉米面、燕麦面、高粱米、菠菜、芹菜、韭菜、豆芽等。糖尿病患者每天应该摄入多少食物纤维呢？美国糖尿病医学会建议糖尿病患者每天摄取的食物纤维总量应达40克，欧洲糖尿病研究会认为每天每1000卡热量膳食中应该包括水溶性纤维25克，我国对此尚无相关的规定。但有一点可以明确的是，糖尿病患者每天应该比正常成年人摄入更多的食物纤维。

此外，必须注意的是，虽然食物纤维对糖尿病人有好处，但是也不宜摄入过量，过量摄入会带来一些副作用，如腹泻、腹胀等，同时还会影响维生素和微量元素的吸引。因此，要注意循序渐进地补充食物纤维，同时注意多饮水，这样才能对糖尿病及其并发症起到更好的防治效果。

## 矿物质对糖尿病的影响

矿物质能影响胰腺的分泌功能，缺乏一些必需的矿物质可能导致糖尿病的发生；而糖尿病患者由于体内代谢障碍，会造成多种矿物质的异常。影响胰岛素活性和糖脂代谢的矿物质主要有：铬、锌、铁、硒、钒、硼、锗、锂、铜、锰、镍、钨、钼和某些稀土元素，这些矿物质在糖尿病发病、并发症的发生和病程演化过程中起着重要作用。

医学研究表明，糖尿病患者铬、锌、硒、镁、铁水平有所降低，有并发症时更低；硒、铬、锌水平均显著低于无并发症者，铬及锌状态的受损被认为是糖尿病发病的损伤因素；镁摄入量与Ⅱ型糖尿病的发病率及空腹胰岛素水平呈明显负相关；锰缺乏可导致糖耐量减退及类似糖尿病表现；钒缺乏对心血管的不利影响与糖尿病大血管并发症的发生有一定关系；铜含量及铜/锌比值增高。

（1）铬：人体内的铬几乎全部都是3价铬，它与烟酸、甘氨酸、半胱氨酸形成葡萄糖耐量因子，在人体内发挥生物活性作用。而葡萄糖耐量因子对糖代谢、脂代谢具有重要作用，可以增强胰岛素与其特殊受体的结合，使胰岛素充分发挥作用。铬缺乏会使胰岛素的生物活性降低，甚至不起反应，继而导致糖耐量异常，引发糖尿病。试验表明，糖尿病病人补铬能改善糖耐量异常，降低胰岛素抵抗，减少降糖药或胰岛素需要量，在糖和脂质代谢中能增强胰岛素作用。

（2）镁：镁是多种酶的基本组分，可调节细胞膜葡萄糖的运输，在葡萄糖氧化反应的各种酶通道中起辅因子的作用。人体内镁含量的减少会造成机体胰岛素敏感性下降，低镁饮食会造成胰岛素抵抗，而补镁可提高 β 细胞反应能力。

（3）硒：硒是人体必需的一种微量元素，主要在小肠吸收。硒具有类胰岛素样作用，能降低血糖，抗动脉粥样硬化。同时，硒还能刺激葡萄糖转运，对糖尿病及其慢性并发症有重要的预防及治疗作用。

（4）钒：钒具有很强的胰岛素样降血糖作用，是一种具有良好开发前景的降血糖药物。它能降低空腹血糖，增加胰岛素敏感性，降血脂。

（5）锌：锌是体内多种酶（包括三大物质代谢酶和胰岛素）的组成成分，能影响胰岛素合成、贮存、分泌及胰岛素结构完整性，减少并发视网膜和周围神经病变。

（6）铁：能减少自由基，减少糖尿病及并发血管病变。

（7）锂：能阻断钙离子透过 β 细胞膜，使其不受类鸦片肽的影响，激活胰岛 α2-肾上腺素受体，从而增强胰岛素敏感性，使肌糖原合成正常化。

（8）铜：能降血糖，缺乏可以使胰岛细胞内超氧化物歧化酶活性下降更易受自由基损伤。

## 关于营养缺乏病

营养缺乏病指由于营养素不足而引起的各种疾病，如蛋白质能量营养不良。营养缺乏与营养不良是两个概念，营养不良包括营养缺乏和营养过多。

营养缺乏病主要是蛋白质能量的缺乏，大多是继发性的。调查发现，营养缺乏的问题不论是在农村还是在城市都仍然存在。

营养缺乏病的原因包括原发性和继发性两种。原发性的大多由摄入不足或个别营养素缺乏而引起。继发性的指由于其他疾病而引起的营养素不足，除摄入不足外，还包括消化、吸引、利用、需要等原因。

为了达到饮食控制，不少糖尿病患者采取少吃或吃得很简单等办法，忽略了营养搭配以及能量的摄入。这样的做法十分不科学，因为患者与普通人虽然有着不同的生理需求，但如果某些营养素缺乏会导致营养缺乏病的产生，可能会加重糖尿病的发生、发展。

因此，过度限制饮食并不利于糖尿病的控制。要在控制饮食的基础上，全面均衡地摄入营养素，这样才有助于控制疾病的进展。糖尿病患者应树立正确的观念，饮食结构多样化，做到营养摄入的全面和均衡。日常膳食主要以植物性食品为主，适当限制蛋白质，严格限制脂肪、烟、酒及含糖饮料，提倡高纤维素食物。糖尿病患者还应该在合理膳食的基础上，采取营养补充品疗法，适当补充一些维生素和矿物质，以保障营养素摄入的全面、均衡。

## 糖尿病病人的营养素补充

### 糖尿病病人最缺乏哪些营养素

营养素缺乏是糖尿病病人的核心问题之一。了解糖尿病病人最易缺乏哪些营养素，及时进行营养补充，已成为糖尿病治疗的重要方向。

糖尿病病人由于代谢紊乱及不合理的饮食控制，引起机体缺乏多种大量和微量营养元素，糖尿病病人特别缺乏必需氨基酸、必需脂肪酸、矿物质（包括钙、镁、铁、锌、硒、铬等）和维生素（包括维生素 A、B 族维生素、维生素 C、维生素 E 等），若能及时补充糖尿病病人最缺乏的这些营养元素，对改善糖尿病病人的营养平衡和代谢紊乱有非常积极的作用。

引起糖尿病病人营养素缺乏的原因是多方面的。第一，由于土壤日益贫瘠，污染日益严重，天然食品的营养素含量每况愈下。第二，现在大部分碳水化合物食品是经过精加工的，没有什么营养。传统上糖尿病病人大都只吃淀粉、蔬菜和膳食纤维，恐惧油脂，这不敢吃，那不敢吃，营养更缺乏。第三，糖代谢障碍比正常代谢更消耗营养素（包括 B 族维生素和矿物质锌等），更浪费必需氨基酸和脂肪酯。第四，药物又使病人的营养状况雪上加霜。降糖药和胰岛素只有短期作用，重复使用不是损害肝肾，就是损伤肠胃，并使体内营养素以及良性菌类严重流失。

## 必需氨基酸

蛋白质的基本单位就是氨基酸。一般来说，分子量比较小的蛋白质，每分子通常含有50~100个氨基酸，大一点的分子通常含有300个氨基酸，更大的蛋白质（如肌球蛋白），每分子含有1750个氨基酸。

不能在人体内合成，必须通过膳食供给的氨基酸，称为必需氨基酸（EAA），包括：苏氨酸、蛋氨酸、亮氨酸、异亮氨酸、苯丙氨酸、缬氨酸、赖氨酸和色氨酸；能在体内合成，但合成量不多的称为半必需氨基酸，包括：组氨酸和精氨酸（SEAA）；其他的氨基酸则称为非必需氨基酸，它们可以在体内合成，不一定要从膳食中得到。

这里我们重点介绍一下必需氨基酸：

**【苏氨酸】**

苏氨酸也叫羟丁氨酸，是维持人体蛋白质平衡的必需氨基酸。

它对于胶原蛋白、弹性蛋白的合成，保持牙齿光泽度有重要的作用。它与天门冬氨酸、蛋氨酸结合，有辅助肝脏功能和降脂作用。苏氨酸在心脏、中枢神经系统和骨骼肌中是合成甘氨酸和丝氨酸的基本物质，可以减少脂肪酸在肝脏中的生成，并借由协助抗体制造强化免疫系统，对于忧郁者也有些疗效。

然而，它的含量不多，素食爱好者比非素食者更容易出现苏氨酸的缺乏现象。在特殊条件下，苏氨酸可以转变为某些氨基酸达到平衡。

**【蛋氨酸】**

蛋氨酸又叫甲硫氨酸。它是一种必需的氨基酸，可以辅助脂肪分解，预防肝脏及动脉脂肪的堆积。堆积的脂肪会阻碍血液流入脑部、心脏、肾脏。蛋氨酸能帮助消化系统消除有害物质的毒性，减少肌肉衰竭、预防头发变脆、抵抗放射线，对骨质疏松症或化学过敏也有益处，对治疗风湿热和怀孕引起的妊娠毒血症很有帮助。

它是一种强抗氧化剂，可以抑制自由基的活动，帮助预防皮肤和指甲问题，可改善先天型溶血性黄疸和肝功能异常。

它也是体细胞合成核酸、胶原蛋白及蛋白质的必需物质，可促进动情激素的分裂、减少组织氨在体内的量，对于服用口服避孕药的妇女十分有益，对那些体内组织氨高于常人的精神分裂症患者也很有帮助。

它可以消除体内的有毒物质，如铅或其他重金属，保护肝脏不受有毒化合物的伤害。

蛋氨酸是必需的氨基酸，无法在体内合成，只能从食物和营养补品中获得。豆类、鸡蛋、鱼肉、大蒜、扁豆、肉类、种子、洋葱等都富含蛋氨酸。

【亮氨酸】

亮氨酸也称之为白氨酸，也是一种必需的氨基酸。

亮氨酸属于支链氨基酸中的其中一个氨基酸，这个支链氨基酸还包括异白氨酸和缬氨酸，它们共同完成肌肉组织的保护并充当燃料。同时它们可以促进骨骼肌、皮肤和肌肉组织的修复，有利于手术后的复原。

亮氨酸有降血糖的功能，还能协助生长激素的分泌。通过食用糙米、豆类、肉类、核果类、黄豆粉以及全麦等食物可以补充体内的亮氨酸成分，因为这些食物都富含亮氨酸。

L-亮氨酸营养补充品必须和L-异亮氨酸和L-缬氨酸的使用达到平衡状态，而且这些营养品食用一定要适当，否则可能会导致身体出现低血糖的症状。过多地摄入亮氨酸可能导致癞皮病和体内氨含量的增加。

【异亮氨酸】

异亮氨酸也称为异白氨酸，是必需氨基酸中的一种，也是3种支链氨基酸其中之一。

异亮氨酸有利于血红蛋白的形成，有稳定、调节血糖与热量利用的作用，在肌肉中可以被代谢。

亮氨酸、异亮氨酸、缬氨酸这几种氨基酸对于运动员来说都是非常有价值的，它们可以提高能量、增强耐力，帮助治疗和修复肌肉组织。

异亮氨酸的缺乏使病患身受痛苦，导致类似低血糖症的症状。杏仁、腰果、鸡肉、鱼肉、肝脏、肉类、扁豆、黑麦、大豆蛋白等食物的摄入可以补充异亮氨酸。补充品也是异亮氨酸摄入的重要方式。

当然，L-异亮氨酸补充品的服用应该与L-亮氨酸和L-缬氨酸这两种支链氨基酸保持适当的平衡，通常摄入每毫克异亮氨酸须补充2毫克的亮氨酸和缬氨酸。

【苯丙氨酸】

苯丙氨酸是一种必需氨基酸，可通过血脑障壁，直接影响脑部的化学状态。

它在体内可以转换成酪氨酸，酪氨酸是可用来合成多巴胺和正肾上腺素两种神经传导物质的氨基酸。因而，苯丙氨酸主要作用于中枢神经系统上，有使人心情舒畅、减轻痛苦、协助记忆和控制食欲的作用；也可以用于治疗关节炎、忧虑、生理痛、肥胖症、精神分裂症等疾病。

它的几种化学结构，分别为 L-、D-以及 DL-3 种形式，其中 L-苯丙氨酸是最常见的形式，主要用于组成身体蛋白质、增强精神、抑制食欲等。D-苯丙氨酸可用于消除疼痛，特别是关节炎。DL-苯丙氨酸结合了前两种苯丙氨酸。

值得注意的是，孕妇，患有精神焦虑、糖尿病、高血压等疾病的人应该避免使用此类补品。

【缬氨酸】

缬氨酸是一种必需的氨基酸，具有刺激作用。

缬氨酸在肌肉组织中处于高浓度。缬氨酸不仅有利于肌肉的代谢、组织的修复，还可以维持体内适当的氮平衡。它是支链氨基酸中的一种。它用做肌肉能量来源的同时，还有助于治疗肝、胆的疾病，是一个良好的氨基酸来源。

然而，缬氨酸摄入过多可能会导致皮肤感觉异常，甚至出现幻觉。

因而，我们可以通过食用乳制品、肉类、花生、蘑菇、黄豆及其制品等来补充缬氨酸，因为这些食物都富含缬氨酸。当然，在补充缬氨酸时要注意与其他支链氨基酸（亮氨酸、异白氨酸）达到均衡。

【赖氨酸】

赖氨酸是一种必需的氨基酸，是所有蛋白质组成所必需的成分，是孩童正常生长与骨骼发育所需的氨基酸，能帮助钙吸引、维持适当的氮平衡。

赖氨酸能协助抗体、激素和酵素的制造以及胶原蛋白的形成与组织的修补，因为它能协助肌肉蛋白的制造，对那些手术或运动受伤者的恢复很有帮助，它还能降低血清中三酸甘油脂的含量。

赖氨酸可以抵抗感冒病毒及疱疹病毒。如果它与 L-赖氨酸营养品、维生素 C 和生物类黄酮一起服用，可以预防疱疹的发作。L-赖氨酸营养品还可以降低急性酒精中毒。

赖氨酸是一种必需的氨基酸，必须通过饮食来获得，它的缺乏将会造成贫血、酵素功能障碍、掉发、过敏、生殖问题、体力衰弱等一系列的问题。因而，我们可以通过食用乳酪、鸡蛋、鱼肉、青豆、牛奶、马铃薯、酵母等食物来增加赖氨酸的摄入量。

【色氨酸】

色氨酸是一种必需氨基酸，被脑部用来制造一种必需的神经运动传导物质——血清素，它负责传送细胞间的神经冲动。色氨酸能抗忧虑、失眠，有稳定情绪的作用；能控制孩子的过度好动、减轻压力和保护心脏；对于控制食欲以协助体重的控制，增加生长激素的分泌，改善周期性偏头痛和尼古丁的影响都有帮助。

色氨酸的作用主要是防止烟酸缺乏症和增加血清素水平。在所有氨基酸中，色氨酸是特定食品中含量最少的，然而，它却有十分重要的作用。色氨酸需要和其他 5 种氨基酸分享传输分子。形成色氨酸需要足够的维生素 $B_6$、维生素 C、叶酸和镁，这样才能具备血清素的必需物质。

色氨酸缺乏会改变脑中血清素的含量，影响神经冲动的传递。色氨酸和镁的缺乏会导致冠状动脉痉挛。

平时，我们可以通过食用糙米、干酪、肉类、花生和黄豆蛋白来补充色氨酸，这些食物中的色氮酸含量都比较高。

## 必需脂肪酸

凡是体内不能合成，必须由食物供给，对机体正常机能和健康具有重要保护作用的脂肪酸称为必需脂肪酸。必需脂肪酸是多不饱和脂肪酸，多不饱和脂肪酸分为两类；一是 ω-6 系列脂肪酸，也就是亚油酸；二是 ω-3 系列脂肪酸，也就是 α-亚麻酸。ω-6 系列脂肪酸的亚油酸经过代谢酶的作用转化为 γ-亚麻酸（GLA），再经过链的加长和脱氢可进一步转化成花生四烯酸（AA）。ω-3 系列脂肪酸的 α-亚麻酸在体内酶的作用下，经过代谢作用可转化成二十碳五烯酸（EPA）和二十二碳六烯酸（DHA）。

人体不能制造亚油酸和 α-亚麻酸。这两种脂肪酸必须从食物中摄取，有了这两种脂肪酸，人体就可以合成其他多种多烯不饱和脂肪酸。这两种必需脂肪酸是构成细胞膜的原料，每个细胞的健康及细胞成长和分裂都需要它们。它们能改善和调节细胞功能，降低发炎，调节免疫反应，帮助预防和治疗慢性疾病；可以保持细胞膜的流动和弹性，让重要的营养进入细胞，并且除去毒素；能帮助消化食物，恢复体力，运送营养至细胞，促进健康激素平衡，帮助维持健康血脂水平。

血浆脂蛋白质中 ω-3 和 ω-6 多不饱和脂肪酸的存在，能使脂蛋白质转运胆固醇的能力降低，从而使血液中胆固醇水平降低。研究表明，每日摄入脂肪校正乳（通过饲喂保护性不饱和脂肪酸生产的富含 ω-3 和 ω-6 脂肪酸的牛乳）的成年人与每日摄入常规牛乳相比，血液总胆固醇水平及低密度脂蛋白质（胆固醇随血液转运的主要载体）中胆固醇含量均显著下降。

ω-3 和 ω-6 脂肪酸对糖尿病及其并发症有十分明显的疗效，尤其是 α-亚麻酸对预防心血管硬化病变与Ⅱ型糖尿病，促进胰岛素分泌有着显著的帮助。

缺乏必需脂肪酸，细胞膜就会受到持续性和累积性的损害，削弱机体的免疫力，加速老化，并且促成疾病的发生。当人体内必需脂肪酸不足时，可能导致糖尿病及各种相关病症的发生。因此，补充必需脂肪酸，对糖尿病及其并发症的治疗是有很大帮助的。

## 胆碱

胆碱是一种强有机碱，是卵磷脂和鞘磷脂的组成部分。胆碱是机体可变甲基的一个来源而作用于合成甲基的产物，同时也是乙酰胆碱的前体。

胆碱是无色、味苦的水溶性白色浆液，有很强的吸湿性，易与酸发生反应，强碱条件下不稳定，耐热，在加工和烹调过程中的损失比较少。

胆碱广泛存在于食物中，为所有细胞维持正常功能所必需。它能促进脑发育，提高记忆能力，保证信息传递，调控细胞凋亡，是构成生物膜的重要组成成分。此外，胆碱可促进脂肪和体内甲基的代谢，降低血清胆固醇。

大多数胆碱在体内以磷脂的形式存在。它会生成一些代谢物，虽然数量占体内胆碱总量的比例不大，但十分重要。

膳食胆碱的生物利用率取决于肠道对胆碱的吸引率。围生期组织对胆碱的利用很多，围生期补充胆碱可增强血、脑中胆碱代谢物浓度。所有组织都通过扩散和介导转运蓄积胆碱，但肝、肾、乳腺、胎盘和脑组织对胆碱的摄取尤为重要。

目前对胆碱的营养状况还没有明确的评价，也没有确切的平均需要量。营养学会建议成年男女胆碱每日适宜摄入量为 500 毫克/天，可耐受最高摄入量为 3 克/天。

胆碱广泛存在于各种食物中。其中，肝脏、花生和蔬菜的胆碱含量较高。

人体能合成胆碱，一般不存在胆碱缺乏的情况。胆碱长期摄入不足可能会导致肝、肾、胰腺病变，记忆紊乱和生长障碍，主要表现为肝脏功能异常、肝脏出现大量脂质积累、癌症、不育症、生长迟缓、骨质异常、造血障碍和高血压等病症。

## 矿物质

【钙】

钙是人体内含量最丰富的矿物质元素，基本集中于骨骼和牙齿组织。

人体内的钙一方面构成骨骼和牙齿，另一方面参与各种生理功能和代谢过程。细胞正常的生理功能和细胞代谢过程中酶的调节都需要钙的参与。

在食物的消化过程中，钙通常从复合物中游离出来，释放成可溶性离子状态，便于吸引。低分子量的复合物也可以原样被吸引。

钙吸引有两种途径，包括主动吸引和被动吸引。体内许多激素参与调节钙吸引中的平衡。钙的吸引率的高低依赖于身体对钙的需要量及某些膳食因素。婴幼儿、孕妇及哺乳期的妇女对钙的需求量大。膳食中维生素D的适当供给有利于小肠黏膜对钙的吸引，高脂膳食有利于钙吸引的增加。

钙的排泄主要通过肠道和泌尿系统，汗液中也有少量排出。

婴儿钙缺乏会导致手足抽搐症，此症多发于1岁以内的婴儿，轻时仅有惊跳或面部肌肉抽动，意识存在，严重时可引起喉头肌肉痉挛，呼吸困难等。

成年人钙缺乏会导致骨质疏松症，常见于中年以后，女性比男性多见。性激素分泌不足是导致骨质疏松的一个重要原因。成人骨质疏松就容易发生骨折，尤其是股骨颈部，其次是腕及肱骨上端。

钙过多可能导致肾结石疾病的发生，也干扰其他矿物质的吸收。

钙的摄入量与排出量要保持平衡。奶及其制品含钙量丰富，吸引率也高。豆类、硬果类，连骨吃的小鱼、小虾、苋菜、油菜等都是很好的钙质来源。

【镁】

镁是哺乳动物和人类所必需的微量元素，它是细胞内重要的阳离子，参与蛋白质的合成和肌肉的收缩。

成人身体镁含量约25克，其中60%~65%集中于骨骼，40%分散在肌肉和软组织。镁在人体生理、病理以及临床治疗中都占有重要位置。它作为多种酶的激活剂，能与细胞内许多重要成分形成复合物，参与300多余种酶促反应。镁是骨细胞结构和功能所必需的元素，能够维护骨骼生长和神经肌肉的兴奋性，维护胃肠道和激素的功能。

食物中的镁在整个肠道均可被吸收，主要是在空肠末端与回肠部位吸收，吸收率一般约为30%。摄入量少时吸引率增加，摄入量多时吸引率降低。影响镁吸收的因素很多：促进镁吸收的成分主要有氨基酸、乳糖、饮水量等，抑制镁吸收的主要成分有过多的磷、草酸、植酸和膳食纤维等。

镁大部分随粪便排出，部分从汗和脱落的皮肤细胞丢失。

摄入不足、吸引障碍、丢失过多和多种临床疾病等都可能会引起镁缺乏。血清镁低于0.7毫摩尔/升时为低镁血症。镁缺乏会导致血清钙下降，神经肌肉兴奋性亢进，影响血管功能和骨矿物质的内稳态，导致绝经后的骨质疏松症等。镁缺乏主要表现为情绪不安、易激动、手足抽搐、反射亢进等症状。

正常情况下，由于肾的调节作用，口服过量的镁一般不会发生镁中毒。当肾功能不全时，大量口服镁可引起镁中毒，引发腹痛、腹泻、呕吐、烦渴、疲乏无力，甚至出现呼吸困难、紫绀、瞳孔散大等症状。

一般成人镁的适宜摄入量（AI）为350毫克/每天，可耐受最高摄入量（UL）为700毫克/每天。植物食品含镁较多，谷类、豆类、蔬菜、水果、虾米、花生、芝麻、海产品等都富含镁，动物食品含镁量少。值得注意的是，食物加工过细也会导致镁的损失。镁与钙、磷是有关联的，钙、磷、镁摄入量之比应为5∶3∶1。

**【铁】**

铁元素是构成人体必不可少的元素之一。成人体内为有4~5克铁，主要以血红蛋白和肌红蛋白及其他化合物形式存在。

铁是人体含量的必需微量元素，是血红蛋白、肌红蛋白的重要部分。铁存在于向肌肉供给氧气的红细胞中，是许多酶和免疫系统化合物的组成成分。

铁参与氧气和二氧化碳的运输，在呼吸和生物氧化的过程中起重要作用。它与红细胞的形成与成熟有关，同免疫系统关系密切，能增强机体的抗感染能力。

铁的吸收主要在小肠上段，且吸收率很高，合成铁蛋白运送到身体的其他部位。非血红素铁在吸收前，必须与结合的有机物分离，转化为亚铁后方能被吸收。很多因素都直接影响着非血红素铁的吸收，如蛋白质与“肉因子”、脂类和碳水化合物、矿物元素、维生素、膳食纤维、植酸与草酸盐、多酚类化合物、机体状况等。不同食物铁的吸收率会存在差异，植物性食物中的铁吸收率较动物性食品低。

铁缺乏与以下一些原因有关：婴幼儿喂养不当、儿童与青少年偏食和鼻出血、妇女月经量过多、营养不良、哺乳以及一些疾病等。铁缺乏可导致缺铁性贫血。铁缺乏的症状主要表现为：皮肤苍白，舌部发痛，疲劳或无力，食欲不振以及恶心，整天无精打采，疲劳而倦怠，比较容易被感染。体内铁贮存过多与多种疾病的发生，如心脏和肝脏疾病、糖尿病以及某些肿瘤都有关。

机体铁缺乏发展到贫血可分为3个阶段：贮存铁缺乏期、红细胞生成铁缺乏期和缺铁性贫血。据生化指标的不同，我们可以判断机体铁缺乏的程度。

铁在体内代谢中，可被身体反复利用，一般除肠道分泌和皮肤、消化道、尿道上皮脱落少量损失外，排出铁的量很少。只要通过食物补充，就可以满足人体铁的需求。建议成人铁的每天适宜摄入量为15~20毫克，可耐受最高摄入量（UL）为50毫克/天。

动物血、内脏、瘦肉等含铁量丰富且吸收率高。芝麻、红糖、干果和一些蔬菜都含有丰富的铁。

虽然食物中铁含量十分丰富，但我国仍有很多人存在严重铁缺乏现象，主要集中在妇女、儿童和老人。因而每日科学补铁仍然是必不可少的。

**【锌】**

锌是人体中不可缺少的元素，存在于人体所有组织中。肝、肾、胰、脑等组织中锌含量比较高。正常血清锌浓度为1~1.4微克/毫升，头发锌含量为125~250微克/克。通过头发里的含量，我们就可以判断膳食中锌的长期供给水平。

锌具有催化功能，它是人机体中200多种酶的组成部分。在细胞质膜中，锌主要结合在细胞膜含硫、氮的配基上和含氧的配基上，形成牢固的复合物，这种复合物可以维持细胞膜的稳定性，减少毒素吸收和组织的损伤。此外，它作为一个调节基因表达的因子，在体内有广泛的调节功能，对激素、前列腺素的调节都有着重要的影响。

锌主要在小肠吸收，吸收率为20%~30%。锌的吸收受食物中含磷化合物、过量纤维素及某些微量元素的影响。

锌主要通过胰脏外分泌排出，小部分随尿排出。汗中一般每升含锌1毫克，大量出汗时，一天随汗丢失的锌可达4毫克。

目前关于锌营养状况的评价指标仍然缺乏和不充分，采用血清锌、白细胞锌、发锌和唾液等都无法作为长期的评价指标。我们也可以通过评价锌的功能效果来衡量锌的营养水平。营养学会推荐成年男子的锌推荐摄入量（RNI）为15.5毫克/天，成年男子锌可耐受最高摄入量为45毫克/天。

锌的来源广泛，普遍存于各种食物中。动物肝脏、贝类、海产鱼、红色肉类都是锌的良好来源，干果类、谷类胚芽、粗营养食物、坚果等也富含锌。植物性食物含锌较低。精细加工的过程可能会导致食物锌含量的降低。

膳食和吸收的不足是导致锌缺乏的重要原因。妊娠、哺乳、快速生长发育以及高强度运动或者是高负荷劳动等生理状况的变化会导致锌需求的增加，膳食中锌未能及时增加就会导致机体锌缺乏的危险。锌缺乏可能会导致生长发育障碍、性发育障碍、性功能低下、味觉及嗅觉障碍、伤口愈合不良和皮肤的一些疾病。

治疗中过量涂抹锌，服用锌剂及锌容器储存食品可能会导致锌中毒，主要表现为恶心、呕吐、急性腹痛、腹泻和发热。

**【硒】**

人体硒总量为14~21毫克，主要存在于肌肉，尤其是心肌中。

硒在人体内与蛋白质结合，构成含硒蛋白与含硒酶的成分。硒是若干抗氧化酶的必需组分，可以通过消除脂质过氧化物，阻断活性氧和自由基的致病作用。硒对甲状腺激素有调节作用，主要通过3个脱胭酶发挥作用，对全身代谢及相关疾病产生影响；适当的硒水平对于保持细胞免疫和体液免疫是必需的，能维持正常免疫功能，降低某些癌症的发病率和病死率。

红细胞硒可反映长期膳食硒的摄入量，血浆硒、血小板硒可以反映近期硒摄入情况。GPX（谷胱甘肽过氧化物酶）代表了硒在体内的活性形式。

中国营养学会建议18岁以上的成年人硒的推荐摄入量为50微克/天，可耐受最高摄入量为400微克/天。

硒含量在食物中变化很大，主要与所在地区土壤和水质的含量有关。海产品里硒含量很高，谷物、畜禽肉、大蒜等硒含量也很丰富。

硒缺乏会导致克山病，这是一种地方性心肌病。硒缺乏以及低硒有关的复合因素参与发病可能是克山病发病的主要原因，其临床表现为：不同程度的心肌受损，可分为急性型、亚急性型、慢性型和潜在型4种。

**【铬】**

铬是与糖尿病最密切相关的一种微量元素，对维持人体正常生理功能具有重要作用。铬在人体内的功能主要有3个方面：一是作为葡萄糖耐量因子的主要组成成分，增强胰岛素的生物学作用，可通过活化葡萄糖磷酸变位酶而加快体内葡萄糖的利用，并促使葡萄糖转化为脂肪，促进碳水化合物、脂肪的正常代谢；二是能抑制胆固醇的生物合成，降低血清总胆固醇和三酰甘油含量以及升高高密度脂蛋白胆固醇含量；三是维持核酸结构的完整性和稳定性。铬还是一些酶的激活剂。

人体对无机铬的吸收利用率极低，不到1%。在人体内，铬主要以三价铬的形式存在，正常人体内铬含量为6~7毫克，且随着年龄的增长各组织和器官中铬浓度也不断下降，肺除外。

新生儿铬含量高于儿童，3岁前儿童的铬含量高于成人。成年人随着年龄的增长，铬含量不断下降。

正常健康成人每天尿里流失约1微克铬。铬以小剂量广泛分布于食物中，啤酒酵母、废糖蜜、干酪、蛋、肝、苹果皮、香蕉、牛肉、面粉、鸡以及马铃薯等都是铬的主要来源。加工过的肉类里铬含量最高。

铬缺乏的原因主要是摄入不足或消耗过多。食物缺铬的原因主要是制作过程中铬的丢失。烧伤、感染、外伤和体力消耗过度导致尿铬排出量增加。膳食因素导致的缺铬现象尚未见报道。

铬缺乏会导致体重下降，周围神经炎、血浆对葡萄糖的清除受损，呼吸熵降低以及近视的形成。

【钒】

钒是人体的可能必需微量元素之一，在自然界中它是以硫酸钒的形态存在。近20年来随着对钒类化合物的深入研究，人们发现钒具有广泛复杂的生物学作用，这与它具有与磷酸盐类似的结构有关，其中最具有吸引力的是它具有类似胰岛素的功能。比利时布鲁塞尔大学在一项动物实验中发现，钒化物能利用不同途径模拟胰岛素的活性，从而安全有效地控制糖尿病患者的血糖水平。

医学研究表明，钒可以减少肠道葡萄糖的吸收，加速葡萄糖进入细胞内进行代谢从而改善高血糖状态。这对于糖尿病患者改善餐后的高血糖状态尤其具有意义。除有降血糖作用外，钒对胰岛形态结构的恢复和改善也有积极作用。

钒还可以调节脂肪代谢酶，改善脂代谢异常。对糖尿病的糖代谢异常通常导致脂代谢异常，如甘油三酯、胆固醇、游离脂肪酸升高等症状具有显著的治疗效果。此外，研究还发现钒盐对糖尿病大鼠白内障有显著的预防和治疗作用，可以明显减轻糖尿病大鼠晶体混浊的程度和范围。这些作用对于糖尿病并发症的防治有重要意义。

## 维生素

【维生素 A】

维生素 A 是最早被发现的维生素，化学名为视黄醇。

维生素 A 只存在于动物性食物中。维生素 A 的植物来源是胡萝卜素，称为维生素 A 原。β-胡萝卜素可转化为维生素 A，这约占人体维生素 A 需要量的 2/3。

维生素 A 和胡萝卜素能溶于脂肪和大多数有机溶剂，在烹调加工过程中不易被破坏。然而，维生素 A 易被氧化，容易被紫外线破坏。含有维生素 A 和维生素 A 原的食物应该避光保存。无氧条件下，维生素 A 在碱环境中比较稳定，在酸环境中不稳定。在酸败过程中，油脂所含的维生素 A 会受到严重破坏。加入磷脂、维生素 C、维生素 E 或者是抗氧化剂就可以保护维生素 A。

维生素 A 主要生理功能如下：维生素 A 在体内参与眼球视网膜内视紫红质的合成与再生，可以维持正常视觉。维生素 A 可促进生长发育，维护生殖功能，维持上皮结构的正常生长与分化，可抑制癌症的发生。维生素 A 通过其在细胞核内的特异性受体——视黄酸受体，对许多细胞功能活动起维持和促进作用，可维持机体正常免疫功能。

婴幼儿、孕妇以及一些患有麻疹、肺结核、肺炎、猩红热等消耗性疾病的人容易缺乏维生素 A。维生素 A 缺乏时容易患眼干燥症、暗适应能力下降、夜盲症、角膜软化、皮肤病及其他疾病。

过多地摄入维生素 A 浓缩剂，食用狗肝、熊肝或鲨鱼肝等海洋鱼类及某些野生动物肝脏易引起维生素 A 中毒现象。

维生素 A 与胡萝卜素的吸收过程完全不同。胡萝卜素的吸收为物理扩散性的，主要在小肠里被吸收。维生素 A 主要是主动吸收，需要能量，吸收速度比胡萝卜素快。

维生素 A 进入消化道后，在胃内几乎不被吸收，在小肠细胞内转化成后再转运到肝脏里贮存。

不同年龄和生理状况下维生素 A 的摄入量不同。一般而言，婴儿为 400 微克，1~4 岁的儿童为 500 微克，4~7 岁儿童为 700 微克，14~18 岁的青少年以及成年男子均为 500 微克，女性为 700 微克。孕妇及哺乳期的妇女则可根据情况再适当增加。当然，在不同的生理条件下摄入量也会有所差别。

动物肝脏、鱼肝油、蛋黄、奶油、黄油、菠菜、香蕉等食物都含有丰富的维生素A。

**【维生素C】**

维生素C对人体健康至关重要。人体内最重要的蛋白质结构——胶原蛋白的合成需要维生素C的参与。人体由细胞组成，细胞靠细胞间质把它们联系起来，细胞间质的关键成分是胶原蛋白。胶原蛋白占身体蛋白质的1/3，生成结缔组织，构成身体骨架。如果缺乏维生素C，胶原蛋白不能正常合成，就会导致细胞连接障碍。

维生素C同时也具有促进伤口愈合、修护组织细胞、维护健康牙龈和预防过多的出血淤伤等功能。当体内维生素C不足，微血管容易破裂，血液流到邻近组织。这种情况在皮肤表面发生，则产生淤血、紫癍；在体内发生则引起疼痛和关节胀痛；严重情况在胃、肠道、鼻、肾脏及骨膜下面均可有出血现象，乃至死亡。

此外，维生素C可促进胆固醇的排泄，防止胆固醇在动脉内壁沉积；其抗氧化作用还可以抵御自由基对细胞的伤害，防止细胞的变异，起到保护细胞、解毒，保护肝脏的功效。

人体中的胰岛素有促进维生素C运送到细胞中的功能，而糖尿病患者由于胰岛素分泌功能出现异常，胰岛素的缺乏导致其体内的维生素C含量比较少，致使糖尿病患者容易出现伤口难愈合、视网膜易出血、胆固醇升高等一系列并发症。因此，糖尿病患者补充一定的维生素C，对治疗糖尿病有很大的帮助。

测定维生素C营养状况主要通过血浆维生素C的含量、细胞中维生素C含量以及负荷试验等来作为评价。营养学会建议成人的推荐摄入量为100毫克/天，最高摄入量为1000毫克/天。

食物中的维生素C主要存在于蔬菜、水果中。枣、橘子、山楂、柠檬、猕猴桃、番茄、青椒、大白菜以及绿叶蔬菜等都含有丰富的维生素C。谷类及豆类食物几乎不含维生素C。

## 生物素

生物素是很容易被忽视的重要营养素，这是因为它产生在小肠，且必须依赖肠内有益细菌的帮助才能发挥作用。生物素是人体内多种酶的辅酶，参与体内的脂肪酸和碳水化合物的代谢；促进蛋白质的合成；还参与维生

素 $B_{12}$、叶酸、泛酸的代谢；促进尿素合成与排泄。

此外，医学研究发现，生物素在降低血糖、防治糖尿病方面具有比较明显的疗效。多项实验已经证明，生物素可以增加人体对胰岛素的敏感度，并且可以活化体内一种叫做醣化激酶的酵素，而醣化激酶是一种促进肝脏利用血液中葡萄糖最重要的酵素之一。因此，补充一定量的生物素，对糖尿病患者来说，可以帮助其降低空腹时的血糖值，使血糖稳定在一定的水平。

建议糖尿病患者每天摄入 5 毫克，临床上最高是每天 16 毫克。对于糖尿病神经病变患者，可先进行肌肉注射生物素 10 毫克/天，持续 6 周，接下来 6 周每周进行 3 次注射，之后每天口服 5 毫克，可以明显改善病情。

**【维生素 $B_1$】（硫胺素）**

硫胺素又称维生素 $B_1$，无色结晶体，能溶于水，在酸性溶液中很稳定，微溶于乙醇，碱性环境下易受热破坏和氧化。

维生素 $B_1$ 广泛分布于身体的各个器官和组织中，其中心、肝、肾和脑中的含量最高。

维生素 $B_1$ 是体内羧化酶与转酮酶等的辅酶。它参与糖代谢，维护人体正常的消化，能延缓皮肤衰老，可改善精神状况，消除疲劳，增强记忆力。它对神经生理活动也有调节作用，与心脏活动、食欲维持、胃肠道正常蠕动及消化液分泌等都有关。

维生素 $B_1$ 的吸收主要在小肠里，浓度高时为扩散型吸收，浓度低时为主动吸收，但需要钠离子和 ATP 的参与。此外，叶酸、蛋白质缺乏时维生素 $B_1$ 的吸收也受影响。维生素 $B_1$ 吸收后在小肠黏膜内和肝中进行磷酸化。

维生素 $B_1$ 的代谢主要在肝脏里进行，分解为嘧啶与噻唑。维生素 $B_1$ 通过尿液排出，多为游离型维生素 $B_1$。汗液里也有少量维生素 $B_1$ 排出。

维生素 $B_1$ 需要量主要与能量有关。建议维生素 $B_1$ 膳食量为 0.5～0.6 毫克/千卡。孕妇、哺乳期妇女以及老人可以相应地增加膳食量。

摄入不足、肝损害、饮酒等都可能会导致维生素 $B_1$ 缺乏。维生素 $B_1$ 缺乏可引起多种神经炎症，主要表现为患者的周围神经末梢有发炎和退化现象，并伴有四肢麻木、肌肉萎缩、心力衰竭、下肢水肿等症状。维生素 $B_1$ 过量会导致发抖、疱疹、浮肿、神经质、心跳增快及过敏等症状的出现。

**【维生素 $B_2$】（核黄素）**

维生素 $B_2$ 又称核黄素，由异咯嗪与核糖所组成，并有很多同系物。

维生素 $B_2$ 是一种橙黄色晶体，有高强度的荧光，微溶于水，可溶于氯化钠溶液，易溶于稀的氢氧化钠溶液。

维生素 $B_2$ 是机体中许多酶系统的重要辅基的组成成分，在氨基酸、脂肪酸和碳水化合物的代谢中都起到了重要的作用。它不仅参与体内生物氧化与能量的生成，也辅助烟酸和维生素 $B_6$ 转化为磷酸吡哆醛的过程，还参与体内抗氧化的防御系统和药物的代谢，可以提高机体对环境应激适应能力。

维生素 $B_2$ 营养状况可通过膳食得到的维生素 $B_2$ 摄入量和体格检查发现，采用尿负荷试验的方法、维生素 $B_2$ 负荷试验、全血谷胱肽还原酶活力系数测定等来进行评价。

维生素 $B_2$ 的推荐摄入量成年男性是 1.4 毫克/天，女性为 1.2 毫克/天。

维生素 $B_2$ 广泛存在于植物和动物性食物中。动物肝、肾和心脏，奶类及其制品含量极为丰富。大豆、绿叶蔬菜也是维生素 $B_2$ 主要食物来源。粮谷类的维生素主要存在于谷皮和胚部。当然，动物性食物中维生素 $B_2$ 的含量较植物性食物更高。

维生素 $B_2$ 在人体内储存很少，食物摄取过多时会随着排泄物排出体外。维生素 $B_2$ 的缺乏会影响其他营养素的摄取和利用，导致地图舌、脂溢性皮炎、生殖器的炎症和机能障碍、老年白内障以及缺铁性贫血等病症。

维生素 $B_2$ 摄取过多可能会引发瘙痒、麻痹、灼热感、刺痛等问题。

常处于紧张状态的人，妊娠中、哺乳期的妇女，不常吃瘦肉和奶制品的人可以适当地增加维生素 $B_2$ 的摄入。如果同维生素 $B_6$、维生素 C 及叶酸一起服用效果最佳。

**【烟酸】**

烟酸也称为维生素 $B_3$、烟碱酸、维生素 PP、尼克酸等，是吡啶的衍生物。它是稳定的白色结晶固体，可溶于水和乙醇，耐热。烟酸的性质稳定，在酸、碱、光、氧或加热的条件下不易被破坏。一般的烹调情况下，维生素 $B_3$ 的损失很小，但它容易随水洗而流失。

烟酸缺乏可以引起皮肤、口、舌、胃肠道黏膜以及神经系统出现变化，皮肤的典型症状是在肢体暴露部位出现对称性皮炎；消化系统症状主要有口角炎、舌炎、腹泻、胃炎、腹痛等；神经系统症状的主要表现为全身乏力、烦躁、抑郁、健忘及失眠甚至痴呆。

烟酸以酸及酰胺两种形态出现，酸态烟酸有助于维护神经系统及循环作用的健康；酰胺态烟酸能分解碳水化合物、脂肪及蛋白质等，以供部分能量之需。

烟酸的功能与铬元素类似，在人体中可以扮演糖耐量因子的角色，增强胰岛素的生物学作用，促进碳水化合物、脂肪的正常代谢，对人体运用肝糖原或血糖有一定的调适作用。

医学研究发现，酰胺态烟碱酸对于Ⅰ型糖尿病的预防与保健有着比较显著的效果。它可以保护胰脏细胞中的β细胞，促进β细胞分泌胰岛素，甚至可以降低人体对胰岛素的需求量。因此，对于Ⅰ型糖尿病患者，每天补充适量的维生素 $B_3$，对其疾病的治疗有比较明显的帮助。正常情况下，对于Ⅰ型糖尿病孩童，每日建议摄取 100~200 毫克的维生素 $B_3$。

近年来，大量医学实验与研究证明，烟酸还具有降低胆固醇的效用。根据临床实验，证实烟酸不但具有减少低密度脂蛋白（LDL）的作用，在此同时，也能够达到增加高密度脂蛋白（HDL）的效果。这对降低糖尿病Ⅰ型或Ⅱ型患者的中性脂肪与胆固醇，是一大福音。因为以往的降脂药物副作用很多，而使用烟酸，只在开始时可能出现皮肤潮红、胃部不适等轻微症状，慢慢便会适应，建议开始时每日摄入 1 克烟酸，然后再逐渐增加剂量。

**【维生素 $B_6$】**

维生素 $B_6$ 是无色晶体，为一组含氮的化合物，是一种水溶性维生素，遇光或碱易破坏，不耐高温，易溶于水及乙醇。

维生素 $B_6$ 在动物组织内多以吡哆醛及吡哆胺的形式存在，在植物中多以吡哆醇的形式存在。

以辅酶形式存在时，维生素 $B_6$ 通常以磷酸吡哆醛（PLP）的形式参与大量的生理活动。它具有转氨基作用，能把一个氨基从一个供体氨基酸转移到一个受体氨基酸中，形成另一种氨基酸。它具有脱羟作用、脱氨基作用、参与氨基酸的侧链裂解、脱水及转硫化作用，可以参与糖原的分解代谢、脂肪的代谢。此外，它也能影响免疫功能和神经系统功能，可降低同型半胱氨酸。

维生素 $B_6$ 的营养水平通过 24 小时尿中维生素 $B_6$ 含量测定、色氨酸负荷试验、血浆吡哆醇含量这些来评价。

维生素 $B_6$ 的需要量与蛋白质的摄入有关。维生素 $B_6$ 的需要量随蛋白质的摄入量增加而增加。维生素 $B_6$ 的适宜摄入量为 1.2~1.5 毫克/天。可耐受最高摄入量为儿童 50 毫克/天，成人 100 毫克/天。

维生素 $B_6$ 普遍存在于动植物性食物中，但含量一般都不高。肉类、全谷类产品、蔬菜和坚果类含量相对比较高。维生素 $B_6$ 的生物利用率比较低，相对而言，动物性食物生物利用率要高于植物性食物。

维生素 $B_6$ 缺乏会引发色氨酸代谢失调、尿中尿酸、草酸盐排出增高，导致肾结石。维生素 $B_6$ 的缺乏主要表现为容易疲倦、皮肤出现红斑和脂溢性皮炎、食欲不振、失重、呕吐、下痢等。维生素 $B_6$ 缺乏常与其他 B 族维生素缺乏同时存在。

【叶酸】

叶酸是指有相关生物活性的一类同效维生素，包括喋酰谷氨酸结构，由喋啶、对氨基苯和甲酸 3 种成分组成。

叶酸是一种淡黄色结晶粉末，微溶于水，其钠盐易溶解，不溶于乙醇和乙醚等有机溶剂。叶酸对光、热、酸性溶液都不稳定，烹调过程中损失也高。在碱性溶液中，叶酸对热稳定。

四氢叶酸是体内一碳单位转移酶的辅酶，分子内部 N5、N102 个氮原子能携带一碳单位。四氢叶酸能够把一碳单位从一个化合物传递到另一个化合物，碳单位与多种物质合成，生成嘌呤、胸腺嘧啶等。叶酸可促进各种氨基酸之间的互相转变，在蛋白质合成中起重要作用，并通过蛋氨酸代谢影响磷脂、肌酸、神经介质的合成。

叶酸在肠道吸收后，经门静脉进入肝脏，在胃肠道几乎完全被吸收，主要贮存在肝内。由胆汁排至肠道中的叶酸可再被吸收，形成肝肠循环。

血清叶酸含量可以反映近期叶酸摄入状况；红细胞叶酸的含量能够反映体内叶酸的贮存情况；血浆同型半胱氨酸含量也可以用来测定叶酸的营养水平。

叶酸的摄入量以膳食叶酸当量表示，成人的推荐摄入量为 400 微克 DFE/天。微克 DFE 为膳食叶酸当量，等于膳食叶酸（微克）+1.7×叶酸补充剂（微克）。成人、孕妇及母乳的可耐受最高摄入量值为 1000 微克 DFE/天。

叶酸广泛存在于动植物食物中。动物肝脏、豆类、坚果、绿叶蔬菜、水果、酵母等叶酸含量都十分丰富。

叶酸缺乏时，骨髓中幼红细胞分裂增殖度减慢，同时引起血红蛋白合成减少，导致巨幼红细胞贫血；孕妇缺乏叶酸会导致流产，胎儿神经管畸形，还可导致眼、口唇、腭、胃肠道、心血管、肾、骨骼等器官的畸形发生。

【泛酸】

泛酸也称遍多酸，能溶于水、醋酸乙酯、冰醋酸等，略溶于乙醚、戊醇，几乎不溶于苯、氯仿，具有右旋光性。

泛酸在很多代谢中都起着重要作用。它对脂肪酸具有合成与降解作用，能促进类固醇激素、维生素 A、维生素 D 等类异戊二烯衍生物的合成。此外，它对三羧酸循环与氧化供能、膜磷脂的合成以及氨基酸的氧化降解等都有着重要意义。

泛酸的营养水平可以通过全血泛酸浓度来测定，如果正常全血泛酸浓度为 2 毫克/升左右，浓度小于 1 毫克/升，可认为泛酸缺乏或不足。建议膳食泛酸每日适宜摄入量为 5 毫克/天，孕妇和哺乳期妇女可以适当增加。

泛酸的食物来源很广泛，存在于所有动物和植物细胞中。肉类、内脏、蘑菇、鸡蛋、甘蓝、酵母、全谷类食品都含有丰富的泛酸。

泛酸缺乏伴随着三大营养和维生素摄入不足而发生。泛酸缺乏会导致代谢受阻，主要表现为易怒、头痛、抑郁、疲劳、冷淡、恶心、呕吐、麻木、肌无力、低血糖、肌肉痉挛等症状。

**【维生素 $B_{12}$】**

维生素 $B_{12}$又称之为氰钴胺素，是一组含类咕啉化合物。

维生素 $B_{12}$是一种浅红色的针状结晶，易溶于水和乙醇，在弱酸条件下最稳定，在强酸或碱性溶液中发生分解，加热、遇强光和紫外线的条件下容易被破坏。

维生素 $B_{12}$在机体的许多代谢中都起着重要的作用。它以两种辅酶的形式参与生化反应，作为蛋氨酸合成酶的辅酶参与同型半胱氨酸甲基化转变为蛋氨酸，作为甲基丙二酰酶 A 异构酶的辅酶参与甲基丙二酸-琥珀酸的异构化反应。

食物中的维生素 $B_{12}$与蛋白质结合，进入人体消化道内，在胃酸、胃蛋白酶及胰蛋白酶的作用下被释放，在回肠被吸收。人体内维生素 $B_{12}$的贮存量很少，2~3 毫克在肝脏。它主要从尿排出，部分从胆汁排出。

血清全转钴胺素 II 是反映维生素 $B_{12}$营养水平负平衡的早期指标；血清全结合咕啉和血清维生素 $B_{12}$浓度也可以反映其营养水平。

维持正常功能的可吸收的维生素 $B_{12}$最低需要量为 0.1 微克/天。建议维生素 $B_{12}$的适宜摄入量值为 2.4 微克/天。

膳食中维生素 $B_{12}$的主要食物来源为动物性食物，如动物肝脏、肾脏、牛肉、猪肉、鸡肉、鱼类、蛤类。乳及乳制品中维生素 $B_{12}$含量少，植物性食物基本不含有维生素 $B_{12}$。维生素 $B_{12}$不易被胃吸收，大部分经小肠吸收。

膳食维生素 $B_{12}$缺乏很少见，大多是由于吸收不良而起的，多见于素食者。胃黏膜缺乏分泌内因子的能力、慢性腹泻、寄生虫感染等问题都可能会引起维生素 $B_{12}$ 的缺乏。维生素 $B_{12}$ 缺乏会引起巨幼红细胞贫血、高同型半胱氨酸血症、精神抑郁等症状。

【肌醇】

肌醇又称环己六醇，是一种生物活素，一种水溶性维生素，属于 B 族维生素中的一种，和胆碱一样是亲脂肪性的维生素。

肌醇在自然界存在有多个顺、反异构体。80℃以上从水或乙酸中得到的肌醇为白色晶体，味甜、溶于水和乙酸、无旋光性。

肌醇可由玉米浸泡液中提取，主要用于治疗肝硬变、肝炎、脂肪肝、血中胆固醇过高等病症。肌醇化合物分布在植物和动物中，另外游离态的肌醇主要存在于肌肉、心脏、肺脏、肝脏中，是磷脂的一种磷脂酰肌醇的组成成分。

肌醇有缓和情绪，降低胆固醇，预防血管硬化的功用。它是卵磷脂的重要物质，也是脂肪和胆固醇代谢的必要营养素，能帮助脂质从肝脏中转移。

肌醇的摄入量建议一般为每日 250～500 毫克。动物肝脏、啤酒酵母、葡萄柚、葡萄干、麦芽、未精制的糖蜜、花生、甘蓝菜等都含有丰富的肌醇。

肌醇的缺乏会引起动脉粥状硬化、便秘、掉发、易怒、情绪不稳定、皮肤破损等病症。高剂量的肌醇可用于治疗忧郁症，冲动性人格障碍及焦虑症。

值得注意的是：服用肌醇时，必须和胆碱及其他 B 族维生素同时服用；常喝咖啡的人要多摄取肌醇。

【对氨基安息香酸】

对氨基安息香酸简称 PABA，是水溶性维生素的一种，叶酸的基本构造之一，也是合成泛酸的物质，人体内可自行合成。

对氨基安息香酸可借由小肠中细菌转换成叶酸。它能分解和利用蛋白质的辅酶，帮助红血球的形成，预防贫血。它有助于泛酸的吸收，并能提高其效果。此外，对氨基安息香酸可帮助维持肠道菌的健康，减少压力过大和营养缺乏造成的白发现象，保护机体免受二手烟、臭氧、空气污染的危害，减少关节炎的发炎情形，加强关节的柔软度。

对氨基安息香酸的缺乏可能会导致忧郁症、易疲劳、肠胃不适、焦虑、神经质、皮肤颜色异常等病症。目前尚未发现其毒性报告，但长期大量服用可能会引起恶心或呕吐等不适症状。

目前对氨基安息香酸的建议用量还没有明确规定。其食物来源主要有：肾脏、肝脏、糖蜜、蘑菇、菠菜、米、糠、小麦胚芽、未精制的谷物等。优质的 B 族维生素和综合维生素产品中，一般多含有 30~100 毫克对氨基安息香酸。

值得注意的是，水、酒精、动情激素、食品加工都会给对氨基安息香酸造成破坏。

**【维生素 E】**

维生素 E 又称生育酚，包括生育酚和生育三烯酚两类共 8 种化合物。这 8 种异构体化学结构极为相似，但生物学活性却相差甚远。

维生素 E 为浅黄色油状液体，溶于酒精、脂肪和脂溶剂，不溶于水，对酸稳定。无氧条件下，维生素 E 对光、热、碱性环境相对稳定；在有氧条件下，维生素 E 对光、热、碱不稳定，易氧化。油脂酸败可加速维生素 E 的吸收。

维生素 E 是非酶抗氧化系统中最重要的抗氧化剂，它能够清除体内的自由基并阻断其引发的链反应，可抑制细胞膜脂质的过氧化反应，抑制血小板在血管表面凝集和保护血管内皮，具有预防动脉粥样硬化等心血管疾病的作用。此外，它能减少褐脂质的形成，保护 T 淋巴细胞，维持人体的免疫功能，对神经系统和骨骼肌起保护作用。

维生素 E 的营养状况可以通过血清维生素 E 水平、红细胞溶血试验来测定。维生素 E 的需要量随生理期的不同而有所变化。妊娠期、哺乳期妇女和老人可以适当地增加维生素的补给。营养学会建议成年男女为 14 毫克/天，可耐受最高摄入量为 800 毫克/天。

值得注意的是：多不饱和脂肪酸、口服避孕药、阿司匹林、酒精饮料等都会增加维生素 E 的需要量。

食用植物油的总生育酚含量最高，谷类、坚果类、豆类、蛋类食物中维生素 E 含量也很高，肉类、鱼类、果蔬类食物中维生素 E 含量比较少。

维生素 E 广泛存在于各种食物中，并能在人体各组织中储存，可重复使用。维生素 E 缺乏会导致早产儿发生溶血性贫血。成年人维生素 E 缺乏一般都是疾病所致，主要表现为肌肉营养不良、生殖障碍、心血管系统和神经系统损伤，肌肉协同性下降等病症。

# 糖尿病的特别营养素补充

【铬元素】

现代人普遍缺乏铬，人体不能自身合成铬，只能从食物中摄取。铬主要存在于谷物的表皮中，但由于粮食在生长过程中使用大量化肥和粮食精加工造成铬的损失，人们长期食用精加工粮食，必然会导致体内缺铬。国际上推荐的每日铬摄取标准为50~200微克，实际正常人很难达到，所以正常人也需要少量补充铬。糖尿病患者由于代谢紊乱，体内排出的铬远远多于正常人，同时还存在将铬转化成活性铬的能力低，以及对铬的利用率差的问题，所以，糖尿病患者特别需要补铬。

在日常生活中，糖尿病患者应该多吃一些粗粮来补充铬元素，在干酪、蛋、肝、苹果皮、香蕉、牛肉、面粉、鸡以及马铃薯等食品中也含有比较丰富的铬元素，可适当选择。

建议补充量：每日200~400微克。

【维生素C】

现代医学实验证明，糖尿病患者每天如果摄取高剂量的维生素C 2000毫克，可以有效降低机体红细胞内山梨醇的凝结，进而抑制蛋白质的糖化作用。山梨醇的凝结和蛋白质的糖化是糖尿病引发眼睛和神经细胞病变的两大主要因素。也有科学报告指出，每天给Ⅰ型糖尿病患者补充500毫克的维生素C，两个月中有近30天时间里，患者的山梨醇凝结有降低状况。

由此可见，补充一定量的维生素C，可以有效防治糖尿病神经、血管和眼睛并发症的发生。

建议补充量：每日约2000毫克。

【烟酸】

烟酸广泛存在于动植物食物中，其来源有动物肝、肾、瘦肉、全谷、豆类等，乳类、绿叶蔬菜也有相当含量。维生素$B_3$除了直接从食物中摄取外，也可以在体内由色氨酸转化而来，平均约60毫克色氨酸转化1毫克维生素$B_3$。

烟酸可以通过营养调查、尿中烟酸代谢产物的排出量、血浆代谢产物水平及NADH、NADPH的含量来测定。烟酸的需要量与能量消耗有关。色氨酸在体内可转化为烟酸，蛋白质摄入的增加可减少烟酸的摄入量。营养学会建议烟酸参考摄入量为 14 毫克当量/天，可耐受最高摄入量为 35 毫克当量/天。

建议补充量：每日约 500 毫克。

**【钒】**

美国知名糖尿病专家罗伯特·吉勒通过使用天然矿物质钒，帮助其患者稳定血糖值。有报告显示，让糖尿病患者每天摄取 150 毫克的硫酸钒，6 个星期后，其血糖值从 16.67 毫摩尔/升降低到 8.89 毫摩尔/升左右。

值得注意的是：钒与铬不能同时服用。

建议补充量：每日约 125 毫克。

**【必需脂肪酸】**

ω-6 系列脂肪酸，富含在各类植物及蔬菜油中（如红花油、葵花籽油、玉米胚芽油、南瓜籽油、核桃油、麦胚油、大豆油、芝麻油、花生油），ω-3 系列脂肪酸富含于亚麻籽中和海生动物体内的鱼油（EPA、DHA），菜籽油、大豆油和核桃油中也有少量的 ω-3 系列脂肪酸。

糖尿病患者每天可以有针对性地选择上述油类或其他食物，来补充必需脂肪酸。

建议补充量：每日约 2000 毫克。

**【生物素】**

生物素是很容易被忽视的重要营养素，这是因为它产生在小肠，且必须依赖肠内有益细菌的帮助才能发挥作用。生物素是人体内多种酶的辅酶，参与体内的脂肪酸和碳水化合物的代谢；促进蛋白质的合成；还参与维生素 $B_{12}$、叶酸、泛酸的代谢；促进尿素合成与排泄。

此外，医学研究发现，生物素在降低血糖、防治糖尿病方面具有比较明显的疗效。多项实验已经证明，生物素可以增加人体对胰岛素的敏感度，并且可以活化体内一种叫做醣化激酶的酵素，而醣化激酶是一种促进肝脏利用血液中葡萄糖最重要的酵素之一。因此，补充一定量的生物素，对糖尿病患者来说，可以帮助其降低空腹时的血糖值，使血糖稳定在一定的水平。

建议补充量：

建议糖尿病患者每天摄入 5 毫克，临床上最高是每天 16 毫克。对于糖尿病神经病变患者，可先进行肌肉注射生物素 10 毫克/天，持续 6 周，接下来 6 周每周进行 3 次注射，之后每天口服 5 毫克，可以明显改善病情。

# 第五章 糖尿病的饮食疗法

## 糖尿病患者必知的饮食常识

### 糖尿病饮食基本方针

糖尿病患者的饮食与非糖尿病患者的不同之处在于定量、定时和定餐，忌食糖制甜食。具体而言，应遵循下面的饮食基本方针：

·每天必须食用四大类食品。第一大类是谷类、豆类，第二大类是无机盐和维生素，第三大类是蔬菜、水果类，第四大类是油脂类。这些食品没有任何一种食物的营养成分是齐全的，所以必须合理搭配，保持各种营养素之间的平衡。“八分饱，不偏食”这一糖尿病饮食原则，是所有的人为增进健康、预防和治疗疾病皆可采用的基本原则。

·制定好糖尿病患者食谱。糖尿病患者的食谱要以降糖为目标，而降糖效果好坏则取决于是否做到了有针对性地制定每日食谱。这里所说的有针对性是指，食谱制定要针对患者的年龄、性别、身高、体重、标准体重、肥胖度及运动量、劳动强度、有无并发症及是否妊娠等，除此之外还要考虑饮食习惯、嗜好、生活环境、工作内容等因素。当然，在制定食谱的过程中更离不开营养学的原则。并且，糖尿病患者（有并发症者除外），还要补充必需的营养素。

·确定一日总热量。确定一日需要的总热量时，要参考上面提到的条件，先确定大致需要的总热量，并试行一段时间，然后再根据患者健康状况、体重变化、劳动强度等，定期对饮食计划进行调整，这样才能确定出最切合患者实际健康状况的总热量。

·保持标准体重。对于糖尿病患者来说，保持最理想的体重十分重要。糖尿病患者的理想体重即所谓的“标准体重”。一日总热量应以能维持标准体重需要的最小热量为标准。因此，制定食谱前，应先计算出患者的标准体重。

· 有并发症的糖尿病患者，在制定饮食计划、实施食疗时，要兼顾到并发症以及对并发症的治疗。并发重度肾功能不全时饮食疗法尤为重要，必要时可并用胰岛素疗法。

## 饮食的计算方法

糖尿病饮食治疗的原则是“总量控制，营养平衡”，那么该如何去实现呢？这就需要每一位患者结合自身情况，把所需热量、营养素换算成具体食物，进行相关计算。

将每日所需碳水化合物、脂肪及蛋白质换算成具体食物

食物主要分为5类：主食、肉蛋豆乳品、水果、油脂及蔬菜。其中，主食和水果主要供给碳水化合物，肉蛋豆乳制品主要供给蛋白质和脂肪，油脂主要供给脂肪，蔬菜则主要供给维生素、无机盐和微量元素。

一般来讲，300~350克主食可提供每日所需的250~300克的碳水化合物，150~200克的肉蛋豆乳制品可提供75克左右的每日所需蛋白质，而油脂类如植物油的摄入量则应该加以限制，因为肉蛋豆乳制品中也含有丰富的脂肪，故植物油每天20克（2汤匙）左右就行了。

除了上述计算方法外，还可采用主食固定法来对食物成分和热量进行计算。主食固定法即患者将每日三餐中的主食固定，对所吃的副食种类进行更换。副食的品种越杂越好，但其数量和质量应大致保持恒定，所提供的热量也基本保持稳定。主食固定法计算比较简便，但不够精确，多用于门诊患者家属配膳。

## 制定饮食疗法的依据

食物与人的血糖水平息息相关。食物是血糖的重要来源，健康的人进食后，血糖会很快升高。由于其胰岛功能正常，胰岛受到升高的葡萄糖等因素的刺激，能及时释放出足量的胰岛素，从而使葡萄糖被消耗或转化成糖原及脂肪等，血糖也即很快恢复正常。但对于糖尿病患者来说，由于其胰岛功能出现异常，进食后血糖升高，胰岛素分泌不足或胰岛素不敏感，血液中的糖分不能被人体充分利用，进而形成高血糖。

另外，饮食还会影响糖尿病的治疗，对应用药物治疗的糖尿病患者来讲，过多的饮食必然要抵消药物的部分作用，进食越多所需降糖药物就越

多。注射胰岛素的患者若不控制饮食，血糖更会不稳定，为了控制血糖水平，就不得不用更多的胰岛素，而增加胰岛素就会引起肥胖，肥胖进而又会使胰岛素不敏感，血糖又升高，从而形成一种恶性循环。

正因为饮食与人的血糖关系如此密切，而且药物治疗只有建立在成功的食疗基础上，才能更有效、更安全，并减少其剂量和毒副作用。因而通过制定饮食疗法控制饮食达到控制血糖水平是非常必要的。

饮食疗法不能一概而论，应根据患者的身高、体重、年龄、性别、体力劳动情况、病情控制情况、有无并发症等各种因素进行综合考虑，制定适合于患者的饮食计划，合理分配各种营养素的摄入。同时，还应该考虑市场供应、季节、地区及经济条件等因素。

# 糖尿病的饮食原则

## 进餐时保持情绪愉快

在生活节奏日益加快的今天，不少人只注意营养和食品的卫生，往往忽视了餐桌上的良好心情。有的人将工作和生活中的烦恼带到餐桌上，使其根本无法心情愉快地就餐。营养学家认为，食欲的好坏在很大程度上取决于进餐时的气氛，不良气氛和情绪影响人的食欲。尤其是人在刚刚经历过大的感情冲击后，马上进食，会加重消化器官的负担，使食欲降低。所以，人在情绪不佳时最好不要进餐。

对于糖尿病患者来讲，其体内的多种激素如甲状腺素、肾上腺素、生长激素等都可以升高血糖。当患者的情绪出现变化时会对体内的激素产生影响，如在发怒、激动、哭泣、悲伤的时候，肾上腺素及其他一些激素分泌就会增多，从而使血糖升高。而降低血糖的激素只有胰岛素，糖尿病患者本身胰岛功能不是特别好，或存在胰岛素抵抗，因此，升高血糖的激素一旦波动，血糖就会跟着波动。由此可见，糖尿病患者在进餐时应该保持愉快的情绪，这样既有利于食物的摄入与吸收，同时对于控制血糖水平也有很大的帮助。

## 讲究饮食卫生

适当的饮食疗法有助于糖尿病的治疗和血糖水平的调节，在进行饮食疗法时，首要的便是讲究饮食的卫生，因为不卫生的饮食会致使一些疾病的产生，有可能加速糖尿病发展，从而加重病情。在日常生活中，应该从以下一些方面保持饮食卫生：

（1）注意饮水卫生。不饮用生水，开水和消毒净化过的自来水最为理想，如果暂时没有合格水可饮时，可以干净的水果代替。

（2）不去卫生条件较差的马路餐桌或个体摊点进餐或购买食品，尽量选择到正规的餐饮店就餐，保持良好的卫生习惯。学会鉴别饮食店卫生是否合格，卫生合格的一般标准是：有卫生许可证，有清洁的水源，有消毒设备，食品原料新鲜，无蚊蝇，有防尘设备，周围环境干净，收款人员不接触食品且钱票与食品保持相当距离等。

（3）瓜果一定要洗净或去皮吃。瓜果除了受农药污染外，在采摘与销售过程中也会受到病菌或寄生虫的污染，一定要去皮或用清水洗净。

（4）在商店选购食品时，应注意生产厂家及生产日期，不食用无标签或非正规生产厂家的包装食品，不食用过期变质食品和病死的禽、畜肉。

（5）食用鱼、虾、肉、蛋、奶等食品必须保证选料新鲜、干净，不要吃隔夜变味的饭菜。

（6）存放食品的容器要清洁无毒，食品特别是熟食要存放在清洁、干燥、通风条件好的地方，并要防止老鼠、蚊蝇、蟑螂等污染食品，避免化学药品与食物混放在一起。

（7）要注意个人卫生，养成吃东西前洗手的习惯。人的双手每天干这干那，接触各种各样的东西，会沾染病菌、病毒和寄生虫卵。吃东西前认真用肥皂洗净双手，才能减少“病从口入”的可能。

## 制定适合自己的饮食计划

对糖尿病患者进行饮食疗法时，食物的种类、饮食的方法以及环境等因素会因人而异，即使是同一个人在不同时间进食，这些因素也会不同。因此，糖尿病患者应该制定适应自己的饮食计划，要根据自己的爱好、所处的环境和身体状况来决定。

（1）控制总热量、均衡各种营养素

热量摄入过多，多余的便会转化成脂肪贮存起来，增加患者体重，同时也会降低对胰岛素的敏感性，不利于血糖控制和糖尿病的治疗。因此，饮食计划首先要计划出每日所需总热量，严格执行。人体所需的能量是由食物中的碳水化合物、蛋白质和脂肪在体内经过分解代谢而产生的。营养学家推荐，这三大营养素摄入的适宜比例应为：碳水化合物占每日总热量的50%~60%，蛋白质约占每日总热量的15%~20%，脂肪占每日总热量的20%~25%。糖尿病患者可在咨询医师、营养师的基础上，按个人身体状况、喜好和饮食习惯来合理决定。

（2）合理分配餐次和含量

为了维持血糖稳定，应该保持用餐时间的固定，一般可按早、中、晚三餐进食，每餐摄入的含量应该定量。

（3）设计自己的菜单

三大营养素在体内释放出的热量为：每克碳水化合物产热4千卡，每克蛋白质产热4千卡，每克脂肪产热9千卡。糖尿病患者可根据自己一天所需的总热量，再按照餐次比例，来选择适合的菜式。

（4）改变不健康的进食习惯

糖尿病患者早餐时应该吃一些主食，不能单纯以牛奶、鸡蛋代替。因为一个夜晚的时间已经把前一天晚餐的食物基本消耗完了，如果不及时补充碳水化合物，供应人体生命活动的葡萄糖不足，容易出现头晕、乏力等状况，进而会引起血糖不稳定，影响全天的血糖水平。

## 控制饮食总热量

合理控制总热量是糖尿病饮食治疗的首要原则。热能是人体内外活动所不可缺少的动力。对于糖尿病患者的热量需要，应根据患者的年龄、性别、身高、体重、运动量、病情、并发症等情况，特别应根据保持其标准体重及维持其社会生活所必须的能量来决定。如对中老年病人来说应保持活动量的最低需要量，使其热量供给以能维持或略低于理想体重为宜；对肥胖者必须减少热量摄入以减轻体重；对消瘦者必须提高热量摄入以增加体重，使体重恢复正常。下面就介绍一下如何计算自己所需的总热量：

（1）算出自己的标准体重

可查表，也可用经验公式计算：标准体重（千克）=［身高（厘米）-100］或身高（厘米）-105。然后将标准体重与自己的实际体重相比，若实际体重超过标准体重10%以内，属于正常。如果实际体重超过标准体重10%~15%，为超重，超过20%属于肥胖，超过40%为重度肥胖，实际体重低于标准体重20%为消瘦。

（2）算出自己每天所需的总热量

每日所需总热量=每日每千克体重所需热量×标准体重。可根据下表自行计算。

例如，李先生身高 175 厘米，体重 80 千克，属轻体力劳动者，那么，他每天所需要的标准热量为：30×（175-105）= 2100 千卡。

（3）儿童和青少年热量标准

1 岁以下儿童可按每千克 100~130 千卡供给热量；1~16 岁儿童可按照总热量=1000 千卡+（年龄-1）×1000 千卡的公式进行计算；16 岁以上青少年男性每日可按 2600~3000 千卡供应，女性可按 2500~2700 千卡供应。

（4）老年人热量标准

大多数老年人已基本不参加较重的体力劳动，可按轻体力劳动安排饮食，即按每千克标准体重 30 千卡供应。

## 均衡摄取各种营养素

糖尿病的饮食疗法，主要是在均衡营养的基础上，再配合热量的控制，以维持血糖、血脂及血压的稳定，促进糖分代谢正常化。人体所需的营养素达 40 多种，除水外，主要分为 6 大类，即：蛋白质、脂类、碳水化合物（糖类）、矿物质（包括常量元素和微量元素）、维生素、膳食纤维。以往多认为糖尿病患者应该多吃高蛋白、低糖食物，其实这是错误的观点，糖尿病患者 6 大营养素缺一不可，要想使饮食疗法取预期的效果，糖尿病患者必须均衡摄取各种营养素。

## 三餐定时定量

糖尿病患者在保证摄取适合自己的总热量及均衡各种营养素之外，还应该做到进餐定时、定量。要根据患者的体型、体力劳动强度，病情严重来安排主食的摄入量，保证血糖的相对稳定。

（1）定时进餐

糖尿病患者三餐必须按时，这样有利于建立生物钟，使体内定时释放出以胰岛素为主的相关激素，便于患者控制血糖水平，避免出现低血糖等状况。

（2）主食定量

计算出自己一天所需的总热量，然后可将总热量按比例分成几份，每次进食只摄取定量的主食，避免摄入过多热量。如可分成3份，早、中、晚餐各占1/3，或分成5份，早、中、晚分别占1/5、2/5、2/5。

## 少量多餐

少量多餐是糖尿病饮食控制原则之一，在控制饮食总热量不变的情况下，少食多餐一方面可以预防低血糖的发生，同时又可以减轻胰岛β细胞的负担，更好地控制血糖。少量的意思是每餐少吃点儿，这样就不至于使餐后胰岛负担过重，血糖也不至于升得太高，也就是说避免了餐后高血糖。多餐则是增加进餐的次数，在正餐之间进行一个缓冲，这样既可以避免药物作用高峰时出现低血糖，也可避免一天饮食总量过少，影响人的体力和体质。少食多餐能保证营养的吸收和利用，尤其对有胃肠疾患的糖尿病患者而言，还能减少并发症的发生。

进主食时，如每天进主食500克以上时，最好每餐不超过100克主食，最好采用每日四、五餐甚至六餐的方法。加餐也可以用水果、鸡蛋、豆制品等对血糖影响较小的副食来代替主食。

对于许多血糖波动大、易出现低血糖、血糖控制差的患者，尤其是对于加少量胰岛素就出现低血糖或稍微减量一点胰岛素就引起血糖增高的患者，就更应当少食多餐。注射胰岛素的患者由于胰岛素功能很差，血糖的控制主要依赖注射胰岛素，皮下注射胰岛素是要慢慢吸收的。如果在饭前注射胰岛素是要把餐后血糖降下来，到了餐后两小时，血糖降下来时，而胰岛素还在慢慢吸收，它的作用还没有完全消失，在胰岛素后劲的作用下，血糖还在继续下降，会造成低血糖，这就需要餐后两小时必须加餐。

对于糖尿病肥胖患者来讲，少量多餐比少餐多食更有利于减肥。因为如果一次进食量过多，势必刺激大量胰岛素分泌，使血糖吸引增加，利用率增大，合成脂肪也就相应增多。而少食多餐则可以减少胰岛素的分泌，减少上述弊端的出现。

## 进食多样化

每一种食物所含的营养素不同，食物越多样，营养素越能更好地进行互补。因此，糖尿病患者的饮食在控制总热量的基础上，越复杂、越多样，营养素的摄取就越全面，这样就不容易发生营养不良或者营养失衡。下面就介绍一种食物交换份法，便于糖尿病患者在控制饮食的同时尽量使自己的食物丰富、多样化。

食物交换份就是将食物按其所含营养成分的比例分为6类：谷类、新鲜蔬菜、新鲜水果、肉蛋类、豆乳类、油脂。无论是哪种食物，每个食物交换份的食物都提供90千卡的热量。糖尿病患者按照身高、体重、活动量算出一天需要多少热量，然后除以90，就能得出一天需要吃多少份食物。在总份数不变的前提下，食物种类就可以丰富起来了。在自由置换食物的同时一定要保证食物的多样性，而且通常主食类食物要占每日总份数的一半或一半以上。从一日三餐的进食量分配来看，最常见的就是早餐占1/5，午餐占2/5，晚餐2/5，或早、午、晚各占1/3。

比如某患者每天所需的总热量为2000千卡，换算成食品交换份数就是22份。从上表可以看出，这位患者全天的食物分配应为主食14份，蔬果类1份，肉蛋类3份，豆乳类1.5份，油脂类2份。再根据不同食物的食品交换法，在同类食物中进行交换。如主食类食物，25克米、面粉、小米、高粱、玉米、燕麦、荞麦、各种干豆类及干粉等，500克的水果，都提供90千卡的热量。

蔬菜和水果里，500克的绿色蔬菜、茄子、西红柿、菜花、黄瓜、丝瓜、苦瓜、冬瓜，与200克的各种水果，都提供90千卡的热量。

## 科学安排主食与副食

严格控制饮食是治疗糖尿病的先决条件。临床上不少糖尿病病人采取少吃主食甚至不吃主食、多吃副食的办法控制热量，以达到控制血糖的目的。专家指出，主食吃得少，热量不够，机体就会分解自身的蛋白质和脂肪来提供能量，反而可能加重病情。

主食是人体所需能量的主要来源，如果摄入不足，机体就会分解自身的蛋白质和脂肪，来满足机体能量需要，从而引起代谢紊乱，加重病情。健康的人一天应吃200~250克主食，糖尿病病人一天也要吃200克主食，运动量大的话可以适当增加。

糖尿病病人要科学安排主食和副食。虽然主食是血糖的主要来源，其摄入量理应予以控制，但副食中的蛋白质、脂肪进入体内，照样也可变成血糖，成为血糖的来源，蛋白质和脂肪在代谢中分别有58%和10%变成葡萄糖，因此，不可只注意主食而轻视副食。不过，副食也不能摄取过多，如果摄取的副食过多，也可使体重增加，对病情不利，因此，除合理控制主食外，副食也应合理搭配，否则照样不能取得预期效果。

## 经常补充水分

人体的70%是由水组成的，水是生命活动时刻也不能缺少的物质。经常补充水分对于糖尿病患者来说是十分重要的。糖尿病患者体内高血糖有高渗利尿的作用，导致糖尿病患者多尿。由于尿量过多，体内脱水，若不及时补充水分，就会加重脱水状态。脱水会导致血液浓缩，血糖值更高，从而形成恶性循环，使糖尿病患者病情越来越严重，导致各种并发症的发生。如脱水可能会损害神经纤维，促进糖尿病神经病变的发生或恶化，容易形成血栓，发生心脑血管疾病，甚至还可能发生高渗性糖尿病昏迷。糖尿病患者经常补充水分，是对其机体失水的一种保护性措施，可以起到稀释血糖、改善血液循环、促进代谢废物的清除及消除酮体等诸多作用。

糖尿病患者每天应该补充多少水呢？有关专家指出糖尿病患者并不需要刻意去补充水分，像平常人一样就行。也就是说除平时食物中含有水分外，每天应该补充1600~2000毫升的水。在摄入蛋白质食物多、锻炼强度大、出汗多、沐浴等情况下，还应适当补充水分。

糖尿病患者体内脱水会刺激下丘脑的渴感中枢，患者会出现口渴症状。但需要注意的是，老年人由于口渴中枢不敏感，有时候体内已经缺水了，但是并没有明显的口渴症状，这样就很容易发生严重脱水，因此，老年糖尿病患者要格外注意经常补充水分。

除了白开水外，牛奶、豆浆等也是很好的补充水分的饮料。但糖尿病患者要注意不能喝甜饮料来补充水分，这样可能会适得其反，因为甜饮料含糖多，会使糖尿病患者的血糖及血渗透压升高，导致渗透性利尿，会加重脱水状态。

## 三餐后有加餐

在治疗糖尿病的过程当中，经常会出现低血糖的情况，之所以会出现低血糖，在饮食方面的原因就是忘记或推迟吃饭，或是进食量不足导致的。针对低血糖这一状况，糖尿病患者可以通过加餐加以解决。

科学而灵活的加餐有助于血糖水平的平稳控制，但需要注意的是，加餐并不是增加全天的饮食总热量，而是在维持原来热量的基础上增加餐次，即所谓的“加餐不加量”。

当然，加餐也不要随意，最好固定一个时间，最佳的时间一般是上午10点左右，下午3~4点，晚上10点左右，因为这些时间段最容易出现血糖降低的情况，在这些时刻加餐，对预防低血糖是非常有帮助的。如果有时体力劳动增加，可以适当提前加餐时间。至于一天加几次餐，可根据个人身体情况以及病情灵活选择。

因此，糖尿病患者，尤其是注射胰岛素治疗的患者，随身应携带一些含糖的食物，在相应的时间，适当加补一些食物，避免出现低血糖。上午和下午时间段的加餐可以随便一些，如饼干、面包或豆腐干、糖果等都可以。晚上加餐时品种可丰富一些，可以搭配一些蛋白质类食物如鸡蛋、瘦肉等，因为这些蛋白质食物转化成葡萄糖的速度较其他食物缓慢而持久，可以避免清晨时分出现低血糖。

注射胰岛素的糖尿病患者，如每次注射的胰岛素剂量偏小，不会出现低血糖，但血糖控制较差，要想更好地控制血糖，就需要增加胰岛素剂量，但由于胰岛素的作用特点，加大剂量就可能引起午餐或夜间低血糖，要想避免这种情况的发生就应该适当加餐，使低血糖再升回来。

## 掌握进补要领

糖尿病患者进补，一则可以起到补益作用，二则可以利用某些中药进行糖尿病治疗。不过，糖尿病患者在进补的同时，需要掌握一定的要领，这样才能收到更好的效果。

一般来讲，夏季里人体的血糖水平处于一年中最低的阶段，接近于正常值。这主要是因为，夏天人体内对抗寒冷的肾上腺素分泌减少，胰岛素可以更充分地发挥其作用；夏天天气闷热，人们普遍食欲减退，碳水化合物的摄入量减少；加之室外活动增多，对血糖的利用增加。另外，夏季白昼时间较长，暑热使人难以入睡，易导致人们睡眠不足，造成体内热量耗散，体内的新陈代谢旺盛，相对消耗的血糖也增多。因此，夏季是糖尿病患者治疗的最佳时节，在常规治疗的基础上，配合饮食疗法对控制血糖能起到事半功倍的效果。

糖尿病患者在夏天可以多喝汤，汤中的食物容易吸收，从而减轻胃肠道负担，促进胃酸分泌，加快食物的消化吸收。但需要注意的是，夏天煲汤不宜多放肉，浓肉汤中脂肪含量比较高，而脂肪会抑制胃酸的分泌，使食欲下降。同时，过高的脂肪会造成能量过剩，对糖尿病的治疗十分不利。

冬季，糖尿病病人进补的原则是“一通二补”。一通是指必须保持消化通畅，减少小肠对糖分的吸收，保持大便通畅有利于气机的运行。二补是以补阴为主，兼以补气。因为糖尿病患者火热之证居多，热必伤阴耗气，久则气阴两虚。

可对症选用滋肾、生津、清热为主的方剂煎服，如玉泉丸、玉液汤、沙参麦冬汤、左归饮、六味地黄丸等。如兼气虚者可适量加人参、黄芪等补气药；如表现为四肢发冷、畏寒、腰膝酸冷、阳痿、月经不调等阳虚证，可在方中酌加肉桂、附子、仙灵脾等；血淤者可加桃仁、益母草、赤芍等。

糖尿病患者最好不要服用补膏进补，人参蜂王浆等含有蜂蜜类的补养口服液也不宜应用。这些滋补膏用的是蜂蜜和各种胶类药物基本原料，蜂蜜含有多种糖分，服用后会引起血糖波动，而胶类药物摄入后可能会引起糖尿病病人的大便不畅，使消化残渣在肠道滞留时间增加，同时也会引起血糖上升。

## 烹调食物讲究方法

（1）食物的保存和加工

买回来的蔬菜应该存放在干燥、通风、避光的地方，这样可以有效减少营养素的丢失。绿叶蔬菜的存放时间一般不超过 2 天，水果不超过 1 个星期，尽量做到吃多少买多少，以保持蔬菜新鲜。米和蔬菜也不适宜长时间浸泡，淘米时尽量不用手搓，冲洗两三遍就可以了。

（2）对食物的预处理

预处理就是把一些食物中含有的脂肪或油预先处理掉，使其更符合糖尿病患者的饮食需求，比如在烹调之前可以将禽畜肉上的脂肪剔除，或将瘦肉放入沸水煮一段时间，把其中的不可见脂肪溶解掉等。

（3）少用糖的方法

对于习惯以糖来增加食物甜味的患者，可考虑用天然高汤来增加味道，只要反复捞去残渣浮油并熬煮第二次，就可降低高汤的热量和油脂含量。自制甜点或想喝饮料时，可考虑用代糖，或多吃点水果。需要注意的是，代糖一经加热就丧失甜味了，而且食用过多也对人体不利。

（4）少用脂肪的方法

适当改变烹调方法，以蒸、烤、氽烫的煮法，这样既能保留食物中的营养素，又可以避免油脂和过多调味料的使用。若想吃炒菜，也可先氽烫后再炒，这样可以减少用油，缩短煎炒时间。在选用油类的时候应选择一些不饱和脂肪酸含量较高的油，如花生油、菜籽油、麻油、豆类油等；少用饱和酸含量高的油，如椰子油、奶油、牛油等。

（5）少用盐的方法

少使用腌渍或加工的食品入菜，如酱菜、火腿、香肠等。多用醋及辛香料、香草植物或葱、紫苏等，替代盐和酱油来为菜提味。多用海带、香菇等熬天然高汤，少用市售的高汤块或罐头。

（6）增加配料

在保证主料营养素的同时，还需要考虑一些微量的营养素，这样才能做到营养搭配更合理。适当加入醋、花椒、葱、姜、蒜等调料可以补充一些营养素，并改善食物的口味。此外，一些配料还有助于降低肉制品中的GI值（血糖生成指数），有利于控制血糖。

（7）增加饱足感而不增加热量的方法

避免将食物煮得过于烂熟，否则太易入口。有些嚼头的食物可以在口中停留时间长些，让人易有吃饭的感觉。在饭菜中加入一些香菇、蕈类，可以增加含量，但不会增加很多热量。海带、裙带菜热量较低，又有嚼头，是填饱肚子的好东西。饭后若想吃甜点，可用洋菜粉做成茶冻、咖啡冻、牛奶冻等，饮用时加入代糖，热量低又可口。

（8）选用不粘锅系列炊具

选用不粘锅炊具，在少油或无油的情况下，菜肴不易粘锅，可以减少油料的添加也能做出满意的菜肴。

## 掌握糖尿病患者的饮食宜忌

（1）糖尿病患者不宜进食的食物

·易使血脂升高的食物：猪油、牛油、奶油等油脂类；肥肉、皮脂、猪肠、猪蹄等高油脂食物；或使用棕榈油、椰子油制成的点心；炸鸡、薯条、鸡块等油炸、油煎类食物，都含有过多脂肪，糖尿病患者不宜食用。

·易使血糖迅速升高的食物：奶昔、苹果派、圣代、布丁、蛋糕、果冻、芋泥、油酥类点心和甜汤等点心含糖量过高；果汁、汽水以及含糖高的酒类，如乌梅酒、玫瑰红、竹叶青、参茸酒等不可饮用。

·高盐的食物：酱菜、泡菜等腌渍类含盐过高；沙拉酱、沙茶酱、芝麻酱、豆瓣酱、麻油、辣油等，也含高油高盐，最好不要食用。

(2) 糖尿病患者宜少吃的食物

·高油脂的食物：瓜子、花生、松子、腰果、核桃等坚果类。

·高胆固醇的食物：猪肝、腰花、鱼卵、蟹黄等。

·成分或制作过程不明的食物：碎肉制品如肉丸、狮子头、火腿、虾球等；加工食品如火腿、香肠等皆不宜食用过多。

·稀饭、各式浓汤、炒烩菜式等 GI 值（血糖生成指数）高，也需要限制。

以上食物的热量或油脂、含糖量稍高，糖尿病患者最好少吃。

(3) 糖尿病安全食物

·主食类：包括米、面以及玉米、马铃薯、地瓜、芋头等，粗杂粮如莜麦面、荞麦面、燕麦片等含有 B 族维生素和食物纤维，具有延缓血糖升高的作用。

·蛋类：主要含优质蛋白质，一般为 13%，而且含碳水化合物很少，多在 3%以下，很适合糖尿病患者食用。值得注意的是，蛋黄中含有高量的胆固醇，故应少吃蛋黄。

·大豆及其制品：含有丰富的蛋白质、无机盐和维生素，豆油中还有较多的 ω-3 多不饱和脂肪酸，有降低胆固醇、血清甘油三酯的功效。但注意，糖尿病并发肾病患者不宜食用豆制品。

·畜禽鱼类：一般都含有丰富的蛋白质，而且碳水化合物比较少。深海鱼富含 DHA 及 EPA，可与瘦肉代换食用。不过，一些畜类的精肉部分含有较多的脂肪，应少吃。

·乳类：以含脂低的低脂或脱脂牛奶最好。牛奶中所含蛋白质的量比较高，并含有丰富的维生素和微量元素及钙，对糖尿病的治疗十分有利。所以，糖尿病患者可适当饮用，一般每天以 250~500 毫升为宜。

·蔬菜类：蔬菜一般含热量比较低，主要提供维生素、矿物质、微量元素和食物纤维等。瓜类与花叶类蔬菜含蛋白质、脂肪和碳水化合物均比较少，特别是苦瓜、南瓜等对糖尿病有一定益处。

·水果类：水果含有丰富的维生素 C、矿物质、水分、纤维素和果糖，对糖尿病的治疗有益处。尤其是果胶，有延续葡萄糖吸收的作用。但有些水果含糖量高，若食用过多，容易造成血糖上升。所以，应该选择一些含糖量较低的水果，并配合饮食计划来吃。

## 长期坚持饮食疗法

饮食疗法是治疗糖尿病的基本方法，是一切糖尿病治疗的前提。过度饮食与糖尿病的发病、病情的发展、加重有着密切的联系。因此，必须控制饮食。通过控制饮食，减少含糖食物的摄入，减少胰岛素的分泌，从而减轻胰岛的工作，使胰岛 β 细胞得到恢复。但是，胰岛功能的恢复是一个长期的过程，因此，饮食疗法必须长期坚持，才能起到相应的功效。

（1）培养吃的兴趣

很多糖尿病患者在进行饮食控制的时候，把这种控制当成了一种负担，十分忌讳，这不仅影响了日常生活正常的饮食，而且也会引起患者情绪上的抵触，达不到饮食疗法所要的效果。因此，在进行饮食疗法的时候，对于糖尿病患者来说，在把其当成一种治疗手段的同时，还要正确看待饮食疗法，培养自己吃的兴趣，在治疗的同时享受吃的过程，只有这样，才能减少饮食疗法给自己带来的压力，达到治疗的效果。建议糖尿病患者在掌握饮食疗法的基础上，积极听取医生的意见，制订适合自己、切实可行的饮食方案。

（2）保证营养成分的摄入

均衡地摄取蛋白质、脂肪、碳水化合物、膳食纤维、维生素和矿物质对保持健康非常重要，长期坚持颇为不易。但也只有长期保证营养成分的均衡摄取，饮食疗法才能对糖尿病的治疗产生良好的功效。一般来讲，摄入蛋白质需占能量摄入总量的 10%~20%，脂肪占 20%~30%，碳水化合物占 55%~65%，膳食纤维占 15%~25%，维生素和矿物质适量补充即可。

（3）节食的小秘诀

饮食疗法中最难做到的就是节食，下面介绍几种方法，以供参考：

· 用小碗盛菜，尽量增加菜的种类。用小碗盛菜、尽量增加菜的种类，可以达到视觉上的满足，与用大碗来盛菜相比，小碗很容易让人感觉吃了足够的食物。同时，用小碗吃饭可以控制食量，如果用大碗，不容易控制自己的食量。

· 细嚼慢咽。吃饭过快，即使吃了很多，但由于“吃饱”的指令大概需要 15 分钟才能反馈到大脑中，产生饱腹感，所以会继续进食，这就会在无意间造成过量饮食，不利于糖尿病的治疗。因此，吃饭要细嚼慢咽，才有利于控制食量。

·能量相同时，尽量选择看上去比较多的食物。同样是给视觉或心理造成一种满足感，以使控制食量。如与脂肪含量高的肥肉相比，可选择瘦肉。

·尽量多吃蔬菜、菌类。蔬菜、菌类等食物热量比较低，同时含有丰富的膳食纤维，多吃些这样的食物，有利于糖尿病患者控制血糖。

·尽量多吃含水分较多的食物。进食前可先喝一碗汤，这在一定程度上可以使人产生饱腹感，从而减少进食量。但必须注意的是，汤中的盐分不可过高，因为盐分过高很容易使糖尿病患者产生高血压。

·食用有骨头的食物。可以选用有骨头的鱼或肉，以及带贝壳的贝类食品做菜，这样的菜肴会产生一定的视觉满足效果，让人觉得饭菜的量很多，不至于吃太多。

## 普通糖尿病患者饮食

各类型糖尿病患者都应该遵守饮食疗法的原则——控制好总热量的摄入、合理搭配各种营养素，尽量使食物的品种多样化，做到既能满足口福，又有利于糖尿病的治疗。

普通糖尿病患者只需使每日的主食量低于病前，限制主粮和脂肪的摄入即可。多选择一些脂肪含量较少的食物，如鱼肉、去皮的鸡肉、兔肉等脂肪含量比较低，瘦猪肉、禽蛋黄等，脱脂牛奶和豆制品脂肪含量也不高。许多蔬菜、菌藻类食物均是低脂肪食物。可以采取少量多餐的方式，这样对减轻胰岛的负担和缓解饥饿十分有效。对于尿糖转阴、而体重下降过快的患者，应适当增加进食量。随时监控，当增加饮食时，如果出现尿量增多，尿色由黄转白，尿糖由阴性转成阳性的现象，则说明增加的食量过多，应再加以控制。如果患者的尿量减少，尿色由白转淡黄色且清亮，说明病情有所好转。

有并发症的糖尿病患者，应在控制饮食的基础上，辅以降糖药物治疗。进行药物治疗，患者的每日血糖含量就应该相对固定，避免血糖出现波动。尿糖基本控制后，可逐步减少降糖药物的剂量，并根据身体状况的变化制定相应的比较固定的饮食计划。

糖尿病患者热量的控制可以采取骤减和递减的方法。如果是减少少量的热量，可以采取骤减的方法，骤减主食可以使胰岛的压力大大减轻，但是主食的骤减也会使一些患者产生饥饿的感觉，因此，应以患者能够忍受为度。如果减少 1000 千卡以上，应采取递减的方式。一般来讲，如果一天饮食少 500 千卡左右，一个星期就能减轻体重 1 磅。对于肥胖患者来讲，可以通过此法在短时间内减轻体重。减少饮食需要注意的一个原则就是：每日的热量摄入不能低于 1000 千卡，应该控制在 1000~1400 千卡。

普通糖尿病患者可根据饮食原则灵活安排自己的食物，尽量做到新鲜，品种多、种类全，富含维生素和粗纤维。

## 肥胖患者减体重饮食

肥胖患者的减体重饮食又可称低热能饮食，是指肥胖患者通过减少热能的摄入，而依靠体内脂肪的消耗提供能量，从而达到减轻体重，治疗肥胖的目的。

肥胖患者在进行减体重饮食、严格控制每日热量供应的同时，也应该增加体力活动，参加一些体育锻炼。对于肥胖患者来讲，一般规定每天的热量摄入在 1200 千卡左右或者比正常需要热量减少 500~1000 千卡。肥胖患者应该改变爱吃零食、睡前吃点心的习惯，同时注意在其饮食结构中应该限制一些含热量很高的食物，如肥肉、糕点、甜食、油炸、煎烤等。

通过前面各类食物的食品交换份表，我们可以计算出肥胖患者的食品交换份数。按照肥胖患者每天 1200 千卡的热量，换算成食品交换份数就是 14 份。从上表可以看出，这位患者全天的食物分配应为主食 6 份，蔬果类 1 份，肉蛋类 3 份，豆乳类 2 份，油脂类 2 份。即需要主食 150 克，含碳水化合物 3%~4%的蔬菜 500 克，肉蛋 150 克，牛奶和豆腐干 250 克，烹调植物油 20 克。再根据不同食物的食品交换法，在同类食物中进行交换。

肥胖患者另外需要注意的是，不能急于求成，体重不宜减得太快，不然有可能导致酮症发生。

## 妊娠期糖尿病饮食

妊娠期糖尿病是指孕妇在妊娠期间发生的糖尿病。近年来，随着生活方式的改变，不少孕妇吃得多且精，而活动少，这是妊娠期得糖尿病的重要原因。在妊娠期孕妇体内拮抗胰岛素的激素（垂体前叶激素与肾上腺皮质激素）水平增高，内分泌变化对糖代谢产生一系列影响，尤其当孕妇胰岛功能储备不足或胰岛素分泌降低时，很容易发生妊娠糖尿病。

妊娠糖尿病可能引起胎儿先天性畸形、新生儿血糖过低及呼吸窘迫综合征、死胎、羊水过多、早产、孕妇泌尿道感染、头痛等，不但影响胎儿发育，也危害母亲健康，因此，怀孕期间检查是否有糖尿病很重要，如果已经患上妊娠糖尿病，必须赶快进行相关治疗。

饮食疗法是妊娠糖尿病治疗的基础，妊娠糖尿病患者饮食控制是为了提供母体与胎儿足够的热量及营养素，使母体及胎儿能适当地增加体重，符合理想的血糖控制、预防妊娠毒血症及减少早产、流产与难产的发生。

妊娠糖尿病饮食治疗应遵循以下一些原则：

·注意热量需求。妊娠初期不需要特别增加热量，中、后期必须依照孕前所需的热量，再增加 300 千卡/天。由于体重减轻可能会使母体内的酮体增加，对胎儿造成不良影响，故孕期中不宜减重。

·注意餐次分配。为维持血糖值平稳及避免酮血症的发生，餐次的分配非常重要。因为一次进食大量食物会造成血糖快速上升，且母体空腹太久时，容易产生酮体，所以建议少量多餐，将每天应摄取的食物分成 5~6 餐。特别要避免晚餐与隔天早餐的时间相距过长，所以睡前要补充点心。

·正确摄取糖类。糖类的摄取是为提供热量、维持代谢正常，并避免酮体产生。妊娠糖尿病患者应尽量避免加有蔗糖、砂糖、果糖、葡萄糖、冰糖、蜂蜜、麦芽糖等含糖饮料及甜食，避免餐后血糖迅速增加。妊娠糖尿病患者早晨的血糖值较高，因此早餐要减少高糖食物。

·注重蛋白质摄取。如果在孕前已摄取足够营养，则妊娠初期不需增加蛋白质摄取量，妊娠中期、后期每天需增加蛋白质的量各为 6 克、12 克。最好每天喝至少两杯牛奶，以获得足够钙质，但千万不可以把牛奶当水喝，以免血糖过高。

·油脂类要注意。烹调用油以植物油为主，减少油炸、油煎、油酥之食物，以及动物之皮、肥肉等。

·多摄取纤维质。在可摄取的份量范围内，多摄取高纤维食物，如：以糙米或五谷米饭取代白米饭、增加蔬菜摄取量、吃新鲜水果而勿喝果汁等，如此可延缓血糖的升高，帮助血糖的控制，也比较有饱足感。但千万不可无限量地吃水果。

## 重症糖尿病患者的饮食

空腹血糖高于 13.88 毫摩尔/升的糖尿病患者，均属于重症患者。这一类患者需要特别注意，因其病情十分不稳定，血糖波动范围大，很容易出现昏迷，甚至死亡。这类患者在进行饮食控制的同时，常需要加以胰岛素治疗才能控制病情。

## 糖尿病肾病的饮食

糖尿病肾病是糖尿病常见的慢性并发症，根据肾脏损害的轻重程度可分为五期：第一期为增生高滤期，此期间肾脏开始变大，但没有临床症状出现；第二期为临床前期，也没什么具体症状；第三期是早期肾病，其特点是血压高，尿液出现蛋白；第四期为临床肾病期，出现了大量尿蛋白，血压持续升高；第五期为肾功能不全期，此时症状比较多。

那么，糖尿病肾病患者该如何进行饮食控制呢？

（1）第一、二期时，应以低蛋白、低胆固醇及不饱和脂肪酸为主。

（2）第三期时，饮食中碳水化合物应占总热量50%，可选用一些低热量的甜味剂；蛋白质每日每千克体重摄入为0.8～1克，以优质蛋白为主，脂肪占总热量的30%，以不饱和脂肪酸为主。

（3）第四期糖尿病肾病患者应进一步减少蛋白质的摄入，每天每千克体重应少于0.8克。如果有明显浮肿或高血压症状出现，应限制钠盐摄入（每日2～3克）和水分摄入（每日小于1000毫升）。

（4）第五期时饮食要清淡易消化，蛋白质每日每千克体重摄入应小于0.6克。有浮肿或高血压者，应限制盐和水分摄入，可选用牛肉、瘦肉、鸡肉、丝瓜、西红柿、芋头等每100克含钠小于100毫升的食物，限制如豆腐、蘑菇、紫菜、虾米等含钠较高的食物。如果患者需要作透析，可适当增加优质蛋白质，补充一些富含维生素的食物，并要注意限制磷的摄入。

## 酮症酸中毒患者的饮食

糖尿病患者或因没有很好地控制饮食，或因全身感染、外伤手术等，可能会诱发酮症酸中毒。严重者可引起昏迷甚至死亡，要十分注意。

当发生酮症酸中毒时，如患者没有出现低迷，但酮症尚没有消失，食欲不佳时，应供给患者容易消化的单糖、双糖类食物，如水果汁、加糖果酱、蜂蜜水等流质食物。每日所供应的碳水化合物要根据其使用胰岛素的数量及患者的具体情况而定，一般每天要大于200克。要严格控制其每日脂肪和蛋白质的摄入量，以防其体内产生新的酮体，加重酸中毒。

当发生酮症酸中毒，尿酮、血酮增加，尚未出现低迷时，可给患者供应苹果或其他水果餐，因为水果大多为碱性食物，有中和酮酸、减轻酸中毒的作用。还可补充体液和各种无机盐、微量元素和维生素等，促进酮体的排泄。

### 出现低糖反应的饮食

对轻度低糖反应者，可用白糖或红糖 25～50 克用温开水冲服，稍重者可再吃馒头或面包 25 克或水果 1～2 个。一般 10 分钟后反应便可消失。

对低糖反应比较重的患者，可将白糖、红糖或葡萄糖放在患者口颊与牙齿之间，使之溶化咽下。十分严重的患者，除了上述措施外，应及时送往医院进行救治。

## 饮食治疗的误区

### 误区 1：只控制主食量，不控制总热能

有些糖尿病患者认为饮食疗法控制饮食只是单纯地控制主食量，而不控制总热量。糖尿病饮食治疗的原则是控制总热量的平衡膳食。主食是最直接的热量供应源，在总热量控制的前提下，应放宽主食摄入量。碳水化合物在人体内产热比是 60%～65%，蛋白质、碳水化合物每克产热 4 千卡，脂肪产热则可达 9 千卡，超过蛋白质、碳水化合物的 2 倍。因此如果单纯控制主食而不控制总热量，摄入过多肉类食品或油脂，将造成总热量过高，血糖控制不会理想和稳定。

部分患者控制主食的摄入量，很容易在饭后不久感到饥饿，于是，便用吃副食（鸡、鸭、鱼、肉、蛋等）或其他零食（如花生、瓜子、休闲食品等）加以解决，这也是一种错误的做法。主食是人体所需热量的主要来源，但是，副食及零食中含有的热量也同样不可忽视。大多数副食和零食均为含油脂量或热量较高的食品，如每 100 克花生可产生 589 千卡的热量，每 100 克瓜子可产生 570 千卡的热量。这些食品所含有的热量比同等重量的米饭、猪肉、羊肉和鸡肉所含有的热量都要多，任意食用会导致总热量超标。这些食品中的蛋白质和脂肪进入人体后有相当一部分可以通过糖异生作用转变成葡萄糖。因此，副食和零食吃得太多，尤其是一些高脂肪食品

吃得太多，容易使血糖升高。此外，一些高脂肪食品还会导致高脂血症及肥胖症，加速动脉硬化，导致心脑血管等并发症。

因此，对于糖尿病患者来讲，糖尿病人根据个人情况不同，主食以每天200~300克（生重）为宜，如日摄入量少于150克，易出现饥饿酮症酸中毒。饮食控制并不仅仅是控制主食，而是在控制总热量的基础上，合理限制各种食物的摄入量。可以在控制每日所需总热量的基础上，少食多餐，同时注意各种营养素的搭配均衡，比如说，某天吃了20粒花生米，油脂摄入就达到一定量了，那么炒菜时就应该减少油量。

## 误区2：因噎废食，急于求成

有些患者简单地把糖尿病饮食疗法等同于“少吃挨饿”，为了控制好血糖，急于求成，自作主张少吃甚至不吃，特别是经常不吃早餐，这也是一个非常常见的误区。糖尿病的饮食疗法是指适当地限制总热量的摄入，同时，要注意保持营养平衡，而绝非忍饥挨饿或者严重偏食。

不按时进餐很容易诱发餐前低血糖，而且少吃一顿，下一顿饭量必然增大，进而导致血糖控制不稳定。人在过度饥饿或低血糖状态下，体内的升糖激素分泌会增加，促进糖原分解及糖异生，会出现低血糖后跳性高血糖，导致血糖的波动，不利于糖尿病患者控制血糖水平。

如果少吃或不吃，人体活动的能量只能靠分解脂肪来供应，脂肪分解后可产生酮体，有可能导致酮症酸中毒。此外，少吃或不吃会导致营养摄入不足，造成患者身体抵抗能力下降，更容易感染其他疾病。

因此，按时、规律、适量地进食很重要。开始控制饮食时，要逐渐减少热量，让机体有个适应过程，不要一步达标，急于求成。要认真检查摄入量是否正确，每天主食200~300克，其他食物摄入要足够。当饥饿难忍时，可用黄瓜、西红柿等充饥，也可以吃些含纤维素高的食品。如果有低血糖现象，要立即吃些糖水或含淀粉的食物。

正确的饮食方法应该是：少量多餐，多吃低热量的食品，如各种蔬菜：西红柿、黄瓜、大白菜等，以及含糖量相对比较低的苹果、橘子、草莓、猕猴桃等水果。少量的主食加鸡蛋、瘦肉、牛奶等，既能保证身体所需的基本热量，又有比较合理的营养搭配。

## 误区 3：限制动物油，多吃植物油

通常我们食用的脂肪可分为两大类：一类是动物性脂肪，如烹调用的牛油、猪油、羊油等，还有肉、乳、蛋中的脂肪，这类脂肪除鱼油外，含饱和脂肪酸多，可使血清胆固醇升高；另一类是植物油，包括花生油、豆油、芝麻油、菜籽油、玉米油等，植物油除椰子油外，含不饱和脂肪酸多，有降低血清胆固醇的作用。可以看出，植物油能降低血清胆固醇，适合糖尿病患者食用，但是需要注意的是，植物油并不是吃得越多就越好。

有些糖尿病患者虽然每天都能很好地限制主食和副食的摄入量，但仍不能有效地控制血糖。这是为什么呢？仔细分析后才发现，原来是他们每天都超量地摄入食用油，致使其总热量摄入过多。许多糖尿病患者都知道吃猪油、牛油等动物油有害，但认为多吃植物油则无妨，其实这是一个很大的误区。

其实，无论动物油还是植物油都含有脂肪，脂肪是高热量食品。如果脂肪的摄入量控制不佳，其每天总热量的摄入量就会超标，就会出现高血糖。另外，长期过量地摄入脂肪，会使患者的体重增加，导致其体内胰岛素的敏感性下降。相对来说，植物油比动物油好，但也不能随便吃。目前中国人的食物结构发生了很大变化，动物食品摄入量有较大上升，但即便是瘦肉也含 10%左右的动物脂肪。另外，烹调油摄入急剧增加，很多人每天已经超过 50 克。脂肪摄入过多，是造成我国居民糖尿病及其他一系列胰岛素抵抗综合征的代谢性疾病增加的主要原因。

另外，植物油含不饱和脂肪酸高，在体内易氧化，产生过氧化物质和自由基。自由基损伤细胞膜，除加重糖尿病及其并发症外，也会增加致癌的危险。

营养专家提出，正常人每天植物油摄入量应在 25 克以下。糖尿病人及患有胰岛素抵抗综合征的病人应限制在 20 克以下。

## 误区 4：红薯纤维高，南瓜降糖好

红薯中含有多种人体需要的营养物质，含有食物纤维、胡萝卜素、维生素 A、维生素 B、维生素 C、维生素 E 以及钾、铁、铜、硒、钙等十余种微量元素，营养价值很高，被营养学家们称为营养最均衡的保健食品。研究发现，白皮红薯有一定的抗糖尿病作用。奥地利维也纳大学的一项临床研究发现，Ⅱ型糖尿病患者在服用白皮红薯提取物后，其胰岛素敏感性得到改善，有助于控制血糖。

但是，红薯吃多了对糖尿病的防治也不好。因为红薯除了含有丰富的纤维素，其淀粉、糖含量也高，多吃容易出现餐后高血糖。如果吃，要与主食进行交换，要严格控制食物总热量，如每吃 100 克红薯就要少吃 25 克粮食。

南瓜有很多种，如倭瓜、北瓜、番瓜等，嫩南瓜划破皮后在划痕处会出现水晶般的液体珠，里面含有的南瓜戊糖，对糖尿病有一定的治疗作用。南瓜还有大量果胶、纤维素、维生素及锌、硒微量元素等。果胶、纤维素在肠道内形成一种凝胶状物质，使消化酶和碳水化合物能均匀混合，延缓肠道对单糖物质的消化吸收，从而使血糖降低。但是，多吃南瓜对糖尿病的治疗并不好，因为南瓜主要的成分还是糖，以南瓜当主食，实际上与吃馒头米饭的作用是一样的，所得到的是糖，而有降糖作用的南瓜戊糖、果胶、纤维素等的含量非常少，吃南瓜起不到降血糖的作用。

不过，食用南瓜可作为治疗糖尿病的一项辅助保健措施，但食用时可将其热量计算入每日膳食热量中去。一般来说 350 克的生南瓜产生的热量约为 90 千卡，约等于 25 克主食产生的热量。

## 误区 5：干果最耐饿，多吃好处多

吃干果好处多，因为很多干果中蕴藏有丰富的营养素。如核桃中含有不饱和脂肪酸 a-亚麻酸，它是女性孕期必需的脂肪酸，富含的磷脂，有健脑作用。花生中蛋白质含量高达 30%，营养可与鸡蛋、牛奶、瘦肉媲美，且易被人体吸收。而瓜子、葵花籽、南瓜籽和西瓜籽是不饱和脂肪酸的富矿，可炒熟或煮熟后食用。松籽以维生素（维生素 A、维生素 E）与人体必需脂肪酸含量丰富著称。而且吃干果可以扛饿，因此，很多糖尿病患者认为，在进行饮食控制的时候，多吃一些干果可以有效防止两餐之间饥饿感的出现。

但是，多吃干果对糖尿病的治疗却十分不好。花生、核桃等干果之所以耐饿，是因为它们含的脂肪比较高，如 20 粒花生米、两个核桃就能产生 25 克主食的热量，100 克花生米产热 500 多千卡，是一日应该摄入热量的 1/3。因此，多吃干果不能有效控制糖尿病患者的摄入总热量，很容易造成一日摄入热量严重超标。而且，摄入的脂肪过高，会造成胰岛素抵抗综合征的出现，因此不主张糖尿病人吃花生等干果类高脂肪食物。

## 误区6：吃素不吃荤，有利糖尿病

由于一些荤腥食物含有很高的脂肪、蛋白质等营养素，多吃对糖尿病的治疗非常不利。于是有一些患者就认为既然这些荤腥食物不好，那干脆就不吃得了，多吃素食，对治疗糖尿病肯定有莫大益处。其实，这种想法是错误的，因为素食有素食的营养成分，肉食有肉食的营养成分，两者都吃才能营养互补，达到科学配餐合理营养。

糖尿病人由于控制饮食，容易造成营养素缺乏，如果再吃素，对身体伤害更大。况且动物性食物的营养是植物性食物不能代替的，它的蛋白质含量高、质量优，其氨基酸比例恰当；而植物性蛋白质（豆类除外）缺少赖氨酸，营养不全面。另外，动物食品中的营养素人体易吸收，如血红素铁比无机铁吸收好，有机锌、有机硒、有机铬都比无机元素吸收好。动物食品又是一些维生素的丰富来源，长期不吃会造成维生素缺乏。

当然多吃荤少吃素也不科学。吃荤多势必造成蛋白质太高，动物脂肪摄入增加。肉类食品和脂肪摄入过多对于糖尿病饮食调整极为不利。平衡膳食要求每天有250克牛奶、一个鸡蛋、3两左右瘦肉或鱼，当然也可以是其他一些食物，总体原则是要控制在总热量范围内，注意平衡各种营养素的吸收。

## 误区7：水果与蔬菜差不多，可以随便吃

有些糖尿病患者认为水果中含有许多维生素和纤维素，就像蔬菜一样，多吃水果对糖尿病的治疗是有益无害的，不但可以补充人体必需的维生素，而且可以刺激肠道，增加肠的蠕动，有利于保持大便的通畅。但是，我们也应该清楚的是，许多水果含有较多的糖分，一次大量进食含糖分较高的水果会引起血糖升高，不利于糖尿病患者血糖的控制。那么能不能吃水果，怎么吃才合适呢？其实只要掌握好以下要点，对于大多数糖尿病人来说，完全可以既控制好血糖，又能享受进食水果的好处和乐趣。

掌握吃水果的先决条件。对于血糖控制较好的病人，即空腹血糖在7.8毫摩尔/升以下，餐后2小时血糖在10.0毫摩尔/升以下，糖化血红蛋白在7.5%以下，血糖的波动也不是太大，此时就适宜吃一些水果。如果血糖水平还很高，则暂时不能吃水果，得等到血糖控制满意后再开始吃水果。

控制水果的数量。糖尿病人吃水果时一定要将水果所含的热量计算在每日饮食的总热量中。如果你要吃水果，应该根据前面我们说过的食品等热量交换份法，扣除相应热量的主食。例如，吃了两个100克的苹果，就应该少吃25克的米饭（200克苹果的热量相当于25克大米）。至于是在正餐时吃水果，还是在2次正餐中间将水果作为加餐，则需根据糖尿病人的具体情况来定，如果平时的血糖水平以餐后血糖高为主，空腹血糖不是很高，则将水果作为2次正餐中间的加餐来吃较为合适（上午10时、下午3时或睡前进食水果），如果空腹血糖偏高，则应该在正餐时吃水果。

选择一些含糖量比较低的水果。各种水果的含糖量存在差异，西瓜、桔子、梨、苹果、猕猴桃等含糖量较低，柿子、香蕉、鲜荔枝、红枣等含糖量较高。一般来说糖尿病人不适宜吃含糖量较高的水果。如果你的血糖控制得还不是很好，可以用含糖分低的瓜果替代，比如黄瓜、西红柿，多吃一些蔬菜也可以增加维生素和食物纤维的摄入，达到同样的目的。

掌握了以上要点，糖尿病人可以通过检测吃水果和不吃水果时空腹和餐后2小时血糖的变化情况，摸索吃水果的种类和数量对自己血糖的影响，从而了解自己是否能吃某种水果，吃多少合适。

## 误区8：无糖食品多吃无妨

严格地讲，“无糖食品”这个名称十分不科学。因为糖的概念十分广泛。糖在营养学上又称为碳水化合物，是单糖、双糖和多糖的总称。葡萄糖、果糖属于单糖，蔗糖、乳糖、麦芽糖属于双糖，我们平时吃的米、面中的淀粉属于多糖。而市场上所谓的无糖食品，一般指的是不含蔗糖或用其他的甜味剂如木糖醇替代蔗糖的食品，如无糖饼干、无糖面包、咸面包、咸饼干等。这些“无糖食品”主要由粮食做成，其主要成分是淀粉，与米饭、馒头一样。淀粉经过消化分解后，会在体内转化成大量葡萄糖而导致血糖升高，其中可能含有其他的糖类，如果糖、乳糖等。有些糖尿病患者由于不加节制地食用“无糖食品”，出现了血糖上升、病情反复的情况。

因此，“无糖食品”不可无限量地吃，这类食品仍然应计算入总热量范围内，如果食用无糖食品后明显血糖升高，应该停用。

无糖食品无任何降糖疗效，糖尿病患者必须清楚这一点。“无糖食品”的原料仍然是面粉，只是用甜味剂代替了蔗糖，仅起到改善口感、提高生活质量的作用。治疗糖尿病应以药物治疗为主，配合其他饮食、运动等疗法，切不可听信一些不负责任的广告宣传，认为“无糖食品”就可以放心无限制地食用，甚至靠吃这类食品来代替降糖药。

## 误区 9：小便多，少饮水

一直以来，不少糖尿病人误认为糖尿病的多饮多尿症是由于喝水过多引起的，只要少喝水，就可以控制多饮多尿症状，于是就盲目地控制饮水量，即使口渴也不愿喝水或尽量少喝水。其实这是一种错误的做法。这样虽然表面上看多饮多尿症状减轻，但实际上却只是使血容量减少，血糖值反而因此升高了，病情会更加加重。小便多是糖尿病“三多一少”症状之一，多尿并非体内水多，而是血糖高所致。改善多尿的根本办法是控制好血糖。

由于糖尿病患者中枢神经感受性减弱，很难感到口渴，体内水分大量丢失，而又不注意经常补充水分，会导致血液浓缩，容易出现高渗。高渗是很危险的，会造成糖尿病非酮症高渗性昏迷，死亡率很高。血液浓缩后，黏度增加，还会诱发血栓形成，导致心脑血管病，这也是致使糖尿病人死亡的重要原因。

糖尿病患者不但不能限制饮水，还应适当多饮水。因为糖尿病患者胰岛素绝对或相对不足，处于高血糖状态，会刺激下丘脑的渴感中枢而致口渴，饮水后可使血浆渗透压下降或恢复正常，起到降血糖的作用，使患者不再口渴。如果限制饮水，就会加重高渗状态，对病情非常不利。控制多尿，要从控制高血糖入手，而不能控制饮水。

因此，糖尿病人应该多饮水，不要等待口渴了才饮水。不过，当患者有严重肾功能不全、尿少、水肿等症状出现时，要适当控制饮水。

## 误区 10：低血糖也不进食

当糖尿病患者血糖水平降得过低或下降速度过快时，会出现低血糖反应，常见于用胰岛素治疗或采用口服磺脲类降糖药的糖尿病患者，发生的时间一般是餐前或半夜 2~3 点钟。

低血糖症的症状分为两个阶段。早期因血糖的急速下降，刺激肾上腺分泌大量的肾上腺素，产生交感神经亢进症状，如冷汗、发抖、起鸡皮疙瘩、心跳过速、饥饿、软弱、头痛等。由于脑部的营养全靠血中糖分来供给，因此在脑部营养不足的情况下，病人会发生头晕、头痛、焦躁不安、神志不清，甚至昏迷的现象。因为低血糖的危害极大，所以出现低血糖时，必须立即采取措施，不能为了达到控制饮食的目的而不进食，应该赶快吃一些含糖分的食物，否则血糖会继续下降，严重者甚至会出现生命危险。

## 误区 11：糖尿病病人多用木糖醇

有些糖尿病人误以为吃木糖醇不会导致血糖的升高，因此认为吃木糖醇对自己是无害的。这种认识并不正确，多吃木糖醇，对糖尿病人也有危害。

木糖醇是从橡木、桦木中提炼出来的一种天然的甜味剂，易于被人体吸收，在代谢初期一般不需要胰岛素的参与。但是，木糖醇和葡萄糖、蔗糖一样都是由碳、氢、氧元素组成的碳水化合物，要完全代谢，还是需要胰岛素的帮助。因此，食用过多木糖醇同样会增加胰岛的负担，当胰岛素分泌不能满足需要时，就会导致血糖升高。

另外，木糖醇食用过多还会引起甘油三酯升高，增加冠状动脉粥样硬化的风险等。

## 误区 12：糖尿病病人不吃主食控制血糖

有的糖尿病患者人认为，只要控制了主食的摄入量，就可以控制血糖，防止血糖升高，并以此来治愈糖尿病。这实际上是一种误区，是对身体健康有害的。

这是因为，葡萄糖是人体热能的主要来源，是维持机体运转的基本物质，而葡萄糖又主要来自于碳水化合物类食物（即主食）。如果少吃甚至不吃主食，人体摄入葡萄糖不足，势必会导致人体运转缺乏动能，人的正常生理活动就会受到影响，健康受到危害，更加不利于糖尿病的治疗。

另外，人体葡萄糖摄入不足，为了应急身体就不得不分解脂肪，燃烧脂肪酸以获取能量。但是脂肪酸产生过多，就常常会伴有酮体的生成，经肾脏排泄后可出现酮尿，这对于人体健康也是不利的。

## 误区 13：糖尿病病人多吃盐

许多糖尿病患者平常只注意控制糖分的摄入量，这固然重要，不过近来的研究表明，糖尿病患者同样也应当控制食盐量。

这是因为，现代医学研究表明，过多的盐，具有增强淀粉酶活性而促进淀粉消化，和促进小肠吸收游离葡萄糖的作用，可引起血糖浓度增高而加重病情。因此，糖尿病病人也不宜多吃盐。

## 误区 14：糖尿病病人饮用蜂蜜

有的糖尿病病人听说饮用蜂蜜可以治疗糖尿病，同时具有保健功效，因此认为患上糖尿病后适合饮蜂蜜。这种想法是错误的。

据分析，每百克蜂蜜中含碳水化合物 75.6 克，蛋白质 0.4 克，脂肪 19 克，水分 20 克，还含有人体所需要的矿物质元素（钾、钠、钙、镁）及维生素和蜂胶、蜡、色素等。由此可见，蜂蜜中的主要成分是碳水化合物（糖类），且含量极高。进一步分析，每百克蜂蜜碳水化合物中葡萄糖约为 35 克，果糖 40 克左右，蔗糖约 2 克，糊精约 1 克。葡萄糖和果糖均为单糖，进入肠道后无需消化可直接被吸收入血，使血糖升高，蔗糖和糊精略经水解后即可被吸收，因此，蜂蜜的升血糖作用特别明显。从这一点来看，糖尿病人是不能服用蜂蜜的。

另外，任何一种具有保健功能的食物，需食用一定量和一定时间后才会体现其保健效用。据调查，高血压、胃及十二指肠溃疡病人每天需服用蜂蜜 50 克以上、时间 3 个月以上才会显效。假若糖尿病人如此长期、大量地服用蜂蜜，其血糖在一天内可能会出现大起大落，这种血糖的不稳定对病情的控制极为不利，即便蜂蜜有某些保健功效，最终也是得不偿失。

# 第六章　糖尿病的中草药疗法

## 治疗糖尿病的常用中草药

**【白术】**

特性功效：味甘、苦，性温，入脾、胃经，具有健脾益胃、利水渗湿、固表敛汗等功效。

适用病症：脾胃气虚型糖尿病的不思饮食、倦怠少气、胎动不安、自汗、虚胀等症状。亦可用于脾虚湿盛所致水肿、黄疸、泄泻、眩晕、湿痹等症状。

用法用量：水煎服。每次用量为10~15克。

**【苍术】**

特性功效：味辛、苦，性温，入脾、胃经，具有健脾燥湿、祛风除寒、解表明目等功效。

适用病症：消渴、脾困湿盛、腹胀、食欲不振、无力、嗜睡、腹泻、呕吐、水肿、风寒湿痹、夜盲等病症。

用法用量：水煎服。每次用量为6~10克。

**【赤芍】**

特性功效：味酸、苦，性凉，入肝经，具有活血化淤、凉血止痛、疏肝明目等功效。

适用病症：糖尿病的血淤经闭、淤肿、腹痛、胸胁疼痛、鼻出血、血痢、目赤、痈疽等症状。

用法用量：水煎服。每次用量为6~12克。

**【川楝子】**

特性功效：味苦，性寒，有小毒，入肝、胃、小肠、膀胱经，具有行气止痛、杀虫治癣之功效。

适用病症：肝气郁结、肝胃不和型糖尿病的脘腹疼痛、胁肋疼痛等症状。

用法用量：水煎服。每次用量为3~10克。

**【当归】**

特性功效：味甘、辛，性温，入心、肝、脾经，具有补血活血、调经止痛、消痈润肠等功效。

适用病症：糖尿病之月经不调、闭经、痛经、虚寒腹痛、血淤作痛、跌打损伤、痈疽以及各种血虚证。

用法用量：和血，宜用全当归；补血，宜用当归之身；破血，宜用当归之尾；活血化淤，宜用酒制当归。水煎服。每次用量为5~15克。

**【防己】**

特性功效：味辛、苦，性寒，入脾、肾、膀胱经，具有祛风止痛、利水燥湿等功效。

适用病症：糖尿病的水肿、腹水、脚气、浮肿、风湿疼痛等症。

用法用量：水煎服。每次用量为5~10克。

**【葛根】**

特性功效：味辛、甘，性平，入脾、胃经，具有清热除烦、举阳解肌、止泻透疹等功效。

适用病症：糖尿病的头痛项强、烦热、腹泻等症状。

用法用量：水煎服。每次用量10~15克。

**【枸杞子】**

特性功效：味甘，性平，入肝、肾、肺经，具有滋阴补肾、补肝明目、清肺润燥等功效。

适用病症：糖尿病的头晕、目眩、视力减退、腰膝酸软、遗精、消渴等症。

用法用量：水煎服。每次用量为5~10克。

**【黄芪】**

特性功效：味甘，性微温，入脾、肺经，可补气举阳、固表益卫、利水消肿、托毒生肌。

适用病症：脾肺气虚、气滞血淤型糖尿病患者的中气下陷、表虚自汗、肢体麻木、关节痹痛、半身不遂等症状。

用法用量：水煎服。每次用量为10~15克，最大剂量不能超过60克。若用其补气升阳之功，宜炙后使用；其他则可以生用。

【黄柏】

特性功效：味苦，性寒，入肾、膀胱、大肠经，具有清热解毒、泻火祛湿等功效。

适用病症：阴虚发热型糖尿病的骨蒸潮热、盗汗、遗精等症状。

用法用量：水煎服。每次用量为3~10克。

【何首乌】

特性功效：味苦、甘、涩，性微温，入肝、肾经，具有补益肝肾、补益精血、收敛固涩等功效。

适用病症：精血不足型糖尿病的头晕、目眩、须发早白、腰酸足软、遗精、崩漏、带下不止等症。

用法用量：水煎服。每次用量为10~30克。鲜何首乌的解毒、润肠通便的功效比生何首乌更理想，故若补益精血宜用制何首乌，若截疟、解毒、润肠通便宜用生何首乌。

【鸡血藤】

特性功效：味微甘、苦，性温，入肝经，具有补血行血、活血化淤、舒筋通络等功效。

适用病症：血虚、血淤型糖尿病的月经不调、经行不畅、痛经、闭经及关节酸痛、手足麻木、肢体瘫痪、风湿痹痛等病症。

用法用量：水煎服。每次用量为10~15克，最大剂量不能超过60克。

【麦冬】

特性功效：味甘、微苦，性微寒，入肺、心、胃经，具有滋阴润肺、生津益胃、清心除烦等功效。

适用病症：阴虚型糖尿病的燥咳、痰黏、劳嗽、咳血、口舌干燥、心烦失眠、肠燥便秘等症状。

用法用量：水煎服。每次用量为5~12克。

【墨旱莲】

特性功效：味甘、酸，性寒，入肝、肾经，具有滋阴补肾、凉血止血等功效。

适用病症：肝肾阴虚、阴虚血热型糖尿病之头晕、目眩、须发早白、吐血、衄血、尿血、便血、崩漏等症状；也可用于缓解外伤出血。

用法用量：水煎服。每次用量为6~30克。

【牡丹皮】

特性功效：味辛、苦，性微寒，入心、肝、肾经，具有清热凉血、活血化淤之功效。

适用病症：温热型糖尿病的高热、舌绛、身发斑疹、吐血、衄血、发热、骨蒸等症状，也可用于跌打损伤、淤阻作痛、淤血积聚、肠痈腹痛、女性闭经、痛经等。

用法用量：水煎服。每次用量5~10克。

**【女贞子】**

特性功效：味甘、苦，性凉，入肝、肾经，具有补益肝身、清热明目等功效。

适用病症：肝肾不足型糖尿病。

用法用量：水煎服。每次用量为9~15克。

**【砂仁】**

特性功效：味辛，性温，入脾、胃经，具有养胃醒脾、燥湿理气、温中安胎等功效。

适用病症：脾胃湿阻气滞型糖尿病的脘腹胀痛、食欲不振、呕吐、泄泻、妊娠恶阻、胎动不安等症状，亦可用于脾胃虚寒、腹泻等症。

用法用量：水煎服。每次用量3~6克。入汤剂时，宜后下。

**【桑椹】**

特性功效：味甘，性寒，入肝、心、肾经，具有补血养肝、滋阴益肾、生津润肠等功效。

适用病症：糖尿病的热病伤津所导致的口渴、消渴；阴血两虚所致头晕、目眩、耳鸣、视物不清、失眠、须发早白等症，也可用于阴虚血虚所导致的肠燥便秘。

用法用量：水煎服。每次用量为15~30克，鲜品每次可使用60克。

**【山药】**

特性功效：味甘，性平，入脾、肾、肺经，具有滋阴补肾、健脾补气等功效。

适用病症：消渴、脾虚泄泻、虚劳咳嗽、遗精、带下、小便频数等病症。

用法用量：水煎服。每次用量为10~30克。

**【生地黄】**

特性功效：味甘、苦，性凉，入肝、肾、心经，具有滋阴清热、生津凉血之功效。

适用病症：阴虚内热型糖尿病患者之吐血、鼻出血、尿血、月经不调、便秘、风湿痹痛等症。

用法用量：水煎服。每次用量为10~15克，最大剂量不能超过60克。

【石斛】

特性功效：味甘，性微寒，入胃、肾经，具有滋阴清热、生津健胃等功效。

适用病症：热病伤津、胃阴亏虚型糖尿病，也适用于阴虚津少、虚热不退、视力减退、肾阴亏虚、腰膝软弱等症。

用法用量：水煎服。干品每次使用6~12克，鲜品每次使用15~30克。

【熟地黄】

特性功效：味甘，性微温，入肝、肾经，具有滋阴补血、补益精髓之功效。

适用病症：血虚、肾阴不足型糖尿病的消渴、面色萎黄、头晕、目眩、心悸、失眠、月经不调、崩漏、潮热、盗汗、遗精等症状，也可用于精血不足型糖尿病的腰足酸软、耳鸣、耳聋、须发早白等症状。

用法用量：水煎服。每次用量为10~30克。

【桃仁】

特性功效：味甘、苦，性平，入肝、心、大肠经，具有活血化淤、清热润燥等功效。

适用病症：糖尿病的痛经、闭经、产后淤滞腹痛、血燥便秘等症状，也可用于跌打损伤、血淤肿痛、肺痈等。

用法用量：水煎服。每次用量为5~10克。

【天花粉】

特性功效：味苦、微甘，性寒，入肺、胃经，具有清热消肿、生津止渴等功效。

适用病症：消渴、口干舌燥、烦渴、肺热咳嗽、痈肿、热毒炽盛等症。

用法用量：水煎服。每次用量为10~15克。

【天冬】

特性功效：味甘、苦，性寒，入肺、肾经，具有滋阴降火、清肺润燥等功效。

适用病症：有燥咳、痰黏、劳嗽、咳血、热病伤阴所致口舌干燥、津少肠燥便秘等病症的糖尿病。

用法用量：水煎服。每次用量为7~15克。

【乌梅】

特性功效：味酸，性平，入肝、脾、肺、大肠经，具有敛肺涩肠、生津安蛔等功效。

适用病症：糖尿病的肺虚久咳、久泻、久痢、虚热、蛔厥、腹痛、呕吐、崩漏下血等症。

用法用量：水煎服。每次用量为 3~10 克。

**【西洋参】**

特性功效：味微甘、苦，性寒，入心、肺、肾经，可滋阴补气、清热生津。

适用病症：伴有热证的糖尿病患者的气虚、阴伤、烦倦、口渴、阴虚火旺、咳喘、痰血、津液不足、口舌干燥等；亦适宜气阴两伤型糖尿病患者服用。

用法用量：每次用量为 3~6 克，宜另煎，再与其他药汤和服。

**【玄参】**

特性功效：味苦、咸，性凉，入肺、肾、心经，具有清热解毒、滋阴润燥、软坚散结之功效。

适用病症：糖尿病之烦渴、发斑、骨蒸劳热、失眠、自汗、盗汗、便秘、咽喉肿痛、痈疽、吐血、鼻出血等症。

用法用量：水煎服。每次用量为 10~15 克。

**【薏苡仁】**

特性功效：味甘、淡，性凉，入脾、肺、肾经，具有健脾养胃、清热利水、化湿导滞、除痹排脓等功效。

适用病症：湿热型糖尿病的小便不利、水肿、脾虚泄泻、脚气、风湿痹痛、筋脉挛急、肺痈、肠痈等症状。

用法用量：水煎服。每次用量为 10~30 克。若取其健脾之效宜炒后服用；其他功效则可生用。

**【知母】**

特性功效：味苦、甘，性寒，入肺、胃、肾经，具有滋阴清热、泻火润燥之功效。

适用病症：阴虚型糖尿病的口渴多饮、尿频等症状，也可用于烦渴、肺热咳嗽、阴虚燥咳、痰稠、骨蒸潮热、盗汗、心烦等症。

用法用量：水煎服。每次用量为 6~15 克。

## 治疗糖尿病的汤剂

**【补阳还五汤】**

中药组成：黄芪 120 克，当归尾 6 克，赤芍 5 克，川芎 3 克，桃仁 3

克，红花3克，地龙3克。

主要功效：活血通络、补气健脾。

适用病症：伴有半身不遂、口眼歪斜、口角流涎、大便秘结、小便频数、遗尿等症状的糖尿病患者。

用法用量：水煎服。每日1剂，分2次服用。

**【大补阴汤】**

中药组成：黄柏、知母各12克，熟地黄、龟甲各18克。

主要功效：滋阴泻火。

适用病症：糖尿病之肝肾阴虚、虚火上炎。常表现为骨蒸潮热、盗汗、遗精、咳嗽、咳血、心烦、易怒、足膝疼热或足膝痿软、舌红少苔、脉数而有力等症状。

用法用量：炼蜜为丸，每丸约重15克。每次1丸，每日分早、晚2次服用，用淡盐水送服。

**【二冬汤】**

中药组成：麦冬9克，天冬6克，黄芩3克，天花粉3克，知母3克，荷叶3克，人参1.5克，甘草1.5克。

主要功效：滋阴清热、生津止渴。

适用病症：上消型糖尿病患者，症见口渴多饮、肺热咳嗽、痰少、舌红、脉细数等。

用法用量：水煎服。每日1剂，分2次服用。

**【二至汤】**

中药组成：女贞子、墨旱莲各12克。

主要功效：补益肝肾。

适用病症：肝肾阴虚型糖尿病患者，症见口苦咽干、头晕眼花、失眠多梦、腰膝酸软、下肢痿软、遗精、须发早白等。

用法用量：水煎服。每日1剂，分2次服用。

**【龟鹿二仙汤】**

中药组成：龟甲25克，鹿角5克，枸杞子15克，人参6克。

主要功效：双补阴阳、益气填精。

适用病症：阴阳两虚型糖尿病患者，症见腰膝酸软、精神萎靡、倦怠乏力、形体羸瘦、遗精、阳痿、双目昏花、脉沉细无力等。

用法用量：水煎服。每日1剂，分2次服用。

【黄芪汤】

中药组成：黄芪15克，麦冬15克，人参10克，五味子10克，桑白皮10克，枸杞子5克，甘草3克，粳米15克。

主要功效：健脾益气、滋阴补肾。

适用病症：伴有气虚乏力、渴不欲饮、舌淡苔薄、脉细弱等症状的糖尿病患者。

用法用量：水煎服。每日1剂，分2次服用。

【人参白虎汤】

成分组成；人参10克，知母9克，生石膏30克，甘草3克，粳米9克。

主要功效：滋阴清热、清宣肺胃。

适用病症：肺胃热燥型糖尿病患者，症见口渴多饮、多食、多尿、形体消瘦、口干舌燥等。

用法用量：水煎服。每日1剂，分2次服用。

【杞菊地黄汤】

中药组成：熟地黄24克，枸杞子9克，菊花9克，山茱萸12克，干山药12克，泽泻9克，茯苓9克，牡丹皮9克。

主要功效：滋阴补肾、清肝明目、补益精髓。

适用病症：肝肾阴虚型糖尿病，症见头晕、目眩、视物不清、双眼干涩、迎风流泪等。

用法用量：水煎服。每日1剂，分2次服用。

【参苓白术散】

中药组成：人参16克，白茯苓16克，白术16克，甘草16克，山药16克，白扁豆12克，莲子肉8克，桔梗8克，砂仁8克，薏苡仁8克，陈皮8克。

主要功效：健脾补气。

适用病症：脾胃气虚、脾失健运型糖尿病患者，症见四肢无力、体质虚弱、形体羸瘦、纳食欠佳、大便溏薄、腹泻呕吐、胸脘痞闷、面色萎黄、舌苔白腻、脉象虚缓。

用法用量：水煎服。每日1剂，分2次服用。

【沙参麦冬汤】

中药组成：沙参10克，玉竹10克，麦冬10克，白扁豆10克，天花粉10克，桑叶6克，生甘草5克。

主要功效：滋阴清热、清肺润燥、生津益胃。

适用病症：糖尿病之燥伤肺胃、津液亏损，症见咽干口燥、干咳、少痰、舌红少苔等。

用法用量：水煎服。每日1剂，分2次服用。

【肾气丸】

中药组成：熟地黄30克，山茱萸15克，山药15克，泽泻10克，茯苓10克，牡丹皮10克，肉桂6克，附子3克。

主要功效：补肾温阳。

适用病症：肾阳不足型糖尿病患者，症见腰腿酸软、下肢畏寒、少腹拘急、小便频数或小便不利、舌质淡旁、舌苔薄白、脉沉细等。

用法用量：水煎服。每日1剂，分2次服用。

【桃仁承气汤】

中药组成：桃仁9克，大黄6克，桂枝6克，芒硝3克，甘草3克。

主要功效：活血化淤、清热泄下。

适用病症：淤热互结型糖尿病患者，症见大便秘结、多食善饥、胸腹疼痛、烦躁不安等。

用法用量：水煎服。每日1剂，分2次服用。

【消渴方】

中药组成：天花粉30克，生地黄30克，黄连3克，姜汁、藕汁、蜂蜜、人乳各适量。

主要功效：清热润肺、生津止渴。

适用病症：肺热型糖尿病患者，症见烦渴多饮、尿频、舌边尖红、苔黄少津、脉细数等。

用法用量：水煎服。每日1剂，分2次服用。

【逍遥散】

中药组成：柴胡10克，白芍15克，当归10克，白术60克，云茯苓10克，甘草6克，薄荷3克，生姜3克。

主要功效：疏肝解郁。

适用病症：伴有口渴多饮、多食善饥、尿多味甜、口苦咽干、胁胀疼痛、腹胀胸闷、心烦嗳气、舌红苔薄黄、脉弦或弦细等症状的糖尿病患者。

用法用量：水煎服。每日1剂，分2次服用。

【玉液汤】

中药组成：山药30克，知母15克，黄芪15克，天花粉9克，五味子9克，鸡内金6克，葛根5克。

主要功效：益气润燥、生津止渴。

适用病症：表现为肾虚胃燥、口渴欲饮、小便频数、小便浑浊、气短乏力、脉虚细无力等症状的糖尿病患者。

用法用量：水煎服。每日1剂，分2次服用。

**【玉泉汤】**

中药组成：天花粉、葛根各4.5克，人参、黄芪、茯苓、麦冬、乌梅肉、沙参、黄精、生地黄、五味子各3克。

主要功效：滋阴补气。

适用病症：气阴两虚型糖尿病患者，症见口渴多饮、倦怠乏力、舌红苔薄、脉细弱或细数等。

用法用量：水煎服。每日1剂，分2次服用。

**【左归饮】**

中药组成：熟地黄24克，山茱萸、牛膝各9克，山药、菟丝子、鹿角胶、龟甲胶、枸杞子各12克。

主要功效：滋阴补肾。

适用病症：真阴不足型糖尿病患者，症见头晕目眩、腰腿酸软、滑精遗精、自汗盗汗、口舌干燥、口渴欲饮、舌光苔少、脉细数等。

用法用量：水煎服。每日1剂，分2次服用。

**【增液汤】**

中药组成：玄参15克，生地黄12克，麦冬12克。

主要功效：滋阴清热、生津润燥。

适用病症：伴有津液不足、大便干燥、脉沉细无力等症状的糖尿病患者。

用法用量：水煎服。每日1剂，分2次服用。

**【竹叶石膏汤】**

中药组成：石膏30克，竹叶15克，麦冬15克，半夏9克，人参5克，甘草3克，粳米15克。

主要功效：清热益气、生津养胃。

适用病症：气阴两伤型糖尿病患者，症见身热多汗、心烦胸闷、气逆欲呕、口干喜饮、虚烦不得眠、舌红苔少、脉虚弱等。

用法用量：水煎服。每日1剂，分2次服用。

**【知柏地黄饮】**

中药组成：知母6克，黄柏6克，熟地黄24克，山茱萸12克，山药12

克，茯苓 9 克，泽泻 9 克。

主要功效：滋阴降火。

适用病症：阴虚火旺型糖尿病患者，症见骨蒸劳热、虚烦、盗汗、腰脊酸痛、遗精等。

用法用量：水煎服。每日 1 剂，分 2 次服用。

**【滋水清肝汤】**

中药组成：熟地黄 10 克，山茱萸 10 克，山药 10 克，牡丹皮 10 克，泽泻 10 克，茯苓 10 克，白芍 10 克，当归 10 克，酸枣仁 10 克，栀子 10 克，柴胡 6 克。

主要功效：滋阴补肾、清肝降火。

适用病症：伴有耳鸣、耳聋、腰膝酸软、口苦口干、大便秘结、头晕目眩、骨蒸盗汗、视力下降、遗精、梦遗、牙齿松动、失眠、健忘、舌红苔少、脉弦细而数或脉弦细无力等症状的糖尿病患者。

用法用量：水煎服。每日 1 剂，分 2 次服用。

## 治疗糖尿病的时方

**【补肾温阳汤】**

中药组成：生熟地、菟丝子、巴戟天、仙茅、仙灵脾各 10 克，炒淮山药 20 克，茯苓 15 克，山萸肉、淡附片、北五味各 6 克。

主要功效：温补命门，滋肾壮阳。

适用病症：糖尿病阴损及阳，肾阳亏耗。症见小便清长频数，尿有余沥，伴有泡沫，四肢清冷，腰膝酸软，面色潮红，舌质淡，苔薄腻而滑，脉沉细而弱。

**【补肾健脾汤】**

中药组成：淫羊藿、巴戟天、当归、山药、鸡内金、苍术、茯苓、白玄参、天花粉各 15 克，益智仁、砂仁、肉桂各 10 克，熟地 20 克，黄芪 30 克。

主要功效：补肾健脾，益气补血。

适用病症：糖尿病脾肾两虚型。症见口渴多饮，心悸气短，纳呆，疲乏无力，面色无华，脘腹胀满，大便稀溏，四肢不温，苔白腻脉沉细。

**【补气活血祛湿汤】**

中药组成：黄芪 60 克，桂枝 10 克，白芍、鸡血藤各 20 克，丹参 30

克，威灵仙、党参、当归、豨莶草各 12 克，大枣 3 枚。

主要功效：补气活血，祛风湿。

适用病症：糖尿病周围神经炎证属气虚血淤，风湿侵袭者。

现代研究：黄芪、党参、豨莶草、大枣分别含多种氨基酸、维生素和大量蛋白质；桂枝、丹参、当归、川芎均可扩张血管，改善微循环。

**【黄芪六一加味汤】**

中药组成：黄芪 60 克，甘草、淮山药各 10 克，生地黄、菟丝子各 20 克，黄连 6 克，桑白皮、山茱萸各 15 克，丹参 40 克。

主要功效：益气养阴，清热和血。

适用病症：Ⅱ型糖尿病及其并发症属气阴两伤者。

辨证施治：胸闷肢痛，手足麻木者加赤芍 15 克，鸡血藤 30 克；眩晕者加天麻 10 克，葛根 15 克；腰膝酸软者加枸杞子 12 克，桑寄生 15 克。

**【黄芪桂枝八物汤】**

中药组成：生黄芪 30~60 克，桂枝 10~18 克，甘草、丹参、淮山药、苍术各 15 克，白芍、怀牛膝各 20 克。

主要功效：益气养阴，化湿活血。

适用病症：糖尿病周围神经病变证属气阴两虚，营卫失调，或兼湿淤阻滞者。症见四肢酸胀麻木、疼痛，或肢体活动不灵，身体肥胖，舌苔薄白，舌淡胖，脉沉细。

**【活血降糖汤】**

中药组成：当归、丹参、山药各 30 克，赤芍、川芎、泽兰、五倍子、生鸡内金各 10 克，苍白术、莲子肉各 12 克，红花、枳实各 6 克。

主要功效：活血化淤，健脾除滞。

适用病症：糖尿病脾虚淤滞型。症见病程迁延，“三多”症状并不严重，尿糖、血糖增高，形体消瘦，乏力，肌肤甲错，或身体微胖，头昏头痛有定处，舌质淡紫黯红，有瘀斑或淤点，脉沉涩者。

**【加味肾气丸】**

中药组成：熟附子 9 克，肉桂 5 克，生地、山萸肉、丹参各 15 克，淮山药、生龙骨各 30 克，丹皮 10 克，黄芪 20 克，茯苓、泽泻、五倍子各 12 克。

主要功效：温肾养阴，益气活血。

适用病症：Ⅱ型糖尿病证属肾气阴虚者。症见头晕乏力，四肢懈怠，心悸气短，自汗盗汗，舌质紫黯，舌体有瘀斑、淤点，肢体麻木或疼痛，脉细涩。

辨证施治：燥热口干，消谷善饥加天花粉50克，生石膏60克，熟附子减至5克，肉桂减至3克；畏寒神疲、便清长加桑螵蛸、仙灵脾、巴戟天各15克，熟附子增至15克，肉桂增至10克；合并高血压加葛根20克，茺蔚子15克，槐米10克；合并冠心病加生牡蛎30克，赤芍20克，全瓜蒌、川芎各15克；伴视网膜病变加菟丝子或枸杞子15克，青葙子12克，水蛭9克；合并周围神经炎加丝瓜络、鸡血藤、忍冬藤各15克，威灵仙30克。

使用禁忌：凡命门火炽，强阳不痿，素有湿热，小便淋涩者慎用。

**【加减玉液汤】**

中药组成：黄芪，葛根，知母，淮山药，天花粉，五味子，生鸡内金。

主要功效：益气，养阴，生津。

适用病症：糖尿病Ⅱ型证属气阴两伤型。

辨证施治：胃火加黄芩、黄连；脾虚加党参；血淤加丹参；肺热加桑白皮；有湿加苍术。

**【加味逍遥散】**

中药组成：柴胡，薄荷，当归，白芍，荔枝核，玫瑰花。

主要功效：疏肝达郁养营。

适用病症：糖尿病证属肝失疏泄，津乏输化者。症见咽干口苦，多饮多食，尿次频多，孤僻寡欲，嗳噫太息，胁肋胀痛，舌淡红苔薄黄，脉弦细。

**【加味二陈汤】**

中药组成：茯苓、苍术、白术各15克，半夏10克，陈皮6克，草决明24克，丹参、葛根各30克。

主要功效：健脾化痰。

适用病症：Ⅱ型糖尿病痰湿内阻型。症见口干而黏，纳谷不香，四肢倦怠，形体肥胖，舌体胖大，舌质淡，舌边有齿痕，苔白腻，脉缓或沉弦。

**【加减六君汤】**

中药组成：人参（或党参），黄芪，白术，山药，茯苓，陈皮，法半夏，香附，砂仁，甘草。

主要功效：健脾益气。

适用病症：Ⅱ型糖尿病属脾胃虚弱者。

辨证施治：脾虚内有湿热者加黄连、黄芩、知母、黄柏；脾虚有湿寒者加苍术、白蔻仁、草果、藿香、佩兰。

**【加减地黄汤】**

中药组成：熟地 60 克，山茱萸、山药各 30 克，泽泻、丹皮、茯苓各 15 克，天花粉 40 克，石斛 15 克，砂仁 10 克。

主要功效：滋补肾阴。

适用病症：Ⅱ型糖尿病症见口渴多饮，多食多尿，腰膝酸软，两目干涩，五心烦热，舌红少苔，脉细数。

辨证施治：口渴明显加芦根 15 克；饥饿突出加西洋参 6 克，玄参 12 克；多尿明显加五味子 15 克，生地 30 克。

**【健脾益肾活血汤】**

中药组成：生黄芪 30 克，党参、苍术、白术、水蛭各 10 克，淮山药、何首乌、灵芝、丹参、制大黄各 15 克。

主要功效：健脾益肾活血。

适用病症：糖尿病肾病。

辨证施治：肾阳虚者加葫芦巴、仙灵脾；阴虚燥热加丹皮、生地、知母；淤血明显，加制大黄、泽兰叶、桃仁、红花；水肿甚者，加车前子、泽泻、猪苓；痰浊内阻，恶心呕吐，加温胆汤。

**【健脾化痰汤】**

中药组成：苍术、白术、半夏、陈皮、泽泻各 12 克，茯苓 15 克。

主要功效：健脾化痰。

适用病症：老年糖尿病有痰湿征象。症见形体肥胖，头晕目眩，健忘痴呆，口眼歆斜，肢体麻木或肿胀，或下肢浮肿，便溏腹泻，舌苔厚腻，脉弦滑。

**【降糖饮】**

中药组成：白参 10 克，黄芪 15 克，麦冬 20 克，沙参 20 克，天冬 20 克，五味子 5 克，熟地 15 克，生地 15 克，枸杞子 20 克，天花粉 30 克，黄连 4 克，千里光 10 克。

主要功效：益气养阴，清热生津。

适用病症：Ⅱ型糖尿病气阴两虚型。症见倦怠乏力，自汗盗汗，气短懒言，口渴喜饮，五心烦热，心悸失眠，溲赤便秘，舌红少津，舌体胖大，苔薄或花剥，脉弦细或细数无力。

研究发现：本方可明显降低患者空腹血糖水平。

**【降糖口服液】**

中药组成：黄芪，白术，山药，天花粉，生地，山萸肉，桑螵蛸，知母，丹参，川芎，黄连。

主要功效：益气养阴，活血化淤，补虚生津。

适用病症：Ⅱ型糖尿病及并发症（如高血压、高血脂、冠心病、视网膜病变等）或继发降糖药治疗失败者证属气阴两伤夹有淤血者。

**【降糖消渴方】**

中药组成：生地、熟地、山药、黄芪、党参、玉竹各25克，女贞子、枸杞子、肉苁蓉、制首乌各20克，麦门冬、天花粉、川芎、赤芍、桔梗、桃仁、红花、牛膝、延胡索各15克，砂仁10克。

主要功效：滋肾生津，活血化淤。

适用病症：糖尿病及其并发症属肾津不足兼有淤血者。

**【降酮汤】**

中药组成：生芪40克，山药、生地各30克，玄参35克，苍术、栀子、当归、茯苓各20克，黄芩、黄连、黄柏、川芎、赤芍各15克，生牡蛎50克。

主要功效：清热和血，降浊化痰，益气养阴。

适用病症：糖尿病酮症。

辨证施治：头晕头痛加夏枯草、钩藤、生龙骨、菊花；视物模糊加青葙子、枸杞子、草决明、茺蔚子；渴饮无度加生石膏、知母、天花粉、海蛤粉；恶心呕吐加陈皮、半夏、竹茹、佩兰；小便频多加覆盆子、桑螵蛸、菟丝子、五倍子；尿中有蛋白加川续断、白花蛇舌草，重用黄芪；昏睡加菖蒲、郁金、远志。

**【六黄汤】**

中药组成：黄芩、大黄、黄精、黄连、党参、甘草各10克，黄柏15克，黄芪50克，玉竹、五味子、枸杞子各15克，桑椹子20克。

主要功效：滋阴补肾，生津清热。

适用病症：糖尿病Ⅱ型肾阴亏虚型。症见尿频，尿多，尿液混浊，口唇干燥，舌红少苔，脉细数。

**【芪明归芍汤】**

中药组成：黄芪30克，草决明、当归各20克，赤芍、山楂、川芎、栀子各15克，大黄9克，泽泻12克，炙甘草6克。

适用病症：糖尿病伴脂代谢紊乱者。

**【人参降糖丸】**

中药组成：黄芪、麦冬、天花粉、熟地、地骨皮、山药、茯苓、生石膏、玉米须各20克，人参、知母、甘草各10克。

主要功效：益气养阴，生津除热。

适用病症：糖尿病证属气阴两虚者。症见口渴多饮，多食，多尿，形体消瘦，全身乏力，腰膝酸软，肢体麻木，舌红苔白，脉细弱。

**【三消汤】**

中药组成：天花粉、葛根、生地（或熟地）、玄参、丹参、山药各15~30克，生石膏、黄芪各15~50克，苍术、黄柏、知母、泽泻、麦冬、五味子各10~20克。

主要功效：滋阴清热，益气。

适用病症：糖尿病及其并发症属阴虚燥热型。

辨证施治：气阴两虚加黄精、太子参、人参，重用黄芪、山药；肾阳虚去石膏，酌减清热药量，加制附子、肉桂、干姜、淫羊藿等；血糖下降缓慢者加黄连、玉竹、乌梅，重用苍术、玄参；轻重酮症加黄芩、黄连。

**【双补降糖胶囊】**

中药组成：黄芪、党参、茯苓、生地、枸杞子、熟地、山萸肉、山药各4克，泽泻、石斛、玄参、丹参、黄柏、知母、丹皮各3克，黄芩、黄连、苍术、附子、肉桂各2克。

主要功效：益气养阴，补脾固肾。

适用病症：Ⅱ型糖尿病属气阴两虚夹淤者。

现代研究：本方具有降低血糖、尿糖、血脂、果糖胺水平，并可改善血流变性的作用。

**【疏肝汤】**

中药组成：柴胡、当归、白芍、川芎、白术、葛根各9克，茯苓、鬼箭羽、马齿苋各12克，荔枝核20克，荷叶6克，黄芪15克。

主要功效：疏肝理气，和血柔肝。

适用病症：糖尿病Ⅱ型及其并发症属肝气郁结者。

辨证施治：乏力加人参6克，黄芪增至30克；肝郁化火加栀子6克，丹皮9克；郁热伤阴加地骨皮及六味地黄汤；渴甚加芦根12克；胸闷胸痛加丹参15克，桂枝9克，山楂9克；浮肿合八味肾气丸；手足麻木疼痛加桑枝30克，麻黄6克；眼疾加车前子12克，白蒺藜15克，菊花9克。

**【调补阴阳汤】**

中药组成：熟地黄、山药、鬼箭羽、丹参各30克，生地黄、茯苓各20克，山茱萸、莲子各15克，人参10克，熟附子5克，蚕茧5枚。

适用病症：Ⅱ型糖尿病。

辨证施治：胸胁胀满者，加柴胡、川楝子；夜尿频数者，加五味子、桑螵蛸；皮肤瘙痒者，加苦参、川椒；浮肿明显者，加车前子、怀牛膝；五更泄泻者，加补骨脂、肉豆蔻；耳鸣者，加枸杞子、菊花；失眠健忘、心悸者，加远志、炒酸枣仁；高血压病者，加夏枯草、钩藤；冠心病者，加瓜蒌、三七；血糖高难降者，加川芎、当归；四肢麻木刺痛者，加鸡血藤、赤芍。

**【皮半夏香术汤】**

中药组成：黄精20克，丹参15克，葛根30克，淮山药15克，枸杞15克，太子参30克，地骨皮20克。

主要功效：补肾滋阴清热。

适用病症：糖尿病证属肾阴不足者。

**【消渴地黄汤】**

中药组成：生地、熟地、天花粉各30克，何首乌、麦冬、玄参、丹参、泽兰各15克，山萸肉、玉竹、知母各10克，川楝子6克。

主要功效：填精养阴。

适用病症：老年糖尿病证属肝肾阴虚，肺胃津伤。症见三多一少，胸痹心痛，目视不明，痈疽疮疖，关节麻木疼痛，少气懒言，自汗乏力，动则心慌，易感冒等。

辨证施治：口干口渴甚加葛根、生石斛各10克；多饮多食加生石膏30克；小便频而量多加益智仁30克；腰酸膝软或足跟痛加桑寄生15克，怀牛膝12克；少气懒言，畏寒肢冷加黄芪20克，肉桂6克；合并视网膜病变加菊花10克，草决明、枸杞子各15克；冠心病加延胡索12克，丹参30克；合并末梢神经炎加当归、海风藤、鸡血藤各15克；合并皮肤感染加赤芍12克，地丁、蒲公英各30克，黄柏10克。

**【消渴平】**

中药组成：黄芪30克，葛根、石膏、天花粉各15克，知母、黄连各3克，石斛、苍术、扁豆、沙参、丹皮各10克，炙甘草6克。

主要功效：益气养阴生津。

辨证施治：上消为主加黄芩、玄参；中消为主加大黄、石膏、石斛、栀子；下消为主加益智仁、五味子。

**【温肾化淤汤】**

中药组成：鹿角霜30~50克，生熟地各20克，甘把子、鳖甲（先煎）各15克，生黄芪30克，苍术、川芎、桃仁各10克，丹参30克。

主要功效：温肾活血。

适用病症：老年糖尿病证属肾虚血淤者。症见神疲乏力，口干不欲多饮，腰膝酸软，小便频数不痛，舌质淡紫，苔薄，脉沉细不数。

【五神四妙汤】

中药组成：银花、丹参、鸡血藤各30克，紫花地丁18克，川牛膝、云苓、车前子、炒苍术、炒黄柏、赤芍、桃仁、红花各12克，生苡米24克。

主要功效：清热利湿，活血化淤。

适用病症：糖尿病坏疽进展期，属湿热内蕴型者。

【五倍子汤】

中药组成：五倍子（冲）5克，黄芪、玄参各15克，山药、益母草各20克，五味子、太子参、葛根、生地黄各15克，丹参25克，黄连、知母各10克。

主要功效：滋阴清热，益气生津。

适用病症：Ⅱ型糖尿病及并发症证属气阴两虚者。

辨证施治：口渴甚加生石膏30克，天花粉15克；失眠加酸枣仁15克，远志10克；淤血表现加赤芍15克，水蛭10克；皮肤瘙痒加地肤子、苦参各10克；便溏加芡实、莲子肉各15克；视物昏花加枸杞子15克，菊花10克。

【益气养阴化淤汤】

中药组成：生地30克，玄参25克，石斛、黄芪、丹参各30克，玉竹、天花粉各20克，黄精、太子参、虎杖、当归、赤芍各1.5克。

主要功效：益气养阴，活血化淤。

适用病症：Ⅱ型糖尿病合并有血管并发症属气阴两虚夹有淤血者。症见胸闷气短，乏力自汗，咽干口燥，视力模糊或减退，肢体麻木，舌黯有瘀斑，舌下静脉青紫或怒张，脉细数。

【益气养阴活血汤】

中药组成：太子参10克，黄芪、山药、玄参、生地、丹参各20克，黄连、麦冬、天花粉、山萸肉、知母、川芎、柴胡各15克，三七（冲）5克。

主要功效：益气养阴，活血化淤。

适用病症：糖尿病合并末梢神经炎属气阴两虚，淤血内阻型。症见神疲乏力，动则气促，白汗，口咽干燥，大便干结，五心烦热，舌质红，苔少，脉细数或弦细，胸闷刺痛固定，四肢麻木或半身不遂等。

【益气滋肾汤】

中药组成：北黄芪30克，生熟地、淮山药、枸杞子、玄参各12克，麦冬15克，太子参15克，乌梅10克。

主要功效：益气滋肾。

适用病症：糖尿病证属肾气阴虚者。

辨证施治：渴饮甚加天花粉10克，五倍子3克；消谷善饥加知母15克；多尿加山萸肉12克；气虚神疲加白参10克，去太子参；大便燥结者加生首乌15克。

**【燥湿化痰方】**

中药组成：白术、苍术各9~12克，茯苓15~20克，陈皮、半夏各9克，泽泻9~15克。

主要功效：燥湿化痰，降浊消脂。

适用病症：Ⅱ型糖尿病属痰湿内阻型。症见胸闷脘痞，纳呆呕恶，形体肥胖，全身困倦，头胀肢沉。

辨证施治：脾虚明显加黄芪、山药；合并冠心病加瓜蒌、枳实、菖蒲、丹参；高血压加天麻、牛膝；胆囊炎加茵陈、鸡内金；白内障加菊花、茺蔚子；视网膜病变见有出血加三七粉、旱莲草；末梢神经炎加木瓜、鸡血藤、土元；中风后遗症加黄芪、川芎、赤芍、胆星；口干口渴明显加天花粉、玄参；多食易饥加黄连、生地；尿频加覆盆子、益智仁。

**【泽兰汤】**

中药组成：泽兰15克，当归、赤芍、川芎、黄连各10克，鬼箭羽30克，生地、天花粉各20克，桃仁20克，红花6克，黄芪30克。

主要功效：活血化淤，益气生津。

适用病症：Ⅱ型糖尿病证属淤血内停型。

现代研究：本方可降低全血比黏度和血浆比黏度，降低血沉、红细胞压积，减少纤维蛋白原含量。

**【滋阴消渴饮】**

中药组成：黄柏、知母、泽泻各15克，生地30克，山药35克，龟板、天花粉、玄参各20克。

主要功效：滋阴益肾。

适用病症：糖尿病证属肝肾阴虚型。症见头晕耳鸣，多梦遗精，腰膝酸软，尿频量多，舌质红少苔，脉细数。

**【滋阴润燥汤】**

中药组成：生地、干芦根各15克，玄参、麦冬、黄芩、知母、北沙参、天花粉各10克，生石膏（先煎）20克，制军或瓜蒌仁10克。

主要功效：清泄肺胃，滋阴润燥。

适用病症：糖尿病证属肺胃燥热型。症见消谷善饥，心烦口渴，肢体倦怠，小便频数，色黄，大便干燥，舌质红，苔薄黄，脉沉弦带数者。

**【滋肾生津汤】**

中药组成：山萸肉 30 克，五味子、乌梅、苍术各 20 克。

主要功效：滋肾生津。

适用病症：Ⅱ型糖尿病肾津亏虚者。

# 治疗糖尿病的验方秘方

## 普通糖尿病

**【验方秘方 1】**

中药组成：莲子肉 60 克，芡实 60 克，党参 60 克，熟地黄 60 克，红参 60 克，天竺子 60 克，桑椹子 60 克，肉苁蓉 60 克，阿胶 60 克，黄精 60 克，西洋参 30 克，白芍 60 克，黄柏 30 克，生黄芪 90 克。

适用病症：糖尿病中医辨证为中消者。

用法用量：共研细末，雄猪肚 1 具，煮烂如泥，和为小丸，每服 6 克，每日 3 次。

**【验方秘方 2】**

中药组成：生地黄 30 克，熟地黄 30 克，天冬 12 克，麦冬 12 克，党参 30 克，当归 9 克，山萸肉 12 克，菟丝子 30 克，元参 12 克，黄芪 30 克，泽泻 15 克。

适用病症：糖尿病。

用法用量：每日 1 剂，水煎 2 次，药液混合后分 2~3 次服。

辨证施治：阳虚，加用金匮肾气丸，桂枝、附子可用至 10 克；阳明热甚口渴者，加用白虎汤、黄连；腹胀，加大腹皮；腹泻，加用茯苓、泽泻，去生地黄，熟地黄减量；兼有冠心病者，加用瓜蒌、薤白、半夏；兼有高血压者，加用杜仲、牛膝。

**【验方秘方 3】**

中药组成：人参（另煎）9 克或党参 27 克，陈皮 9 克，黄芪 30 克，山药 30 克，茯苓 30 克，白术 15 克，甘草 12 克。

适用病症：糖尿病。

用法用量：水煎服，每日 1 剂，也可制成散剂服用。

辨证施治：并发血管病变，加丹参 30 克，桃仁 12 克；并发皮肤感染，加苦参 18 克，黄柏 12 克。

**【验方秘方 4】**

中药组成：山药 50 克，生地黄 25 克，知母 20 克，玉竹 15 克，石斛 20 克，红花 10 克，制附子（先煎）5 克，肉桂 5 克，沙苑子 20 克，猪胰 1 具。

适用病症：阴虚燥热型糖尿病，口渴多饮，多食，多尿，形体消瘦。

辨证施治：偏上消，加麦冬 25 克，天冬 25 克，沙参 15 克；偏中消，加生石膏 50 克，天花粉 15 克；中气不足，加人参（另煎）10 克，黄芪 30 克；偏下消，加山萸肉 15 克，枸杞子 15 克，五味子 15 克。

用法用量：各药共煎 3 次，将煎出的药液和匀，早晚各服 1 次，猪胰分 3 次生吞。

**【验方秘方 5】**

中药组成：山药 30 克，天花粉 30 克，丹参 30 克，生地黄 20 克，吴茱萸 15 克，丹皮 15 克，泽泻 15 克，麦冬 15 克，乌梅 10 克，桃仁 10 克，红花 10 克。

适用病症：糖尿病。

用法用量：水煎，分 2 次服，每日 1 剂，1 个月为 1 个疗程。

辨证施治：头晕，合并高血压者，加夏枯草 30 克，钩藤 30 克；伴有皮肤瘙痒者，加地肤子 30 克；合并血脂高者，加生山楂 30 克；并胸痛、胸闷者，加瓜蒌 15 克，薤白 15 克。

**【验方秘方 6】**

中药组成：白参 10 克，千里光 10 克，黄芪 15 克，生地黄 15 克，熟地黄 15 克，麦冬 20 克，沙参 20 克，天冬 20 克，枸杞子 20 克，五味子 5 克，天花粉 30 克，黄连 4 克。

适用病症：气阴两虚型糖尿病，倦怠无力，自汗盗汗，气短懒言，口渴喜饮，五心烦热，心悸失眠，尿赤便秘，舌红少津，舌体胖大，苔薄或花剥，脉弦细或细数无力。

用法用量：水煎服，每日 1 剂，3 周为 1 个疗程，连续治疗 2 个疗程。

**【验方秘方 7】**

中药组成：人参（另煎）9 克，黄芪 30 克，黄精 30 克，生地 20 克，熟地20克，山药20克，玄参20克，知母10克，山茱萸10克，黄连10克，丹参10克，五味子10克。

适用病症：糖尿病。

用法用量：每日1剂，水煎服，20天为1个疗程，一般治疗2个疗程。

辨证施治：多食善饥者，加丹皮、生石膏、薏苡仁；口渴甚者，加天花粉、乌梅；便溏，浮肿者，加茯苓、泽泻；头晕目眩者，加菊花、白蒺藜；淤血阻络者，加赤芍、红花、水蛭。

**【验方秘方8】**

中药组成：黄芪20克，山药20克，生地黄15克，熟地黄15克，苍术10克，麦冬10克，五味子8克，五倍子8克，生牡蛎（先煎）20克，茯苓10克，天花粉10克，葛根10克，山萸肉10克。

适用病症：糖尿病，口渴，多饮，多尿，善食而消瘦，舌红，苔薄黄，脉弦细数。

用法用量：水煎，分2次服，每日1剂。

辨证施治：口渴甚者，加石斛、乌梅；小便多者，加桑螵蛸。

**【验方秘方9】**

中药组成：石膏20克，知母10克，甘草5克，北沙参15克，麦冬12克，石斛12克，地黄15克，丹皮6克，茯苓12克，泽泻12克，山药15克，天花粉12克，鸡内金6克。

适用病症：糖尿病属于热燥阴虚型，烦渴多饮，口干舌燥，善食，尿频，舌红少苔，脉洪数。

用法用量：将上药煎煮2次，药液混合均匀，分2次服，每日1剂。

辨证施治：胃热盛者，加黄连3克；便秘者，加大黄6克。

**【验方秘方10】**

中药组成：生黄芪30克，党参15克，麦冬25克，天花粉20克，葛根15克，地黄25克，炙杷叶15克，石斛15克，乌梅肉10克，芦根20克。

适用病症：糖尿病，周身倦怠乏力，形体日渐消瘦，肌肤燥涩失荣，口干舌燥，虽渴而不多饮，胃纳日减，食后燥涩难下，或大便秘结，舌质红干，苔薄乏津，脉细数或细弱。

用法用量：水煎2次，药液对匀，分2次服，每日1剂。

辨证施治：烦渴欲饮冷水者，去党参、黄芪，加生石膏30克，西洋参15克；津伤而大便秘结者，加玄参10~20克，黑芝麻20~30克；心烦，胃脘灼热感者，去党参、黄芪，加栀子10~15克，竹茹15~25克。

**【验方秘方 11】**

中药组成：黄芪 30 克，生地黄 30 克，山萸肉 15 克，山药 30 克，枸杞子 15 克，地骨皮 30 克。

适用病症：糖尿病，精神倦怠，少气懒言，腰酸，心悸失眠，形体消瘦。

用法用量：将诸药煎煮 2 次，药液对匀，分 2 次服，每日 1 剂。

辨证施治：烦渴，多饮，多食明显，加人参叶 30 克，天花粉 30 克，黄连 5 克；尿频数而量多，加桑螵蛸 15 克，覆盆子 15 克。

**【验方秘方 12】**

中药组成：党参 30 克，黄芪 30 克，苍术 15 克，知母 15 克，五味子 15 克，生地黄 20 克，枸杞子 20 克，山茱萸 20 克，僵蚕 20 克。

适用病症：糖尿病，血糖、尿糖异常，倦怠乏力，心悸气短，口渴欲饮，头晕耳鸣，自汗盗汗，小便量多，舌质嫩红，苔薄，脉细。

用法用量：每日 1 剂，水煎，分早、午、晚服，1 个月为 1 个疗程。

辨证施治：口干口渴明显者，加葛根、天花粉、玉米须；小便频数者，加益智仁、桑螵蛸；合并末梢神经炎者，加当归、鸡血藤、海风藤；合并皮肤感染者，加赤芍、紫花地丁、蒲公英。

**【验方秘方 13】**

中药组成：熟地黄 24 克，山药 12 克，山茱萸 12 克，丹皮 9 克，茯苓 9 克，泽泻 9 克，熟附子（先煎）6 克，肉桂 3 克，黄芪 20 克，党参 20 克，葛根 20 克，白术 15 克。

适用病症：糖尿病，小便频数，混浊如膏，形寒肢冷，神倦乏力，足膝酸痛。

用法用量：配合服用降糖西药。每日 1 剂，水煎，分 2 次服，1 个月为 1 个疗程，治疗 3 个疗程。

辨证施治：伴阴虚火旺者，加知母 20 克，玄参 15 克；有气滞血淤者，加丹参 30 克，生地黄 30 克，山楂 15 克，何首乌 15 克。

**【验方秘方 14】**

中药组成：黄芪 20 克，茯苓 20 克，天花粉 20 克，苍术 20 克，山茱萸 15 克，威灵仙 15 克，山药 15 克，丹参 25 克，黄连 10 克，鸡内金 10 克。

适用病症：糖尿病。

用法用量：每日 1 剂，水煎，分 2 次服，病情稳定后改为丸剂以巩固疗效。

辨证施治：早期以阴虚燥热为主，去苍术、茯苓、威灵仙、鸡内金，加生地黄25克，麦冬10克，枸杞子15克；伴湿热内蕴者，加黄柏10克，知母10克；病久而见淤血证者，加地龙10克，王不留行10克。

**【验方秘方15】**

中药组成：天花粉30克，石斛30克，山药30克，熟地黄20克，麦冬20克，女贞子20克，旱莲草20克，桑寄生20克，黄芪20克，白芍20克，知母15克，牛膝10克，甘草8克。

适用病症：糖尿病。

用法用量：每日1剂，水煎服，1个月为1个疗程，连续服用2~3个疗程。服药期间控制饮食，定期检查血糖，血糖正常后可间断服本方以巩固疗效。

辨证施治：腰痛甚者，加续断20克，狗脊20克；消谷善饥者，加石膏15克；四肢麻木者，加当归20克，何首乌15克。

**【验方秘方16】**

中药组成：熟地黄12克，山药12克，枸杞子12克，黄精12克，牡蛎（先煎）12克，山萸肉9克，覆盆子9克，五味子6克，丹皮6克，茯苓4.5克。

适用病症：糖尿病，证属肾虚精亏、固摄无权者。

用法用量：每日1剂，水煎，分2次服。

辨证施治：阴虚火旺，五心烦热者，加黄柏6克，龟板15克；阴损及阳，尿清足冷，脉细迟，去黄精，加制附子（先煎）9克，肉苁蓉9克，肉桂（后下）5克。

**【验方秘方17】**

中药组成：麻子仁18克，白芍12克，杏仁10克，枳实10克，厚朴10克，黄精20克，生地黄20克，天花粉30克，山药30克，生大黄（后下）10克。

适用病症：糖尿病证属阴虚内热者。

用法用量：水煎2次，药液混合，分2次服，每日1剂。畏寒肢冷，腰膝酸软，饮一溲二者，忌用本方。

辨证施治：肾阴虚，加山萸肉、五味子；肺燥明显，加生石膏、知母；胃热甚，加黄连、葛根。

**【验方秘方18】**

中药组成：山药30克，生黄芪15克，知母18克，鸡内金6克，葛根5

克，五味子 9 克，天花粉 9 克。

适用病症：糖尿病。

用法用量：加水 800 毫升，煎至 200 毫升，分 2 次服，每日 1 剂。同时服用消渴丸。

**【验方秘方 19】**

中药组成：柴胡 6 克，白芍 20 克，香附 20 克，益母草 20 克，黄芪 20 克，丹参 15 克，丹皮 15 克，生地黄 12 克，知母 12 克，玉竹 12 克，薏苡仁 30 克，山药 30 克，甘草 6 克。

适用病症：糖尿病。

用法用量：每日 1 剂，水煎服，20 天为 1 个疗程。

辨证施治：阴虚燥热，加地骨皮、胡黄连；兼见脾肺气虚，加黄精、党参。

**【验方秘方 20】**

中药组成：西洋参 6 克，黄连 6 克，黄芪 30 克，黄精 30 克，山药 15 克，黄芩 15 克，沙参 15 克，麦冬 15 克，桑螵蛸 15 克，天花粉 15 克，生石膏 20 克，田七 3 克。

适用病症：糖尿病。

用法用量：水煎，分 2 次服，每日 1 剂。

**【验方秘方 21】**

中药组成：山萸肉 15～30 克，山药 15～30 克，生地黄 15 克，五味子 10～20 克，五倍子 10～20 克，苍术 10～20 克，玄参 15～30 克，生黄芪 30～60 克，乌梅 10～20 克，桑螵蛸 10 克，天花粉 15 克。

适用病症：各型糖尿病。

用法用量：水煎服，每日 1 剂，1 个月为 1 个疗程。

辨证施治：尿多者，加益智仁、覆盆子；体衰较甚，血糖或尿糖高者，加人参；口渴多饮者，加麦冬、石斛；多发疖肿者，加金银花、生何首乌。

**【验方秘方 22】**

中药组成：生山药 60 克，生白术 12 克，生鸡内金 12 克，玄参 10 克，牛蒡子 10 克。

适用病症：糖尿病气阴两虚兼热型。

用法用量：每日 1 剂，水煎，分 2 次服，1 个月为 1 个疗程。

辨证施治：气阴两虚者，加西洋参 6 克，麦冬 10 克；脾肺气虚者，加黄精 20 克，黄芪 20 克；阴虚燥热者，加地骨皮 10 克，生地黄 10 克，知母 10 克。

【验方秘方 23】

中药组成：黄连 5 克，石膏 30 克，知母 10 克，天花粉 10 克，芦根 10 克，参须 10 克，五味子 6 克，甘草 3 克。

适用病症：糖尿病之肺胃热盛型，口渴多饮，消谷善饥，咽干舌燥，心烦易怒，尿白或黄，大便秘结，舌红苔黄，脉弦数或滑数。

用法用量：水煎服，每日 1 剂。

辨证施治：神疲乏力，五心烦热，出汗，气阴两虚较明显，加黄芪 10~20 克，黄精 10~20 克。

【验方秘方 24】

中药组成：绞股蓝 15 克，天花粉 15 克，葛根 15 克，焦山楂 15 克，玄参 15 克，丹参 20 克，黄芪 30 克，白茅根 30 克，苍术 10 克。

适用病症：糖尿病。

用法用量：每日 1 剂，水煎服。

【验方秘方 25】

中药组成：黄芩 15 克，猪苓 15 克，玄参 15 克，茵陈 20 克，滑石 20 克，茯苓 20 克，大腹皮 20 克。

适用病症：糖尿病。

用法用量：每日 1 剂，水煎取药液 400~500 毫升，分 2 次服，每月服药 28 天，休息 2 天，服药期间根据血糖情况配合口服降糖药物。

辨证施治：热重于湿者，加黄连、栀子、丹皮；湿重于热者，加苍术、石菖蒲、陈皮、制半夏、厚朴；兼有表证者，加藿香、佩兰。

【验方秘方 26】

中药组成：葛根 60 克，黄芪 100 克，当归 10 克，红花 10 克，川芎 10 克，赤芍 15 克，地龙 15 克，天花粉 50 克，丹参 30 克，生地黄 30 克。

适用病症：糖尿病。

用法用量：每日 1 剂，加水煎至 200 毫升，分 2 次温服，1 个月为 1 个疗程。

【验方秘方 27】

中药组成：黄芪 50 克，黄精 50 克，黄连 10 克，生地黄 50 克，天花粉 50 克，生石膏 30 克，丹参 20 克，益母草 30 克。

适用病症：糖尿病之阴虚燥热型。

用法用量：水煎服，每日 1 剂，1 个月为 1 个疗程，一般治疗 2~3 个疗程。

辨证施治：气阴两虚者，加玄参、麦冬、太子参；阴虚火旺者，加知母；阴阳两虚者，去生石膏，加制附子、肉桂、枸杞子；血糖下降慢者，加苍术、玄参；血淤者，加当归、赤芍。

**【验方秘方 28】**

中药组成：天花粉 30 克，葛根 15 克，苍术 10 克，山萸肉 6 克，五味子 10 克，川楝子 4 克，丹参 10 克，鲜芦根 30 克。

适用病症：糖尿病之阴虚燥热型。

用法用量：水煎服，每日 1 剂。

辨证施治：多食易饥，形体消瘦，大便秘结，苔黄，脉滑实者，加生地黄、牛膝、玄参；烦渴引饮，舌苔黄燥，脉洪大者，加石膏；虚烦失眠，遗精，舌红，脉细数者，加龙骨、牡蛎、黄柏、知母、桑螵蛸；病程日久，小便频数，混浊如膏，饮一溲一，腰膝酸软，阳事不举，舌淡，脉细，加制附子、肉桂、鹿茸、覆盆子。

**【验方秘方 29】**

中药组成：生地黄 20 克，山药 30 克，天花粉 30 克，葛根 20 克，僵蚕 12 克，丹参 20 克，参三七 10 克。

适用病症：糖尿病之气阴两虚、热盛者。

用法用量：每日 1 剂，水煎，分 2 次服，1 个月为 1 个疗程。血糖正常后将上药研末，装胶囊，每次 4~6 粒，每日服 3 次。

辨证施治：消谷善饥属胃火灼津者，加石膏、川楝子；尿多如膏属肾虚相火亢盛者，加黄柏、知母；口渴引饮属肺热伤津者，加乌梅、黄芩；肾虚不固者，加桑螵蛸、五味子。

**【验方秘方 30】**

中药组成：生山药 30 克，党参 15 克，黄芪 15 克，知母 15 克，麦冬 10 克，天花粉 10 克，鸡内金 10 克，葛根 5 克，五味子 5 克。

适用病症：糖尿病。

用法用量：水煎服，每日 1 剂。

辨证施治：伴夜盲者，加苍术、玄参；并发疮疖者，加鱼腥草；兼肺结核者，加冬虫夏草、女贞子、旱莲草。

**【验方秘方 31】**

中药组成：党参 15 克，黄芪 15 克，天花粉 15 克，山药 15 克，生地黄 15 克，茯苓 10 克，玄参 10 克，葛根 10 克，麦冬 10 克。

适用病症：糖尿病。

用法用量：水煎，分 2 次服，每日 1 剂。

辨证施治：燥热，加生石膏、知母；尿酮体，加黄芩、黄连、竹叶；血淤，加丹参、桃仁、红花；合并末梢神经炎，加地龙、僵蚕；血压偏高，头晕，视物昏花，加天麻、菊花、枸杞子。

**【验方秘方 32】**

中药组成：生石膏 24 克，知母 12 克，黄连 3 克，山药 30 克，天花粉 30 克，沙参 15 克，生地黄 15 克，金银花 15 克，黄芪 15 克，黄精 15 克，枸杞子 15 克，麦冬 15 克，蒲公英 10 克。

适用病症：糖尿病。

用法用量：每日 1 剂，水煎服。血糖升高明显者加服消渴丸，每次 10 粒，每日 3 次。主食控制在每日 300~350 克，动物蛋白适量，禁食含糖、含淀粉多的食物。

**【验方秘方 33】**

中药组成：黄芪 30 克，山药 30 克，丹参 30 克，天花粉 15 克，知母 15 克，红花 10 克，川芎 10 克，仙灵脾 10 克，三七粉（冲服）10 克，苦瓜仁（研末冲服）10 克，人参（另煎）6 克，全蝎（研末冲服）6 克。

适用病症：糖尿病。

用法用量：水煎服，每日 1 剂，1 个月为 1 个疗程。

**【验方秘方 34】**

中药组成：黄芪 20~30 克，党参 15 克，山萸肉 15 克，山药 12 克，何首乌 12 克，枸杞子 12 克，当归 12 克，赤芍 12 克，泽泻 12 克，丹皮 12 克，天花粉 30 克，丹参 30 克，麦冬 9 克，红花 9 克。

适用病症：糖尿病。

用法用量：每日 1 剂，水煎服，15 日为 1 个疗程，一般治疗 3 个疗程。

**【验方秘方 35】**

中药组成：鹿角霜 30~50 克，生地黄 20 克，熟地黄 20 克，生黄芪 30 克，丹参 30 克，枸杞子 15 克，鳖甲（先煎）15 克，苍术 10 克，川芎 10 克，桃仁 10 克。

适用病症：糖尿病。

用法用量：水煎 2 次，药液混合，分 2 次服，每日 1 剂。

**【验方秘方 36】**

中药组成：黄芪 30~60 克，太子参 20~30 克，白术 20~30 克，茯苓 20~30克，枸杞子 20~30 克，山药 20~30 克，丹参 20~30 克，白芍 20~30

克，玉米须30克。

适用病症：糖尿病及其并发症属脾虚者。

用法用量：水煎，分2次服，2日1剂。

辨证施治：烦热或低热，加地骨皮、胡黄连；恶心呕吐，加白豆蔻、半夏；肢冷，加制附子；下肢麻木疼痛，加木瓜、牛膝。

**【验方秘方37】**

中药组成：熟地黄15克，知母10克，枸杞子15克，生地黄20克，麦冬15克，黄柏6克，天花粉20克，牡蛎（先煎）30克，金樱子20克，山萸肉20克。

适用病症：糖尿病。

用法用量：水煎，分2次服，每日1剂。

辨证施治：肾阳虚者，去黄柏、知母，加制附子、巴戟天、益智仁；眩晕者，加菊花、钩藤；胃热者，加生石膏；多梦不寐者，加酸枣仁、远志；血压高者，加杜仲、磁石。

**【验方秘方38】**

中药组成：生地黄15克，茯苓15克，山药30克，天花粉30克，枸杞子20克，泽泻10克，牛膝10克，丹皮10克，玄参10克。

适用病症：糖尿病及其并发症属肾虚血淤者，口渴多饮，多食，多尿，腰膝酸软，五心烦热，以下肢浮肿，大便溏，舌质暗，苔薄白，脉沉细涩。

用法用量：水煎，分2次服，每日1剂。

辨证施治：苔腻夹湿，加苍术15克；气虚，加黄芪15克，太子参15克，白术10克；胃热肺燥，加石膏30克，麦冬10克。

**【验方秘方39】**

中药组成：黄芪20克，白术12克，山药30克，苍术12克，何首乌15克，玉竹15克，玄参12克，天花粉30克，红花12克，三七10克，丹皮12克，丹参15克，生山楂30克，大枣6克。

适用病症：糖尿病及其并发症属气阴两虚，夹有血淤者。

用法用量：每日1剂，水煎服，6~8周为1个疗程。

辨证施治：口渴甚者，加生石膏、知母；多食，加黄连、石斛；血压高，加桑寄生、牛膝；心悸，加酸枣仁、苦参；尿多，加生地黄、山萸肉、菟丝子。

**【验方秘方40】**

中药组成：丹参30克，当归12克，水蛭10克，麦冬10克，天花粉10

克，山楂15克。

适用病症：糖尿病及并发症以淤血症候为主要表现，症见胸闷刺痛，四肢麻木或疼痛，舌质暗红或有瘀斑，苔薄白，脉细涩。

用法用量：水煎，分2次服，每日1剂。

辨证施治：饥饿难忍，加熟地黄、玉竹；气虚，加黄芪；血糖不降，加人参；尿中出现酮体，加黄连；尿糖不降，加乌梅。

**【验方秘方41】**

中药组成：知母50克，生地黄50克，天花粉20克，山药30克，葛根15克，鸡内金15克，川芎10克，红花5克，龟板15克，鳖甲15克，麦冬50克，泽泻20克，石斛20克。

适用病症：糖尿病属气阴两虚兼血淤者。

用法用量：每日1剂，水煎，于饭后半小时服，50天为1个疗程。

辨证施治：气虚，加黄芪30克，党参15克；阴虚，加玉竹15克；阳虚，加仙灵脾15克，山萸肉10克。

**【验方秘方42】**

中药组成：党参30克，炙黄芪30克，枸杞子30克，生地黄30克，山药30克，葛根30克，生牡蛎（先煎）30克，五味子12克，川楝子12克，焦栀子12克，黄连8克，天花粉10克。

适用病症：糖尿病属气阴两虚，燥热偏盛者。

用法用量：每日1剂，水煎，分3次服，15天为1个疗程。

辨证施治：转氨酶高者，加垂盆草30克，板蓝根15克；有黄疸者，加茵陈30克，蒲公英20克；症状改善，血糖下降缓慢者，加玉竹30克，熟地黄30克。

**【验方秘方43】**

中药组成：熟地黄15克，山萸肉15克，枸杞子15克，补骨脂15克，巴戟天15克，白术15克，苍术15克，莲子肉15克，山药30克，生鸡内金10克，五倍子10克，干姜10克，制附子（先煎）10克。

适用病症：糖尿病脾肾两虚型，口渴多饮，小便频数量多，或如脂膏，胃中饥饿，面色紫黑，头晕耳鸣，腰膝酸软，疲乏无力，大便不实，或形寒肢冷，五更泄泻，男子阳痿，舌淡，脉沉细弱。

用法用量：水煎服，每日1剂。

**【验方秘方44】**

中药组成：山药10克，茯苓10克，枸杞子10克，生地黄10克，五味子 10 克，麦冬 10 克，竹叶 10 克，石膏 30 克，天花粉 30 克，葛根 30 克，肉苁蓉 15 克，知母 15 克。

适用病症：糖尿病肾阴亏虚，肺胃燥热型。

用法用量：水煎，分 2 次服，每日 1 剂。

**【验方秘方 45】**

中药组成：山药 40 克，熟地黄 20 克，生地黄 20 克，玄参 20 克，枸杞子 30 克，何首乌 30 克，黄芪 30 克，白术 30 克，山萸肉 18 克，桑螵蛸 12 克，黄柏 12 克，天花粉 60 克。

适用病症：糖尿病属真阴不足，下元不固者，小便频数量多，或饮一溲一，或如脂膏，形体消瘦，腰膝酸软，倦怠乏力，舌红或绛少苔，脉细数。

用法用量：水煎服，每日 1 剂。

**【验方秘方 46】**

中药组成：黄芪 24 克，丹参 24 克，山药 24 克，高丽参（另煎）8 克，石斛 12 克，沙参 12 克，茯苓 12 克，苦参 10 克，黄精 10 克，五味子 10 克，酸枣仁 10 克，龙眼肉 10 克。

适用病症：糖尿病及其并发症属气阴两虚型，口渴多饮，神疲乏力，汗出，五心烦热，便秘，舌红少苔，脉细无力。

用法用量：水煎服，每日 1 剂。

**【验方秘方 47】**

中药组成：生地黄 15 克，山茱萸 15 克，茯苓 15 克，泽泻 15 克，葛根 15 克，山药 12 克，丹皮 12 克，麦冬 12 克，乌药 12 克，益智仁 12 克，桑枝 12 克，天花粉 10 克，五味子 10 克，乌梅 7 枚。

适用病症：糖尿病及其并发症属阴虚阳亢型。

用法用量：水煎，分 2 次服，每日 1 剂。

**【验方秘方 48】**

中药组成：炙黄芪 30 克，巴戟天 10 克，沙苑子 10 克，五味子 10 克，鹿角霜 10 克，丹参 10 克，熟地黄 15 克，菟丝子 10 克，鳖甲（先煎）10 克，枸杞子 5 克，山药 20 克。

适用病症：糖尿病及其并发症属肾虚血淤者，头晕耳鸣，胸闷疼痛，腰酸膝软，肢体麻木疼痛，眼目昏花，语謇偏瘫，舌质紫暗，脉迟涩。

用法用量：水煎，分 2 次服，每日 1 剂。

**【验方秘方 49】**

中药组成：生地黄 25 克，熟地黄 25 克，山药 25 克，党参 25 克，黄芪

25克，玉竹25克，女贞子20克，枸杞子20克，肉苁蓉20克，制首乌20克，麦冬15克，天花粉15克，川芎15克，赤芍15克，桔梗15克，桃仁15克，红花15克，牛膝15克，元胡15克，砂仁10克。

适用病症：糖尿病及其并发症属肾阴不足兼血淤者。

用法用量：上药加水煎煮2次，药液混合，分2次服，每日1剂。

【验方秘方50】

中药组成：熟地黄20克，炒山药20克，覆盆子15克，巴戟天15克，菟丝子15克，山萸肉15克，五味子10克，制附子（先煎）8克，炙黄芪25克，砂仁5克。

适用病症：糖尿病属肾阳亏虚者，小便清利而频数，尿有余沥，上浮泡沫，入夜尿频更甚，肢端清冷，足跟作痛，面色浮红，舌淡，苔滑，脉沉微弱。

用法用量：水煎，分2次服，每日1剂。

辨证施治：心悸怔忡，加炒枣仁、远志、柏子仁、茯神；腰膝酸软，加桑寄生、续断、仙灵脾、肉桂。

## 妊娠合并糖尿病

【验方秘方1】

中药组成：人参（另煎）10克，天冬15克，麦冬15克，沙参15克，天花粉15克，黄芩10克，知母10克，荷叶10克，甘草10克，菟丝子15克。

适用病症：妊娠合并糖尿病气阴两虚型，妊娠期口渴引饮，咽干舌燥，神疲乏力，消瘦，气短懒言，头晕目眩，手足心热，午后潮热，腰酸腿软，尿少便结，胎儿宫内生长迟缓，舌质红绛，少苔或无苔，脉细数无力。

用法用量：上药先用冷水浸泡半小时，煎煮2次，药液对匀后早晚分服，每日1剂。

【验方秘方2】

中药组成：人参（另煎）10克，白术12克，茯苓15克，木香10克，藿香10克，葛根12克，甘草10克，山萸肉10克，菟丝子12克。

适用病症：妊娠合并糖尿病脾胃虚弱型，妊娠后口渴喜饮，食多而便溏，精神不振，四肢乏力，下肢浮肿，或胎水肿满，胎儿过大，舌质淡，苔白少津，脉细弱。

用法用量：上药加水煎煮2次，药液对匀，分3次温服，每日1剂。

【验方秘方3】

中药组成：天花粉15克，葛根12克，麦冬15克，人参（另煎）6克，茯苓12克，甘草10克，乌梅12克，生黄芪10克，蜜炙黄芪12克。

适用病症：妊娠合并糖尿病肺胃燥热型，妊娠期口渴引饮，咽干舌燥，消谷善饥，小便频多，身体渐瘦，舌质红少苔，脉滑数。

用法用量：水煎，分2次服用，每日1剂。

辨证施治：大便燥结，加玄参12克，知母10克。

【验方秘方4】

中药组成：黄芪10克，生地黄15克，熟地黄15克，人参（另煎）10克，石斛12克，天冬15克，麦冬15克，枳壳10克，枇杷叶10克，泽泻10克，甘草10克，山萸肉12克。

适用病症：妊娠合并糖尿病肝肾阴虚型，妊娠期小便频多，头晕耳鸣，腰膝酸软，皮肤干燥，胎儿宫内生长迟缓，舌质红，少苔，脉细数。

用法用量：水煎服，每日1剂。

## 老年糖尿病

【验方秘方1】

中药组成：麦饭石（先煎）30~60克，生石膏30~60克，乌梅20克，天冬15~30克，玄参15~30克，枸杞子20克，苍术10~20克，僵蚕15~30克，地骨皮15~30克，羊带归10~20克，鸡内金15克，金刚刺15~30克，玉竹20~50克。

适用病症：老年糖尿病之气阴两虚型。

用法用量：水煎，分2次服，每日1剂。

辨证施治：咳嗽咽干，加桑叶、桑白皮；疲乏易汗，加黄芪、黄精；多食易饥，加熟地黄、黄连；眼底出血者，加紫草、生地黄；并发白内障者，加木贼、谷精草；大便溏薄，加薏苡仁、白术、芡实；皮肤瘙痒者，加白鲜皮、地肤子；生疮疖者，加金银花、蒲公英；并发肺结核者，加百部、白及；血压偏高者，加葛根、夏枯草；血酮偏高者，加生地黄、黄连；尿中出现酮体，加生地黄、白术、茯苓；尿糖不稳定者，加黄精、生地黄、黄芪；尿糖不降者，重用乌梅，加生地黄、五味子；大便干结，加肉苁蓉或紫菀；尿多频数，加桑螵蛸、山萸肉。

【验方秘方2】

中药组成：黄芪50克，山药50克，苍术20克，桑螵蛸20克，玄参20克，五味子20克，山茱萸20克，生地黄25克，丹皮25克，益母草25克，丹参30克，泽兰15克。

适用病症：老年性糖尿病，口干口渴欲饮，尿频量多，以夜尿多尤甚，小便浑浊如脂膏，腰膝酸软，气短神疲，乏力，或日渐消瘦。

用法用量：水煎2次，药液混合，分2次服，每日1剂。

辨证施治：偏阳虚者，加制附子（先煎）10克，肉桂6克；视物模糊者，加石斛30克，菊花15克，谷精草15克，枸杞子20克；眩晕者，加钩藤35克，石决明（先煎）25克，天麻15克，牛膝15克，杜仲20克；燥热偏盛者，加石膏30克，黄连15克；肢麻疼痛者，加全蝎10克，水蛭10克；痈疽者，加蒲公英30克，紫花地丁30克，金银花30克；胸痹者，加桃仁15克，红花15克，柴胡15克，桔梗15克。

【验方秘方3】

中药组成：熟地黄25克，黄精25克，山茱萸15克，山药15克，泽泻10克，桃仁10克，茯苓12克，丹皮12克，人参（另煎）12克，大黄7.5克，桂枝7.5克，制附子（先煎）7.5克，甘草10克。

适用病症：老年糖尿病证属肾虚者。

用法用量：水煎2次，分2次服，每日1剂，2个月为1个疗程。

辨证施治：阴虚甚者，加天冬、麦冬、玄参；肝肾阴虚者，加女贞子，改熟地黄为生地黄；口渴者，加天花粉、知母；燥热苔黄者，去制附子。

【验方秘方4】

中药组成：当归10克，白芍10克，西洋参粉（冲服）6克，麦冬10克，五味子6克。

适用病症：老年糖尿病之气阴两虚兼燥热伤阴型，口干渴，多饮，神疲乏力，腰酸肢软，尿频数，舌红或暗红，脉沉细。

用法用量：每日1剂，水煎2次，药液混合，分2次服，1个月为1个疗程。

辨证施治：阴虚燥热者，加天花粉、沙参、栀子；眩晕者，加天麻、钩藤、夏枯草；视物昏花者，加菊花、石决明、枸杞子；双下肢浮肿者，加苍术、防己、牛膝；肢体麻木者，加地龙、全蝎、蛤蚧、鸡血藤；胸闷痛者，加元胡、郁金、丹参、枳壳；胃热甚者，加石膏、知母；肥胖者，加草决明、泽泻、山楂；心悸气短者，加酸枣仁、远志、柏子仁。

【验方秘方 5】

中药组成：黄芪 20 克，苍术 20 克，茯苓 20 克，天花粉 15 克，葛根 15 克，黄精 10 克，山药 10 克，玄参 10 克，丹参 10 克，桃仁 10 克，红花 6 克，益母草 20~30 克，水蛭 3 克。

适用病症：老年糖尿病及其并发症，痰淤明显者。

用法用量：水煎 2 次，药液混合，分 2 次服，每日 1 剂。

辨证施治：痰湿蕴肺，兼见咳嗽、痰多者，加半夏、杏仁、葶苈子；痰淤痹阻胸阳，心痛，加瓜蒌皮、郁金；手足肌肤麻木，加鸡血藤、当归；饮在下焦，水肿，小便不利，加瞿麦、泽泻、大黄；目翳内障，加菊花、草决明；中风偏瘫或神昏，加大黄、竹茹、胆南星、郁金、水牛角；痈疽，加黄连、蒲公英。

【验方秘方 6】

中药组成：黄芪 30 克，丹参 30 克，太子参 15 克，山药 15 克，山茱萸 10 克，生地黄 10 克，黄连 10 克，苍术 10 克，牛膝 10 克。

适用病症：老年性糖尿病。

用法用量：水煎，分 2 次服，每日 1 剂。

辨证施治：口渴较明显者，加黄精 30 克，天花粉 30 克；有明显高脂血症者，加何首乌 15 克，枸杞子 15 克；合并周围神经病变者，加白芍 30 克，鸡血藤 30 克；合并肾脏病变者，加益母草 30 克，车前子（包）30 克。

【验方秘方 7】

中药组成：熟附子（先煎）6 克，肉桂 6 克，木瓜 10 克，肉苁蓉 15 克，枸杞子 15 克，仙灵脾 15 克，金樱子 15 克，覆盆子 15 克，桑螵蛸 15 克，山萸肉 15 克，乌梅 15 克，葛根 24 克，天花粉 30 克，黄连 6 克，炙甘草 10 克。

适用病症：老年糖尿病属肾气虚型。

用法用量：水煎服，每日 1 剂。

辨证施治：脾气虚，去肉苁蓉，加红参（另煎）10 克，白术 10 克，扁豆 15 克，山药 15 克；阴阳两虚，加熟地黄 24 克，黄精 30 克，玄参 15 克，僵蚕 15 克；肺气虚，加黄芪 30 克，五味子 15 克，干姜 6 克，炙甘草加至 15 克。

【验方秘方 8】

中药组成：天花粉 50 克，葛根 30 克，生地黄 15 克，麦冬 15 克，五味子 6 克，甘草 6 克。

适用病症：老年性糖尿病之气阴两虚型。

用法用量：水煎服，每日 1 剂，20 天为 1 个疗程。

辨证施治：口渴喜饮，尿频量多，加枸杞子 15 克，何首乌 20 克，山药 20 克；口渴多饮，咽干灼热，加沙参 15 克，地骨皮 15 克，石斛 15 克；阴虚甚，加麦冬 15 克，玄参 20 克；气虚，加人参（另煎）10 克，黄芪 15 克；多食善饥，大便秘结，加知母 15 克，玉竹 15 克，火麻仁 15 克，制大黄 10 克。

**【验方秘方 9】**

中药组成：磁石（先煎）50 克，白术 30~50 克，五味子 5 克，黄芪 30~50 克，知母 10 克，黄连 10 克，麦冬 10 克，石斛 10 克，甘草 5 克。

适用病症：老年糖尿病属肾阴亏虚，燥热伤津者。

用法用量：每日 1 剂，水煎 2 次，药液混合，分 2 次服。

**【验方秘方 10】**

中药组成：黄芪 30 克，山药 15 克，葛根 15 克，虎杖 15 克，桃仁 15 克，天冬 15 克，玄参 15 克，生地黄 15 克，丹皮 15 克，山茱萸 10 克，五味子 10 克，桑叶 10 克。

适用病症：老年性糖尿病。

用法用量：水煎 2 次，药液混合，分 2 次服，每日 1 剂。

辨证施治：燥热偏盛便秘者，加黄连、大黄、玄明粉；气虚甚者，重用黄芪、山药，加西洋参；脾虚者，加白术、黄精；肾阳虚者，加肉桂、熟附子，或加服金匮肾气丸；下肢疼痛者，加元胡、制没药、制乳香、水蛭、蜈蚣；并发周围神经炎，下肢冷麻者，加牛膝、桂枝、细辛；有高血压者，加石决明、天麻、钩藤、白芍；有冠心病者，加丹参、瓜蒌；并发痈疽者，加紫花地丁、蒲公英、金银花；尿多者，加乌梅、桑螵蛸、金樱子。

# 中篇

## 高血压宜忌与调养

# 第一章　高血压的诱因

## 饮食偏颇不节

### 长期饮食过饱

人体所需的营养素，要靠饮食来获取。因此，保持良好的饮食习惯是很必要的。但是，长期饱食并不是良好的饮食习惯，长期饱食对人体健康是无益的。

现代医学认为：经常饱食会使胃肠的负担加重，使消化液供应不足，甚至会引起消化不良。

每餐饮食过饱，血液过多地集中在胃肠，使心脏、大脑等重要器官相应供血不足，以致使人感到困乏，导致工作效率下降，冠心病患者还容易引起心绞痛发作。

长期饱食，摄入的营养量超过身体的需要量，不但会有过多的脂肪储存在体内，而且糖和蛋白质也会在体内转化成脂肪储存起来，储存的这些脂肪大多分布在皮下、肝脏、腹壁以及腹腔内的大网膜和肠系膜上，会造成腹压增高、腹壁肌肉松弛、腹部向外突出。这样不仅走路困难，而且稍微活动一下就会气喘吁吁。体内积存的脂肪越多，活动就越困难。

医学研究认为：长期连续饱食不但不利于人体健康，而且会使人未老先衰，缩短寿命，并会诱发胆石症、胆囊炎、糖尿病，特别是对脑力劳动者的不利影响更大。

因此，饮食要讲科学，不宜长期吃得过饱。

### 长期饮用高脂高胆固醇食物

高血压患者要控制富含胆固醇的动物脂肪和其他食物的摄入（如蛋黄、

动物内脏、鱼子、虾、蟹黄、墨鱼等)。这是因为:

(1) 经过动物实验和人类饮食习惯的调查，证明了高胆固醇的食物与动脉硬变的发生和发展是有关系的。

(2) 进食的数量可直接影响血液中胆固醇的水平。血液中胆固醇增高后，便容易沉积到血管壁中而发生动脉硬变。

不过，如果是年轻而且症状轻的高血压患者，几次测定血液中的胆固醇的数值又都不高，加上体形也不过于肥胖，其脂肪类食物的摄入可不必过分限制。但年龄在40岁以上的高血压患者，即使血液中的胆固醇的数量不高，目前也还没有并发动脉硬变症，也应禁忌富含胆固醇的食物。

荤腥食物（含动物性脂肪的食物）都或多或少含有胆固醇，对高血压病特别是动脉硬变的患者是很不适合的。但也不必视如“猛虎”，全加禁忌，而应该根据血中胆固醇含量水平及是否有动脉硬变等情况，适当予以控制。一般应选择每100克食物中含胆固醇在100毫克以下的食物为好。植物油有降低血中胆固醇的作用，而且含有较多的亚油酸，对增强微血管的弹性、防止血管破裂也有一定的好处。

## 常食各种蛋黄

各类蛋黄中胆固醇值较高是必须注意的。胆固醇侵入血管壁，黏附在血管壁上，引起组织上动脉硬变，其结果是导致心肌梗死的危险性提高。

确实，随着人们吃各种蛋类，如鸡蛋、鸭蛋、鹅蛋等食品的机会增多，患脑中风、心肌梗死的可能性也增多起来。

无论如何，对于中老年人，各种蛋类的蛋黄以不食为宜。

## 拒食各种肥肉

现在有些人一点肥肉都不敢吃，以为吃了肥肉会损害健康。年轻女性为了避免肥胖，保持苗条身材，不食肥肉；而中老年人害怕得高血压病、脑中风、冠心病，对肥肉更是一点儿也不敢沾。其实，这些看法和做法未免失之偏颇。

营养学家提出少吃高脂肪食物，强调的是“少吃”，而并不是“不吃”。一般认为，成人对脂肪、蛋白质、糖类需要的比例大体应为0.8∶1∶7.5。

肥肉并不是多余之物，它对维持人体生理功能有重要作用:

(1) 脂肪是人体的重要“燃料”之一，每克脂肪在体内能产生37.7千焦（9千卡）热能，是人体热能的重要来源。正常人每天需摄入30~40克脂肪才能保持精力充沛，体力劳动者所需要的脂肪量还要达到正常摄入量的2倍以上。

（2）人体所需的一些维生素，如维生素A、维生素D、维生素E、维生素K等，必须溶解在脂肪中才能被吸收，缺乏脂肪，这类维生素也会相应不足。

（3）肥肉中含有丰富的胆固醇，而胆固醇是人体不可缺少的营养物质。胆固醇过高自然不好，但成年人每日必须自胃肠吸收0.5克左右的胆固醇，才能满足合成细胞膜、性激素、皮质激素和胆酸的需要，才能维持免疫细胞的稳定性和白细胞的活力。

（4）油脂中的磷脂是细胞的组成部分，脑磷脂更是神经细胞的重要成分，在神经功能中具有决定性的作用，故有人称脂肪有健脑的功效。

（5）脂肪尚有保持体态丰满、使皮肤光滑润泽、让头发乌黑油亮的作用。

日本专家指出，血中胆固醇过低，可能是引发中风的一个危险因素。美国科学家指出，在婴儿期和童年期，若长期胆固醇摄入不足，日后的智力将受到影响。血液中的胆固醇含量低于1.5克/升的老年妇女，死亡率为对照人群的5倍，癌症和心脏病发病率也见升高。由此可见，绝对不吃肥肉的做法是不明智、不科学的。

## 饮水不足或过量

无论谁上了年纪，都会患有程度不同的老化现象导致的动脉硬变。

血管失去弹性后，血管壁变厚，血管内腔狭窄，血液循环不良。与此同时，血液本身也变得与年轻时不同，红细胞与白细胞等固体成分占的比率增高，尿素与尿酸等代谢产物的排泄不良，所以血液容易变浓，呈黏糊糊的状态。

黏度增高的血液勉强地通过动脉硬变血管的管腔，所以容易发生血管堵塞，导致脑梗死和心肌梗死。

所以说如果不能避开动脉硬变，至少应让血液循环保持一种通畅爽利的状态，这样的话就能防止血压的上升和由此伴随产生的各种疾病。

血液是由占总量45%的红细胞与白细胞成分及占总量55%的含有蛋白质、糖、脂肪、矿物质的血清液体成分组成的。

这其中最容易产生问题的是脂肪，多余的脂肪不仅贴在血管壁上成为动脉硬变的原因，而且血液中的脂质增加，就会使血黏度增高，使血液循环不良。

因此减少过多的脂肪是必要的，这就需要时间。要从现在开始，有效的方法就是充分地补充水分。用语言很难讲清，简单地说就是用水稀释血液，使血液恢复流畅的状态。可是，要喝多少水合适呢？一次性“咕嘟咕嘟”地大量饮水的话，就会增加血液循环量，成为血压一时性上升的原因，所以，应多饮几次，每次少饮一点为宜，一天饮水总量合计在 1000～1800 毫升为最好。

## 钠盐超标

人体对钠盐的生理需要量很低，成人每日摄入盐 1～2 克即可满足生理需要。在食盐摄入量较高人群，如日本本土人中，高血压的患病率高；而食盐摄入量低的地区人群，如在阿拉斯加的爱斯基摩人中，则几乎不发生高血压。限制钠的摄入可以改善高血压情况，服用利尿剂增加钠的排泄也可降低已增高的血压。钠潴留使细胞外液量增加，引起心排血量增高；小动脉壁的含水量增高，引起周围阻力的增高，都可能是发病机制。但是，实验室和临床研究均发现，改变摄钠量和血钠水平，只能影响一部分而不是全部个体的血压水平，故认为饮食中钠的致病是有条件的，对体内有遗传性钠转运缺陷，使之对摄钠敏感者才有致高血压的作用。研究表明，钠盐的摄入量与高血压的患病率之间呈线性关系。高血压病患者中 60% 为钠敏感者，因此，钠盐是高血压病发病的重要因素之一。

## 蛋白质摄入量偏多

近年来，国内外学者对蛋白质的摄入与高血压的关系进行了深入的研究，结果表明，多摄入优质蛋白质，高血压的发病率就下降，即使高钠饮食，只要摄入高质量动物蛋白，血压也不升高。一些沿海地区的渔民长期海上作业，精神高度紧张，睡眠时间少，长期吸烟饮酒，盐的摄入量也高，虽然存在许多高血压的危险因素，可是渔民的高血压患病率却比较低，这与膳食中优质蛋白质摄入多有关。

优质蛋白质预防高血压的机制，可能是通过促进钠的排泄，保护血管壁，或通过氨基酸参与血压的调节而发挥作用。

蛋白质对预防高血压有一定作用，但是从蛋白质的代谢来看，导致血压升高的可能性并不能完全排除，因为在蛋白质的分解过程中，可以产生一些具有升压作用的胺类，这些物质在肾功能正常时能进一步氧化成醛，由肾脏排出体外。但若肾功能不全或肾脏缺氧时，可导致胺的蓄积，有可能显示升压作用。另外，蛋白质、脂肪和糖在体内是可以相互转化的，蛋白质摄入过多，热量过高，久而久之，也可造成肥胖、血管硬变，导致血压升高，因此，人们应摄取适量蛋白质。

### 微量元素失调

体内某些微量元素缺乏或有毒元素过多均会影响血压的波动。研究发现体内锌、镉的比值降低时血压会上升，增加饮食中锌元素能防止镉增高而诱发的高血压。长期接触镉的职业工人高血压病的发病率比不接触镉的工人高。

饮食中缺少镁者血压易偏高，对轻、中度高血压患者补充镁能使血压下降。镁能降低血压可能是由于镁能激活血管平滑肌细胞膜钙泵，排出钙离子，泵入钾离子，限制钠内流，以及镁能减少应激时去甲肾上腺素的释放，从而起到降压的作用。

## 不良生活习惯

### 打鼾

人们在日常生活中发现，为数不少的睡眠打鼾者血压偏高。一些中年男性高血压病患者，由于他们睡眠打鼾，服用多种降压药物控制血压结果仍不理想。如果对这些患者的打鼾进行治疗，他们的血压就会比较容易地控制在理想水平。这种情况提示打鼾与高血压有关。

1. “鼾睡”似酣睡，白天爱瞌睡

阻塞性睡眠呼吸暂停综合征（即睡觉时打鼾）的患者，其一大特点就是白天精神不好，老想打瞌睡。这原因很简单，一个晚上多次呼吸暂停，吸入的氧气自然比正常人少很多，脑部缺氧，白天精神能好起来吗？我的室友正是这样，白天上班时经常伏案打盹，让我们看了愤愤不平：这小子晚上睡这么香，白天还打瞌睡，真是懒虫一条！

其实，我这室友并不懒惰，人也聪明，但没办法，当时的课本并没有提到阻塞性睡眠呼吸暂停综合征这种疾病。几年后我偶然看到一本讲睡眠医学的书，才恍然大悟，明白当年是大大错怪此君。

2. 严重打鼾也是病

其实，治这个病倒很简单，既然是气流通过的通道狭窄，那么把这个通道弄宽就行。比如减肥，比如用牙齿纠正器、舌托，或者做个小手术，如腭垂腭咽成形术、鼻部手术等。最终目的就是让气道通畅，则鼾声自然减轻或消失，呼吸暂停也就基本无踪。但是，打鼾实际上牵涉多个器官，治疗起来总体疗效尚不满意。

长期以来，许多人虽然对打鼾者深恶痛绝，但只会觉得这人习惯不好，基本不会想到这人有病。事实上，这个病也是近年才在医学界引起重视并单独列出的，早在若干年，你要是想治打鼾而去找医生，估计就会被对方一句“打鼾不是病，不用看”的答复打发回家了。

现在看来，打鼾当然是病。阻塞性睡眠呼吸暂停综合征的患者年轻时夜里会吵着别人，影响同学朋友关系，甚至导致离婚；白天哈欠连连，工作效率低下，可能丢掉工作。到了中老年，情况要更糟，长期患此病的人，很可能会在睡眠期间发生心律失常、心肌梗死、中风，甚至“长睡不起”——就此死亡。

所以，套用“牙痛不算病，痛起来真要命”的俗话来说，“打呼噜不算病，打起来真要命！”

据调查，在阻塞性睡眠呼吸暂停综合征患者中，有50%以上并发有高血压，而原发性高血压病患者中，有30%的人合并有阻塞性睡眠呼吸暂停综合征。

## 长时间打扑克

打扑克，能给予我们精神上一定的刺激，给我们带来紧张和兴奋的感觉。有的时候具有给我们转换心情的优点。

可是太在意胜负，人就会失去冷静，会沉迷于其中，这也是极普遍的现象。可是永远取胜是不可能的，与之相比，失败是客观存在的，所以一味追求胜利，往往就会完全深陷其中而无法自拔。

这样的结果，就会使血流加速，躁动不安，就会不断地使血压上升。

情绪高涨，精神紧张，兴奋传递给自主神经，刺激交感神经，使血压上升的物质去甲肾上腺素就会分泌。

沉迷于胜负，集中精力，握着的手心湿漉漉的。这种手心握汗的状态，就是由去甲肾上腺素的分泌导致的。

结果，如果高压是 20 千帕（150 毫米汞柱），这时候就会接近 26.7 千帕（200 毫米汞柱），低压也从 13.3 千帕（100 毫米汞柱）上升到接近17.4 千帕（130 毫米汞柱）。

就连血压正常的人，都是这种状态，血压高的人，上升的幅度就更大，更严重的是，往往还会出现脑中风和心绞痛。

所以说，把扑克全部从生活中取消，对于不好此道的人来说是最好不过了。对于生活中没有什么变化同时又喜好玩的人来说，过分抑制增加的精神紧张，反而会带来相反效果。

鉴于此，采取不过分沉迷的方法是必要的，不拘泥于胜负是理想的。如果不能控制自己，就不要沉迷于其中。如果发现自己过分投入，就要歇一会儿，把身体健康放在首位是重要的。不能遵守这种方法，就要放弃，否则就是拿生命做赌注。

## 长时间打麻将

打麻将是老年人喜爱的一种娱乐活动，它能调节精神、丰富生活、开动脑筋、减缓智力衰退、延缓机体内器官老化，对身心健康是有一定益处的。但是同其他娱乐活动一样，必须适可而止。因为，老年人有着年老体弱的种种生理特点，若是日久成瘾，就会给身心健康带来极大的危害。

同学小王常年在外工作，难得假期回家，去年春节一家人欢欢喜喜地度过了除夕，接下来的日子就是考虑怎么娱乐。小王的岳父、岳母是麻将迷，早已退休。无奈平日老两口加上小王太太是“三缺一”，少了一只“铁脚”，所以除了每日三餐，剩下的时间往往是在玩门球、养花种草中度过。小王难得回家一趟，刚好凑齐一桌。岳母建议小王和太太陪他们玩上几圈，过把瘾。但这一上桌，就难离开了，每天除了买菜做三餐饭外，其余的时间几乎都泡在麻将桌上，开始几天小王玩得还比较“欢”，接下来就感觉不对劲，坐在那里，肩、颈、腰部酸痛。为了不扫两位老人的兴，小王只有坚持着，那滋味真是“茶壶里装饺子，他心中有数”。可岳父、岳母却忍不住“哎哟哟”直呻吟。虽是这样，他们却“勇往直前”，丝毫没有歇手的意思。

正月初八深夜，岳父大人的“手气”特别好，连和几桩后，突然高叫一声：“和了，清一色。”还没来得及推倒牌，人却滑到桌子底下去了。一家人见状吓慌了，七手八脚把老头子扶起来一看，老头子已不省人事，口角都歪了。急忙送往医院急诊，正好我值班，听完小王的讲述，赶紧给老爷子做了脑 CT 检查，竟然是脑出血。而小王紧张之余，边说边晃脖子、伸懒腰。我心里嘀咕：“年纪轻轻，送一个人到医院，也不至于累成这个样子”。一问原因，小王直吐苦水，还说看东西，好像视力都比以前差了。于是我顺便给他检查了一下视力。结果把他吓了一跳。回家前，他两眼视力均为 1.2，现在却明显下降。唉，看来，凡事都要有个度，不要乐极生悲。

对于老年人和高血压患者来说，打麻将必须注意以下几点：

（1）忌饭后即打。老年人消化液分泌减少，消化功能减退，饭后应稍事休息，让血液更多地供应肠胃，以促进食物的消化吸收。如果放下碗筷即搓麻将，紧张地用脑，就会减少肠胃的血液供应，导致消化不良和肠胃病的发生。

（2）忌时间过长。如果打麻将一坐就是半天甚至一天，会使下肢血液回流速度缓慢，出现下肢麻木、疼痛、水肿等症状，甚至发生下肢静脉栓塞。所以，坐一小时左右，应适当地站起来活动一下肢体。

（3）忌情绪波动。老年人血管弹性差，有的患有动脉硬变、高血压、冠心病等血管疾病。如果过度兴奋、紧张，则会刺激体内交感神经，使心跳加快，血压升高，容易诱发中风、心绞痛、心肌梗死，甚至发生猝死。所以，搓麻将作为一种娱乐、消遣，应心平气和，不要为一张牌争得面红耳赤，不要把胜负看得太重，更不要赌钱。

（4）忌熬夜打麻将。有些中老年人的夜生活常常是以打麻将的方式消遣掉的。要知道，老年人的生理功能减退，容易疲劳，而且不易恢复，故应有足够的睡眠时间。否则就会出现头昏眼花、精神疲劳，诱发出其他疾病来。

（5）忌忽视卫生。人到老年，身体的免疫功能减退，抗病力差，一旦遇到微生物感染，就容易发病。因此在打麻将前后应该洗手，中途不要嗑瓜子或用手拿食物吃，同时还应将麻将经常放在阳光下暴晒。此外，患有肝炎、痢疾、肺结核等传染病的人，最好不要去打麻将，以免传染给他人。

## 长时间下棋

弈棋，是一种“斗智”的艺术，是锻炼智力的一种娱乐活动，它有助于提高人的记忆力，使大脑皮层的活动功能增强，还能提高理解和判断能力、加强运算能力。运算能力越强、越准，获胜的机会越大。纹丝对坐，从容谈兵，奥妙莫测，“乐在棋中”，会把人带到丰富多彩的精神世界里，享受到无穷的乐趣。同时，对那些智力迟钝、减退，注意力不集中的老人，弈棋则是最佳的治疗方法。

但是娱乐必须适度，对于高血压患者来说更是如此，切记下棋时间不要太久，或与人争执。因为下棋时间太久，势必减少活动量，使运动系统的功能减退。在“棋逢对手”，竞争激烈时，全神贯注，目不斜视，颈部肌肉和颈椎长时间固定于一个姿势，血液局部循环不良，肌肉劳损，易发生紧张性头疼和颈椎病，还可降低胃肠的蠕动，导致心肌的收缩力以及身体的免疫功能都会减弱，有损身体的健康。因此，下棋每次不宜超过 1 小时，消遣消遣足矣。同时有些人弈棋争强好胜，常为一兵一卒争执，乃至“唇枪舌剑”，互不相让，这样会使交感神经兴奋性增高，心动过速，血压骤升，心肌缺血。原有高血压或隐性冠心病的人，便有可能突然发生意外招致不幸。

## 贪玩游戏机

美国公共健康中心的科学家研究发现，电子游戏与儿童高血压有密切联系。科学家们曾对附近两所学校的 1400 名学生进行跟踪调查，询问了他们家庭的高血压病家族史。经过比较相关血压资料，结果发现，经常玩电子游戏的儿童患紧张性高血压病的比例高于不玩的儿童。

研究还发现，儿童期高血压病对成年后的血压有很大影响。他们比起正常的同龄人，包括那些具有高血压病家族史的同龄人，更容易成为真正的高血压患者。因此，对家长来说，一定要控制好孩子，莫贪玩电子游戏。

## 长时间看电视

随着电视的普及，如今看电视已成为人们业余文化娱乐生活的重要内容。然而，电视对人体健康有没有影响，这是人们普遍关心的问题。据国外研究，电视机在工作时，其显像管会发射一种较强的电子束，对人体健康有一定的影响，尤其对血压的影响更大。长时间看电视后，可引起机体耗氧量增加和神经系统疲劳及感官能力减退，使人的工作效率下降，连续看电视 5 个小时以上时，血压会明显升高，此称之为升压反应。一般健康人在看过电视后不久，升压反应即消失，血压很快便恢复正常；但高血压患者的升压反应却可持续 10~15 小时，少数人还会出现颅内刺激症状，甚至诱发脑卒中或急性心肌梗死等。据柏林心血管病中心研究所报告，所有高血压患者在看完电视之后，血压均上升，大约有 1/3 的患者的血压直至次日还不能恢复到原有水平。

关于看电视引起升压反应的机制尚在探索之中。根据初步研究结果认为，造成升压反应的原因，除了精神情绪上的应激反应（尤以紧张、恐怖及悲伤的情节画面影响最为显著）和电视机的辐射之外，闪光、声音的刺激亦是重要因素。因此，为了健康和安全起见，不论是高血压患者还是正常健康人，看电视时均须注意以下几个问题：

（1）每次持续看电视的时间不应过长，通常以不超过 2 小时为宜。中途应当休息片刻，到室外走走，眺望远方，活动肢体，呼吸新鲜空气。

（2）看电视时，室内光线不宜太暗，最好是有较弱的侧光照明。

（3）避免电视画面“跳跃”或“闪烁”，少看惊恐悲切的情节，高血压患者以不看为宜。

（4）看完电视后若有不适反应时，就应及时节制，以免造成不良后果。

（5）看电视的距离以距电视机（50.8 厘米）1.5 米为最低标准，眼睛视线的水平与电视机屏面中心呈 13°夹角为宜。

另外，儿童超长时间看电视可能导致性早熟。

昨天带着儿子小马和一帮朋友吃饭，席间朋友对儿子的乖巧赞不绝口，把他夸成了一朵花儿似的。我撇了撇嘴，然后告发儿子：昨天他还跟我们夫妇大闹了一场呢！朋友们不解，纷纷问是怎么回事，小马也在一旁煽风点火地让叔叔阿姨们给他做主申冤。

我告诉他们，我昨天刚刚看了一份文献，上面报道说意大利研究人员最新的研究发现，儿童超长时间看电视将会导致褪黑激素分泌的减少，这种被称为“睡眠荷尔蒙”的激素与儿童的青春期时间有密切的关系。那些远离电视、电脑的青少年褪黑激素的分泌量要比平均值高出 30%。研究人员认为，长期暴露在电视等人造光源下，是极有可能导致性早熟的。所以我对小马说，以后你看电视的时间不能超过 2 个小时，这是命令。结果小家伙就不干了，哭天喊地地跟我们闹。

朋友们听了，纷纷表示回家也要对孩子发出“电视限制令”，小马一看“敌众我寡”，没有人支持他，也就只有耷拉着脑袋不再争辩了。

### 不爱运动，常卧床休息

经常躺在床上，忧心忡忡，思想过度紧张，甚至唉声叹气、精神不振，加之脑组织要消耗大量的葡萄糖、氧气、脑卵磷脂、氨基酸等能源物质，会造成大脑暂时的营养不足，以致产生头晕、浑身乏力等症状，造成体力不佳。而且长期卧床，就会降低胃肠功能，导致食欲不振，使全身营养缺乏，对身体本身和抵抗疾病都不利。严重者，肢体老是处于静态之中，可能造成肌肉萎缩、骨骼脆性增大和关节不灵活，使肢体僵化。人躺在床上长久不动，势必会造成血液循环缓慢，血液是身体一切组织器官供给营养、供给氧气的通道，如果血液循环不畅，会使全身健康受损，还会导致其他疾病的发生。长期卧床于室内，空气中含有大量细菌、霉菌和发酵颗粒，以及二氧化碳、灰尘等有害物，由于空气不清洁，呼吸受阻，对高血压患者极为不利。如果出外活动，使新鲜氧气参加人体的生化代谢活动，有利于蛋白质的合成和增强免疫功能，对康复是有好处的。生活较有规律的正常人，体内的激素分泌是比较均衡的，一般白天较高，夜间较低，如果老是睡觉，就会扰乱生物钟，扰乱内分泌系统的正常工作。

总之，要根据个人的身体状况，进行力所能及的活动。专家指出，患者每天坚持 3 次、每次 20 分钟的户外活动，比如散步等，就会明显改善身体器官的功能。

## 情绪诱病

### 情绪激动与高血压有关吗

王师傅是高血压患者，一天下班回家后，他发现家门口有堆狗屎，忍不住在楼道间破口大骂。回屋之后，他仍絮絮叨叨，气愤难平，结果忽然陷入昏迷，再没醒过来。动辄发怒往往成为高血压发生和恶化的诱因，寡欲精神爽，思多气血衰。心平血压降，气和则安康。

情绪与疾病关系密切，且互相影响。疾病可引起情绪的波动，高血压就是其中最常见的一种。无论哪一时期的高血压，都会对人的情绪产生影响。高血压初期，血压波动很大，忽高忽低，而人的情绪往往随着血压的波动而变化，容易激动，爱发脾气。随着病情的发展，并发症的出现，患者心理负担日益加重，情绪更加不稳定，更加急躁、易怒、易冲动。到了晚期，多个脏器受损，功能丧失，情绪往往变得深沉、忧郁，有时焦躁不安，还可能出现多疑、敏感，甚至产生被害的妄想等症状，也可能出现行为异常。

反过来，情绪的变化亦可引起血压的变动。激动、忧虑、烦恼、焦急等情绪会使心跳加快，血压升高，而保持宁静愉快的心情，血压则下降。

高血压患者最忌的就是大喜大悲，在愤怒、悲伤、恐惧或大喜时血压骤然升高，易诱发心脑血管疾病的突发，情绪的激动往往是诱发脑卒中的因素。

## 消极情绪

在人的情绪活动的同时会伴随一系列复杂的体内生理变化。如果是良好的、积极的情绪状态，会对人的心血管系统有促进作用，能为人的神经系统功能增添新的力量，能充分发挥肌体的潜能。但是，不良的、消极的情绪活动，虽然可以短暂地激发肌体对恶劣环境刺激的适应性反应，但总的来说，会对肌体产生有害的作用。

高血压病患者可能有明显的家庭史，即遗传因素，也可能是由于动脉病变而造成的，但是人们的生活习惯，特别是紧张的刺激和饮食的习惯，也会对高血压病有明显的影响。例如人在受到威胁的情况下，会产生焦虑和愤怒的情绪，使心率加快、血压升高、血管收缩。如果这种情绪反应是短暂的，则体内的生理、生化变化会很快复原，身体不会受到影响。反之，如果这种情绪长时期存在，并且得不到必要的疏导和发泄，持续时间过长，就会使人的整个心理状态失去平衡，体内的生理、生化不能恢复正常，持续下去，就很容易导致高血压病的发生。

实验观察发现，凡是能引起被实验者情绪波动的有关心理社会因素的谈话，如涉及工作、婚姻家庭以及经济上的困难时，都会引起被实验者心电图不同程度的变化。所以不良的心境如悲伤、自责和沮丧、愤怒、高度紧张、急躁好胜、激动等，都是引发高血压病的因素。要摆脱消极心境对健康的影响，可采用以下几种方法。

（1）弥补法：对突发的外来刺激，可通过努力工作来弥补精神创伤和心理伤害。

（2）转移法：积极参加文体活动，借以转移注意方向，松弛紧张情绪。

（3）劝说法：扩大交往，结识良师益友，寻求安慰和疏导，以减轻心理冲突。

俗话说“人非草木，孰能无情”，面对来自外界的各种刺激，要摆脱不良的心境，做情绪的主人。我们应该时常这样想。

## 心理的压力

导致高血压的原因是很多的，而情绪紧张则是其中的重要原因之一，这就是说持续的紧张情绪和过度的精神疲劳可产生高血压。

41 岁的李先生是某公司的文员。一天，他为完成公司的一项紧急任务，从早上 7 时一直忙到下午下班时分，匆忙吃点东西后又回公司接着工作。晚上 9 时许，在老板“快点！快点！”的催促声中，他突然感觉脑袋里好像有一个爆竹爆炸了，“轰”的一声失去了知觉。经过医生全力抢救，李先生侥幸死里逃生。原来，他是因为高血压引起了脑出血，导致右侧肢体完全瘫痪。

血压的升高有两种原因：一是由于动脉血管收缩以抗拒正常的血液流动，使血压增高。另一个是由于心肌的作用，使血压升高，这多是由于长时间的繁重体力劳动，因瞬时心跳加强加快，使心脏血管承受前所未有的压力，导致了心血管疾病。

有人曾做过一个动物实验，充分说明了心理冲突可引起高血压症。把一只嘴馋嗜腥的猫放在一个它能看见又能抓得到的、放有鲜鱼食品盒子的地方。猫要想吃到鲜美的鱼肉就必须踏在食品盒前边的一个通电的电极上，这样猫就得忍受伤肤的电击痛才能吃到鱼肉。在这种取食忍痛、不取食难熬的情绪折磨下，使猫的心理上形成严重的冲突，猫变得愤怒、恐惧的矛盾结果导致血压急剧升高。

实验研究还发现，在愤怒与痛苦时，由于动脉外周阻力增加，可使舒张压明显升高；在恐惧时，由于心输出量增加，造成收缩压升高。国外有学者对某医学院的 192 名学生进行调查，发现在考试前 30 分钟，其中有 51 人的血压明显升高，23 人收缩压一般升高 1.13～2.26 千帕（20～40 毫米汞柱)，最高者可达 8 千帕（60 毫米汞柱）。

而在考试结束后 30 分钟，在 51 人中只有 19 人有轻度的血压升高，其他的人都恢复了正常。另外，有些人由于对某一事物的恐惧而形成条件反射，造成血压升高。有位学者讲了一个有趣的病例：一位飞行员患高血压病，经过在医院的休养，血压已接近正常。但有一次偶尔测定血压时，正好天空中有飞机飞过，他的血压就突然明显上升。据他自己所说“我突然情绪不安，显然我已经再不应该驾驶飞机了”。这也进一步说明，在日常生活中，任何一种刺激性的因素都可使病人形成条件反射而使血压波动。

据研究还发现，容易激动、好竞争、常觉时间不够用而有压力感的人，过于耿直的人，胆小怕事的人患高血压的机会比较多。总之心理状态的好坏与血压有着直接的关系。

## 精神紧张

人突然遇到危险时，就会惊恐得心跳加快，血压骤升，面色苍白，手脚冰凉。这是人体生理状态下的应激反应，即在神经系统的调节下，促使肾上腺素类物质迅速增加，心血管系统使全身血液重新分配，以应付在危险状态时主要脏器对供血的需要。当然，危险消除后，这个过程也就随即消失，血压也就恢复到原来的状态。但是，如果由于某种原因，一个人经常遭受强烈的刺激，心理处于紧张状态，他的正常生理过程受到干扰，就会转变为异常的病理生理过程，从而引起高血压病。如驾驶员、消防队员、报务员以及工作高度紧张的科研人员等，患高血压病的可能性增大。

医学研究发现，生活在简朴而精神相对安定环境中的人群，大都与此病无缘。但同一种族者迁入环境紧张的工业化城市以后，高血压患病率明显提高。

由此可见，精神紧张是引起高血压的主要原因。

## 心理的变化

人们都有这样的体验，惊慌时会感到心脏“怦怦”跳动；愤怒、焦虑时则心率加快，血压升高，这是交感神经处于兴奋状态的表现。这种情绪状态如果持续下去，并且结合其他生理条件，就有可能造成心血管功能紊乱，出现高血压病等。实验发现，在痛苦、愤怒和恐惧时，都容易使血压升高。因此，有忧虑、恐惧、愤怒、敌视情绪的人，最容易发展成为高血压患者。

从人格特性中可以看出，高血压病的患者往往是有雄心壮志，好争强、好激动，具有广泛敌意，对自己要求过高，总想在工作中有成就，而常感到时间不够用和有压力；还有的不轻易暴露自己的思想，固执、保守，过分耿直；有的则是多疑敏感，自卑胆小，常有不安全感。一般说来，对社会环境的迅速变化在心理上适应良好者，血压不易变化，而适应不良者，血压则很易随着社会环境的变化而波动。

总之，高血压病除血压调节系统发生障碍外，社会心理因素是一个不容忽视的问题。

## 遗传因素

高血压病患者有家族史的多见，其直系亲属的血压水平比同龄非直系亲属的高，双亲均有高血压的子女发生高血压的危险性大。双亲血压都正常的子女，患高血压的概率只有3%，双亲血压都高于正常的儿女，患高血压的概率为45%；单卵双生兄弟（姐妹）的高血压相关系数可达55%。30年来科学家们将特发性高血压大鼠近亲繁殖培育成原发性高血压大鼠模型，它们的后代几乎100%患高血压。以上资料说明遗传因素的重要性，提示凡有高血压家族史的人应及早从幼儿时期起就采取预防措施，如少吃盐、不饮酒，参加适当的体育锻炼，控制饮食，避免过度肥胖，避免精神过度紧张，每年定期一次体检，以便做到及早发现血压异常和及时予以有效的治疗。

## 肥胖

脂肪不仅是人体代谢的主要能源，而且是人类发育健康所必需的物质。然而，人体中脂肪储存过多而发生肥胖，不仅使人臃肿，行动笨拙，而且会增加心脏其他器官的负担，甚至诱发高血压、心脏病等。肥胖是血压升高的重要因素。经10~20年的随访发现，超重者中至少有60%的人发生高血压病，肥胖人高血压发病率是同龄组体重正常者的3倍。单有超重症状的发病率是体重正常者的4倍，单有高血压家族史症状的发病率是体重正常者的3.6倍，二者同时存在的发病率是体重正常者的13倍。

在10%~15%的高血压发病率中有10%~40%伴有肥胖或过重。超重者高血压发生率增加，尤其是在年轻人（20~30岁）高血压发生率为非肥胖者的1倍，而年龄在40~60岁肥胖者高血压发生率是体重正常者的1.5倍。随着肥胖的进行性增加，高血压和心血管病的发生率也增加，尤其是男性。男性超重为正常水平的125%，收缩压升高为正常水平的118%，而随体重下降到正常水平的75%时，则收缩压下降为正常水平的90%。超重者血胆固醇水平也轻度增加，在高血压的基础上易于发生动脉粥样硬变。肥胖病人脑中风和冠心病的发生率也增加。中年男性体重超过30%时，猝死和心绞痛的发生率是体重正常者的5倍。脑中风的发生率是体重正常者的8倍。肥胖与高血压同是心血管病的危险因素，二者并存其危险性更严重。另外，肥胖、高血压病、糖尿病、高血脂症和冠心病是一组相互联系，互相因果的疾病，有“五病联合综合征”之称，简称“五联征”，这五种疾病一旦联手“合作”，其后果是可想而知的，而肥胖往往是“五联征”的“开路先锋”。

## 职业与年龄因素

### 年龄

高血压病发病率随年龄增长而增加。统计资料显示，40岁以下仅占总患病数的10%左右，40岁以上占总数的90%左右。我国高血压病与年龄因素统计资料表明，4~14岁发病率为0.86%，15~20岁为3.11%，20~29岁为3.91%，30~39岁为4.95%，40~49岁为8.60%，50~59岁为11.38%，60~69岁为17.23%。由此可见，40岁以后发病率明显增加。

### 职业

职业与高血压病的发生有一定关系，在不同职业中高血压病的患病率有较明显差异。对于工作繁忙而又紧张、注意力需要高度集中、体力活动较少的职业，尤以脑力劳动为主的职业人员，如售票员、报务员、会计、科研人员等患病率高，农村高血压患病率低于城市脑力劳动者，可见高血压患病率易发生在脑力劳动的职业人群。

# 药物的致病因素

## 糖皮质激素类

如泼尼松、地塞米松、氢化可的松等，可引起血压升高。这类药引起血压升高的原因与钠离子在体内潴留有关。因为钠离子潴留，导致细胞外液增加，引起血容量、心排血量的相应增加而导致血压升高。此外，如动脉壁内钠含量增加，能促使高血压病患者血管收缩，导致血压升高。

1. 避孕药

口服避孕药引起血压升高的时间长短不等，短者1~2周，长者1~2年。因此服避孕药的妇女应定期测量血压。出现高血压后即应停服避孕药，改用其他避孕措施。避孕药引起血压升高的机制，目前医学研究认为是药物中含有雌、孕两种激素的缘故。雌激素一方面引起血浆血管紧张素含量升高，促使血管收缩而血压增高；另一方面是雌二醇具有盐皮质激素的作用，可直接作用于肾小管而引起水钠潴留使血压升高。

2. 止痛药

如保太松、吲哚美辛等，可引起血压升高，这类药引起血压升高可能与该类药引起机体水钠潴留有关；其次，与该类药抑制前列腺素合成，使血管趋向收缩有关。

3. 其他药物

麻黄碱属拟交感药物，可使心脏排血量增加，小动脉收缩，长期大剂量应用可引起血压升高。含麻黄碱的药物如止咳定喘膏、麻黄素、呋喃西林滴鼻液等也同样有升高血压作用。另外，肾上腺素、去甲肾上腺素，可以使血管收缩，导致血压升高。

# 第二章　高血压的判断与应对措施

## 高血压危象

高血压危象即高血压的危急现象。由于某些诱因，引起短期内血压急剧上升，出现一系列危险表现，在短时间内发生不可逆转的生命器官损害。高血压危象可发生于任何类型的高血压中。

1. 常见诱因

（1）寒冷刺激和气候变化。

（2）情绪激动。

（3）精神创伤。

（4）过度疲劳。

（5）突然停用降压药物。

在这些因素刺激下，全身小血管像突然抽筋一样地缩在一起，血液流通受阻，使血管的外周阻力突然增高，从而引起血压急剧升高，导致高血压危象。

2. 高血压危象的临床特点

（1）血压突然升高，一般以高压升高为主，大多超过200mmHg（毫米汞柱），严重者低压亦升高，大多超过130mmHg（毫米汞柱）。

（2）心率增快，有时可达110次/分以上。

（3）异常兴奋、发热、出汗、口干、皮肤潮红、手足发抖，甚则剧烈头痛、眩晕、耳鸣、恶心、呕吐、神志变化、气急、心悸、视物模糊或暂时失明、腹痛、尿频、少尿或排尿困难等。

（4）面色苍白、皮肤出现红斑，烦躁不安或精神萎靡。

（5）重症者又出现神志改变、恶心呕吐、腹部绞痛、呼吸困难、抽搐、昏迷、心绞痛、心肌梗死、心力衰竭、肾功能衰竭、中风等严重后果。

上述症状一般持续时间较短，恢复迅速，但易复发。多数人在及时采取了有效措施后，症状可缓解，异常体征可消失。危象是高血压过程中的一种严重症状，病情凶险，特别是并发高血压脑病、急性心力衰竭或急性肾功能衰竭时，须及时采取有效措施，否则可导致死亡。

当高血压患者出现上述症状后要立即卧床休息，并服用心痛定、降压乐、利血平等快速降压药及安定10mg。严禁服用氨茶碱、麻黄素等兴奋剂或血管扩张剂。同时呼叫救护车，尽快送附近医院进行系统治疗。

## 高血压脑病

高血压脑病即高血压所引起的脑部病变，主要是在原有的高血压基础上血压突然升高，同时伴有短暂脑功能障碍的一系列表现。可由多种伴有高血压的疾病引起，多发生在急进型高血压和严重的缓进型高血压患者身上，这类患者多有明显的脑动脉硬化，也可在妊娠高血压综合征、肾小球肾炎、肾动脉狭窄、嗜铬细胞瘤等继发性高血压患者身上发生。高血压脑病如不积极抢救，则极易导致患者死亡。

其发病机制是血压急骤升高超过脑动脉的调节范围时，脑小动脉血管在强烈的痉挛之后扩张，脑血流量增加，脑组织被过度灌注而产生脑水肿、颅内压增高。

临床表现特点如下。

（1）血压的突然升高，达200~260mmHg/140~180mmHg（毫米汞柱）。

（2）最先的症状是剧烈头痛，于头痛后几小时甚至一二天后，出现烦躁、恶心、呕吐等症状。或伴喷射性呕吐、颈项强直、视力障碍，或伴随抽搐、意识模糊甚至昏迷。

（3）还可出现暂时性偏瘫、局限性抽搐、四肢肌肉痉挛、半身感觉障碍、失语等表现。

（4）病情严重者还可出现心动过缓和呼吸困难。

（5）病程长短不一，长者可达数天，短者仅数分钟。

病程一般较短，如不能得到及时有效的治疗，可以导致死亡；如果处理及时得当，则症状、体征可完全消失，恢复至高血压脑病发病前的水平。高血压脑病的治疗必须快速降压，制止抽搐，防止脑水肿等等。另外，尚需加强护理，保持呼吸道通畅等。

# 高血压急症的家庭急救处理

多数高血压急症发生在医院外，如果高血压患者突然于家中发病，家里的其他成员应能做出初步判断，并适当做些相应的处理，实属重要。发现后不要慌忙地急于送医院，一方面是防止病情加重，另一方面又可防止途中发生意外。

1. 现场处理

大多数高血压危症系突然发生，可以在任何场合出现。一旦出现高血压危症千万不要惊慌失措，因为此时患者最需要的是少挪动，故在没有适当搬运条件的情况下，不要急于往医院送。现场应急的措施主要是：（1）此时患者情绪恐惧害怕，容易加重病情，故首先应稳定患者的情绪；（2）舌下含服降压效力快的药物，常用尼群地平 10~20mg 或维拉帕米 40~80mg 压碎后舌下含服，也可用卡托普利 12.5~25mg 咬碎后舌下含服，一般 5 分钟后血压开始下降，半小时到 1 小时后出现最大的降压效果，并能维持疗效 3~6 小时。当血压下降后待病情稳定再积极组织送到医院做进一步的处理。过去 20 年，国内外将短效硝苯地平作为常用治疗高血压急症的方法之一。最近，一项来自美国的研究发现，该药舌下含服的危险性，主要有血压骤降，周围血管扩张引起的盗血现象，反射性心动过速，故应用时要慎重。

2. 家庭一般应急处理

（1）卧床休息。

（2）低盐饮食。每日钠摄入量限制在 500mg 以下，多食富含钾之类的水果，如橘子、梨。

（3）稳定患者情绪。口服安定 2.5~5mg，每日 3 次以达到镇静作用，避免情绪激动或紧张。

（4）找出患者随身携带的降压药，舌下含服起效迅速的降压药。常用的有尼群地平 10~20mg 或卡托普利 12.5~25mg 咬碎舌下含服。

（5）出现心、脑、肾严重并发症时，速送医院急救。

3. 不同伴随症状的应急处理

血压突然升高，伴有恶心、呕吐、剧烈头痛，甚至视线模糊，即已出现高血压脑病。这时家人要安慰患者别紧张，卧床休息。家中若备有降压药，可立刻服用，还可以另服利尿剂、镇静剂等。若经过上述处理，症状仍不见缓解，要及早护送患者到附近医院急诊治疗。

发生心绞痛，甚至心肌梗死或急性心力衰竭。患者多在劳累或兴奋后出现剧烈的心前区疼痛、胸闷，可放射至颈部、左肩背或上肢，重者有面色苍白、出冷汗现象。遇到上述情况时，应让患者安静休息，以常备的硝酸甘油一片舌下含服，或打开一支亚硝酸异戊酯吸入。家中如备有氧气袋，可同时让其吸入氧气。如症状不见减轻应迅速通知急救中心或备车前往医院。

如患者突然心悸气短，呈端坐呼吸状态，口唇发绀，伴咯粉红色泡沫样痰时，要考虑有急性左心衰竭危险。应吩咐患者双腿下垂，采取坐位，让其吸入氧气，并迅速通知急救中心。伴有脑血管意外，患者突然出现剧烈头痛，伴有呕吐，甚至意识障碍和肢体瘫痪，此时要让患者平卧，头偏向一侧，以免意识障碍伴有剧烈呕吐时，呕吐物吸入气道，然后通知急救中心。

如发现患者出现中风先兆表现，如半身麻木、偏瘫、头痛剧烈、呕吐，甚至昏迷等现象，切忌随意自行活动，应平躺侧卧，防止呕吐，特别应防止将呕吐物误吸入气管，同时立即与医院联系急救。

## 老年高血压病的特别提醒

1. 脉压增大危险大

以收缩压减去舒张压所得的差值，即是脉压。高血压患者脉压增大，表示血管弹性差，相对变硬，动脉扩张。一般人从 50 岁起，脉压开始增大，与收缩压和舒张压增高一样，脉压增大常引发心脑血管疾病的发作。人们都知道收缩压和舒张压数值越高，危险越大，然而脉压越大危险越大还没有引起人们足够的重视。特别是老年人，常常认为年纪大了，收缩压应该有点升高了，只要舒张压升高不多，就觉得问题不大。其实当收缩压超过 160mmHg（毫米汞柱）时，舒张压在 75mmHg（毫米汞柱）时的危险性要远远大于舒张压略低于 95mmHg（毫米汞柱）的患者。

对脉压大的老年患者来说，可以采用以下一些改善血管弹性，软化血管，舒张大动脉的非降压药进行治疗：

硝酸脂类药物：可直接舒张大动脉血管平滑肌，改善大动脉弹性，发挥作用较快。

他汀类药物：可调节血脂，改善动脉弹性，减少氧自由基的产生。他汀类药物改善动脉弹性和缩小脉压的作用相对较慢，需要长期治疗才可出现效果。

叶酸：能软化血管，从而有利于降低高血压患者的脉压。在橙汁和绿叶蔬菜中含有天然叶酸，但如果要发挥叶酸降低高血压患者脉压的作用，单纯从食物中摄取叶酸的量不足以降低脉压，需要高剂量补充剂才行。现代研究还发现，叶酸可以预防高血压，经过对数万名女性的调查研究中发现年龄越轻，就越能降低高血压发生的危险性。

2. 老年单纯收缩期高血压

单纯性收缩期高血压又称之为动脉硬化性高血压，其诊断标准是收缩压大于 140mmHg（毫米汞柱），舒张压小于 90mmHg（毫米汞柱）。多见于老年人，主要是老年人的大血管弹性降低所致，这是血管老化的标志之一。这类高血压患者需要长期服用降压药，以降低因此而引起的心脑血管病变。单纯收缩期高血压一旦发现就应立即给予药物治疗，同时配合以非药物疗法。药物治疗主要用利尿剂、地平类钙离子拮抗剂、普利类血管紧张素转换酶抑制剂和沙坦类 β 受体阻滞剂。以普利类药物为佳，如与地平类钙离子拮抗剂联用，则疗效好，尤其是对伴有冠心病及高血压左心室肥厚者最为合适。单纯收缩期高血压的降压目标是将血压平稳地降至 130/85mmHg（毫米汞柱）以下，至少应在 140/90mmHg（毫米汞柱）以下。用药的注意事项是：（1）尽量选用长效降压药，如依那普利与硝苯地平缓释剂联合应用；（2）避免降压太快，故不要随意增加服药次数和剂量；（3）要防范药源性低血压。因老年人血管调节反射功能减退，易发生服药后血压急剧下降而出现低血压反应；（4）必须做到小剂量联合用药。服药期间改变体位时不可动作过快，幅度不可过大。在用药最初 2 周内每日定时测量血压 1~2 次，了解血压情况。

收缩期高血压患者非药物疗法主要包括：（1）低盐、低脂、高钙、高钾饮食，多吃谷类、乳类、鱼、水果、蔬菜；（2）进行有氧运动，如步行、慢跑、打太极拳等；（3）规律生活，可维持人体内固有的生物钟的正常运转；（4）纠正不良生活习惯，如过量过多饮酒、大量抽烟、无节制地打麻将等。

长期降压治疗可减少 1/3 的心脑血管发病数，可降低 42%的脑卒中的发作，减少 14%的心肌梗死发病，还能有效延缓肾功能衰竭的发生，预防房颤的复发等。

3. 老年高血压患者鼻腔易出血

一位作家年已 60 余岁，患高血压病有 14 年了，一个冬日的早晨晨练回家，发现鼻腔里黏糊糊的，用手一擦，竟然是鲜血。到附近的诊所，经鼻腔塞上棉球的简单处理，回家后平卧，血很快就止住了，一家人都没当回事。第二天，该作家上厕所时，突然感到头痛，半边身体变得不灵活了，家人急忙将他送往医院，经诊断为脑血管意外（中风）。高血压患者若出现鼻出血，尤其是老年患者，常是因血压不稳定造成的。为什么鼻出血反映了血压的波动呢？因为老年高血压患者，尤其是高血压病史较长的患者，多数有动脉硬化的病变，血管脆性增加，鼻腔血管弯曲度较大，靠近鼻孔处的黏膜下脂肪少，加上老年鼻腔壁中膜肌层纤维改变，长期高血压也使鼻腔静脉处于淤血和扩张状态，在血压波动时，由于受到血流的冲击，鼻腔血管就易发生破裂出血，而在血压波动时，就更容易导致鼻腔静脉破裂。因此，若发现高血压患者出现鼻出血时，不可掉以轻心，应立即测量血压，了解掌握血压波动情况，必要时可上医院进行观察，以防不测。为防血压波动，冬季室外温度低时，老年人尤其是患有高血压病者，不宜在室外进行晨练，以免因皮肤血管受冷收缩，致使血流阻力增加，血压上升，增加患者中风的机会。

4. 老年高血压病血压不正常波动的原因

老年高血压患者由于血管、心脏、血黏度、神经递质及其他组织器官衰退，接受降压治疗后，仍然不能有效地控制血压，或出现血压不正常波动，主要表现为血压持续升高，或突然下降，或一天中超范围的忽高忽低，而自我感觉却不一定明显，这不仅不能保护靶器官，还容易出现急性脑出血、脑梗死等。老年人高血压不正常波动的主要原因是：（1）气候寒冷。气候寒冷可导致血管收缩，体内一些缩血管物质分泌增多，血小板聚集、血黏度增高。因此在气候变冷时，应及时对降压治疗措施进行调整，以稳定病人24小时的动态血压和昼夜节律；（2）食盐过量。食盐过多可因钠水潴留导致血容量增加，加重了心脏负担，盐摄入过多还可增强能使血管收缩的交感神经活性，如果血压节律发生变化，使血压不稳；（3）进餐影响。有些患者在饱食快餐1小时左右可出现收缩压下降，产生餐后低血压，这与血管内压力感受器的调节功能下降有关；（4）情绪不稳。过度的情绪改变可引起脑内自主神经中枢调节功能减弱，引起反射性血压升高或血压大幅度波动。对老年单纯性收缩压升高的患者来说，由于大动脉粥样硬化后血管扩张性下降，交感神经的过度兴奋使收缩血管的反应更为强烈，结果出现脉压更大，极易引起心脑血管意外的发生；（5）不合理用药。不合理用药主要表现在：不能长期坚持用药，血压一正常就自动停药；服药时间选择不对，不是在血压升高和高峰期前如早晨起床时，午后黄昏时这两个血压升高的时段前服药，而是在晚上睡觉前或进餐后服药，或者随意用药，想起来就吃药等，结果人为地造成夜间血压过低或餐后低血压，使血压节律被人为打乱，引起心脑肾等人体重要脏器受到损失；有些患者服用的是短效降压药，药物半衰期短，也就是药物代谢快，形成降压药在血液中的浓度不稳定，时多时少，影响到降压，就会出现血压波动，不能持续稳定地控制血压；（6）药物因素。服用某些药物可使血压发生波动。高血压患者在服用降压药的同时，如果因为其他疾病而服用非降压药时，一定要注意所用药物对血压的不良影响，如激素、某些非抗生素类抗炎药、抗肿瘤药、某些抗抑郁药、避孕药，中药中的麻黄、附子、人参等均有升高血压的副作用。高血压患者一定要慎重应用这类药，以免对血压产生不良影响。

如出现血压波动较大，应该密切注意是否出现自发性脑出血、大面积脑梗死等并发症的发生，并及早送医院以明确诊断，不可掉以轻心。

## 高血压患者突然发病时怎么办

如果家庭中患高血压病的成员突然发病，家里的其他成员应能做出初步判断，并适当做些相应的处理措施，实属重要。

（1）患者血压突然升高，且伴有恶心、呕吐、剧烈头痛，甚至视线模糊，即已出现高血压脑病。这时家人要安慰患者别紧张，卧床休息。家中若备有降压药，可立刻服用，还可以另服利尿剂、镇静剂等。若经过上述处理，症状仍不见缓解，要及早护送病人到附近医院急诊治疗。

（2）发生心绞痛，甚至心肌梗死或急性心力衰竭。患者多在劳累或兴奋后出现剧烈的心前区疼痛、胸闷，可放射至颈部、左肩背或上肢，重者面色苍白、出冷汗。遇到上述情况时，应叫患者安静休息，备有硝酸甘油一片舌下含服，或打开一支亚硝酸异戊酯吸入。家中如备有氧气袋，可同时令其吸入氧气。如症状不见减轻应迅速通知急救中心或备车前往医院。

（3）如患者突然心悸气短，呈端坐呼吸状态，口唇发绀，伴咯粉红泡沫样痰时，要考虑有急性左心衰竭。应嘱咐患者双腿下垂，采取坐位，予以吸入氧气，并迅速通知急救中心。

注意：高血压患者在发病时，会伴有脑血管意外。若患者突然出现剧烈头痛，伴有呕吐，甚至意识障碍和肢体瘫痪，此时要让患者平卧，头偏向一侧，以免意识障碍伴有剧烈呕吐时，呕吐物吸入气道。然后通知急救中心。

## 生活中如何预防高血压

1. 注意工作环境

据有关资料显示，收缩压与舒张压均与气温和气湿有关，所以应避免长期在潮湿和空气稀薄的地方工作。

2. 妇女避免长期服用避孕药

据相关资料表明，口服避孕药的妇女患高血压病的概率是不服药的2.59倍，但是这种血压升高是可以逆转的，停服避孕药后，血压就会逐渐下降至正常水平。

3. 避免体重超标伴打鼾

国内外均有大量研究证明，鼾症患者得高血压病的概率要高于非鼾症患者。但值得注意的是鼾症患者的体重均较高于常人的体重。对于鼾症与血压的关系尚需进一步的研究。

4. 调节情绪，远离疾病

因为个人心理是常常和社会联系在一起的。一般来讲，不同的经济条件、社会结构，不同的职业分工和个人性格、工作、生活环境、精神状态等均与血压存在着一定的关系。通常我们所知道的：农村高血压低于城市，脑力劳动者高于体力劳动者。随着社会的进步发展，这种情况又在改变，如在美国，蓝领人群高于白领人群，农村则高于城市。远离高血压可用洪昭先生的四句话，即：合理膳食，适量运动，戒烟，心理保持平衡来概括。

## 情绪与高血压有关吗

寡欲精神爽，思多气血衰。心平血压降，气和则安康。

情绪与疾病关系密切，且互相影响。疾病可引起情绪的波动，高血压就是其中最常见的一种。无论哪一期高血压，都对人的情绪产生影响。高血压初期，血压波动很大，忽高忽低，而人的情绪往往随着血压的波动而变化，容易激动，爱发脾气。随着病情的发展，并发症的出现，心理负担日益加重，情绪更加不稳定，更加急躁、易怒、易冲动。到了晚期，多个脏器受损，功能丧失，情绪往往变得深沉、忧郁，有时焦躁不安，还可能出现多疑、敏感，甚至被害的妄想，也可能出现行为异常。

反过来，情绪的变化亦可引起血压的变动。激动、忧虑、烦恼、焦急等情绪会使心跳加快，血压升高，而保持宁静愉快的心情，血压则下降。

高血压患者最忌的就是大喜大悲，在愤怒、悲伤、恐惧或大喜时血压骤然升高，易诱发心脑血管疾病的突发，情绪的激动往往是诱发脑卒中的因素。

# 高血压患者如何避免情绪刺激

情绪刺激是诱发和加重高血压病情的重要因素之一，因此要尽量避免。但生活中刺激也不是想避就避得了的，人们所能做的也只是更好地应付，我们提出以下可以注意的几个方面，希望患者朋友认真对待。

（1）增强自我控制能力。自控能力强的人，能精神专一，能发挥自己的主观能动性，不为情绪刺激所干扰。要克服动不动就发火的暴躁情绪，养成大度、遇事冷静的习惯。俗语说“人逢喜事精神爽”，但在喜事来临之时，不可过度兴奋，否则会乐极生悲。但由于生活的复杂性，磕磕碰碰的事是随时都会碰到的。古谚云：“不如意事常八九，能与人言无二三。”说明人生不如意的事要远多于如意之事。因此，在遇到不如意的事时，除了原则问题不能迁就外，一般的事，该忍让的要忍让，该谅解的要谅解。胸襟要宽宏、豁达，才能经常保持心境平和，情绪安定，轻松愉快，才有利健康。如果心胸狭窄，凡事斤斤计较，经常使性斗气，甚至费尽心机，钩心斗角，不仅容易影响人际关系，而且常常陷入不愉快的境地，自伤身体。宏大的气量有利养生，能招祥致福，而气量狭窄、爱使心机的人，往往会给自己带来多方面的不利。故古人云：“雀啄复四顾，燕寝无二心，量大福亦大，机深祸亦深。”因此，高血压患者要学会自我控制情绪，做到“得意淡然，失意泰然”，凡事从容以待，冷静思考，养成理智与冷静的性格，保持一种宽松、宁静而愉快的心情，可使血压保持在稳定状态。

（2）培养读书、吟诗、弹琴、书法绘画、养花鸟鱼虫、钓鱼等个人爱好，这些爱好既能充实生活，又能陶冶情操，开阔胸怀，使人心情舒畅。

（3）尽量避免各种情绪刺激。高血压患者要避免生气、着急，若能减少情绪的波动，则对保持血压相对稳定，减少并发症的发生具有重要意义。家庭成员、亲朋好友对高血压患者的精神安慰及体贴照顾是非常重要的，不仅避免了社会、家庭对高血压患者的不良情绪刺激，而且能使患者保持良好的精神状态。在工作生活中，当某个问题一下不能解决时，应暂时搁置一边，出外散散步，听听音乐，或干点别的事情，调剂一下精神状态，让大脑休息一下。

对高血压病较为严重的患者还应做到：

（1）不看情节紧张的小说，不看场面惊险且情节紧张的打斗片、警匪片、恐怖片及同样内容的电视剧，不进行热烈交谈，不思考难题，在麻将桌上“战斗”时要有所节制，不要过于激动，以防乐极生悲。

（2）不参加赌博活动，不参加富于竞争性的活动。

（3）避免与人争吵。

# 第三章　高血压患者必知的常识

## 你知道高血压的术语有多少吗

高血压常用术语很多，编者列举了58种展示给了读者。

（1）血压。血压指血管内的血液对于单位面积血管壁的侧压力，即压强。由于血管分动脉、毛细血管和静脉，所以，也就有动脉血压、毛细血管压和静脉血压。通常所说的血压是指动脉血压。当血管扩张时，血压下降；血管收缩时，血压升高。

（2）影响血压的因素。①增减血容量；②血管的收缩或扩张。③心肌的收缩力。平常我们所说的“血压”实际上指对上臂肱动脉即胳膊窝血管的血压测定，是对大动脉血压的间接测定。

（3）偶测血压。被测者在没有任何准备的情况下测得的血压。

（4）动态血压。使用动态血压记录仪测定一个人昼夜24小时内，每间隔一定时间内的血压值。动态血压包括收缩压、舒张压、平均动脉压、心率以及它们的最高值和最低值等项目。

（5）高血压。动脉血压超过正常值的异常升高。

（6）收缩压。心室收缩时，主动脉压急剧升高，在收缩期的中期达到最高值，这时的动脉血压值称为收缩压，也称为“高压”。

（7）舒张压。心室舒张时，主动脉压下降，在心舒末期动脉血压的最低值称为舒张压，也称为“低压”。

（8）脉压。收缩压减舒张压的差值。

（9）平均动脉压。一个心动周期中每一瞬间动脉血压的平均值，大约等于舒张压加1/3脉压。

（10）kPa。千帕，通常用于表示血压数值。

（11）mmHg。毫米汞柱，人们用水银血压计来测量血压时用水银柱的高度“毫米汞柱”来表示血压的水平。

1mmHg（毫米汞柱）= 0.133kPa（千帕斯卡）

7.5mmHg（毫米汞柱）= 1kPa（千帕斯卡）

（12）理想血压。收缩压<120mmHg 和舒张压<80mmHg。

（13）正常血压。收缩压<130mmHg，舒张压<85mmHg。

（14）血压正常高限或高血压前期。收缩压在 130~139mmHg 和/或舒张压在 85~89mmHg。

（15）高血压。收缩压≥140mmHg 和（或）舒张压≥90mmHg。

（16）临界高血压。收缩压在 140~160mmHg（18.6~21.3kPa），舒张压在 90~95mmHg（12.0~12.6kPa）。

（17）肌酐。人体内肌酸的代谢产物。肌酸量与肌肉容量呈正比，以稳定的速度产生，并以稳定的速度向血液中释放肌酐，由血循环带到肾脏，从尿中排出体外。长期高血压损害肾功能，使肾脏对血中肌酐的排出减少，使血肌酐升高。

（18）心脏的超声波检查。又叫超声心动图，可以反映出各瓣膜的形态、活动是否正常，各心房心室的大小及形态，心脏周围出入心脏的大血管的情况，有无先天性心脏病或风湿性心脏病造成的心脏损害、心包积液、各种心肌病，检出高血压所致的左心室肥厚和评价心功能。

（19）原发性高血压。原因不明的高血压，占 90%以上，目前尚难根治但能被控制。也叫高血压病。

（20）继发性高血压。也叫症状性高血压。由于某些疾病（肾脏疾病、内分泌疾病如肾上腺肿瘤或增生和其他原因所致）在其发展过程中产生的，原发疾病治愈后，血压也会随之下降，占高血压患者的 5%~10%。

（21）高原性高血压。长期居住在高原地区的人血压增高（特别是舒张压升高多见），而又不存在其他导致高血压的情况，返回平原后不经降压处理，血压很快恢复正常，称为高原性高血压。

（22）睡眠性高血压。在睡眠时或睡眠后血压升高。

（23）急进型恶性高血压。包括急进型高血压和恶性高血压。急进型高血压是指病情一开始即为急剧进展，或经数年的缓慢过程后突然迅速发展。恶性高血压是急进型高血压病的最严重阶段。

（24）缓进型高血压。起病隐匿，病情发展缓慢，病程较长，可达数十年，多见于 40 岁以上的人。

（25）顽固性高血压。少数高血压患者尽管接受了较大剂量 3 种或以上的药物联合治疗，其舒张压仍然持续增高，保持在 115mmHg（15.2kPa）以上，称为顽固性高血压。

（26）老年高血压。指年龄大于 65 岁，血压值持续或非同日 3 次以上超过血压诊断标准，即收缩压≥140mmHg 和舒张压≥90mmHg 者。

（27）单纯性收缩期高血压。一个人舒张压不高，仅收缩压超出正常范围。1999 年世界卫生组织规定的单纯性收缩期高血压的标准为收缩压≥140mmHg 和舒张压＜90mmHg。如果收缩压≥140～149mmHg，舒张压＜90mmHg 称临界单纯收缩期高血压。

（28）肾血管性高血压。指各种原因引起的肾动脉或其主要分支的狭窄或闭塞性疾病，引起肾血流量减少或缺血所致的高血压。

（29）肾性高血压。肾脏血管或实质疾病，如肾动脉狭窄，急、慢性肾小球肾炎，肾盂肾炎，多囊肾等引起的高血压。

（30）医源性高血压。医生用药不当引起患者血压升高，超出正常值而导致的高血压，又称药物性高血压。

（31）白大衣高血压。指在医院或诊所环境下测量血压时，个体血压升高，而在其他场合下血压正常的现象。这也被某种程度上定义为独立的办公室高血压。

（32）血压不安症。指一种主要症状为过分注意自己的血压值，一天只有多次反复测量血压，才能定下心来的病症。

（33）高血压脑病。主要是在原有的高血压基础上血压突然升高，高达 200～260mmHg/140～180mmHg。导致脑水肿和颅内压升高，引起一种变化急骤的临床综合征。

（34）高血压危象。在高血压的基础上，周围小动脉发生暂时性强烈收缩，导致血压急剧升高的结果，是发生在高血压病过程中的一种特殊临床综合征。

（35）中风。又称卒中，医学上叫脑血管病，分为两类，一类是脑血栓形成，一类是脑出血。86%的中风由高血压引起。

（36）短暂性脑缺血发作（TIA）。又称一过性脑缺血，俗称“小中风”，指颈动脉系统发生短暂性（一过性）供血不足，导致供血区的脑组织一过性缺血而出现局部性神经功能障碍，出现相应的症状和体征。

（37）脑梗死（脑血栓）。人脑的动脉血管由于某些原因发生堵塞，血管中断，使该血管支配的脑组织失去血流供应而坏死并产生相应的临床症状与体征，如偏瘫、偏身感觉障碍、偏盲、失语等。

（38）脑出血。脑动脉血管由于某种原因破裂出血，血液流入到脑组织中形成血肿，同时造成脑组织的坏死，也可产生如偏瘫、偏身感觉障碍、偏盲、失语等症状和体征。

（39）高血脂。又叫高脂血症，它是指人体内的脂肪代谢异常引起血液中血脂升高，或者血脂水平的变化超出正常范围。

（40）高胆固醇血症。单纯胆固醇（TC）及低密度脂蛋白（LDL）升高。

（41）混合性高脂血症。既有胆固醇增高又有甘油三酯增高。

（42）心脏。由左右两个心泵组成：右心将血液泵入肺循环；左心将血液泵入体循环各器官。每侧心脏均由心房和心室组成。

（43）循环器官。包括心脏、血管和淋巴系统，它们之间相互连接，构成一个基本封闭的“管理系统”。

（44）心血管系统。由心脏、动脉、毛细血管及静脉组成的一个封闭的运输系统。

（45）冠心病。当冠状动脉，也就是供应心脏血液的血管发生明显的粥样硬化性狭窄或阻塞，或在此基础上合并痉挛、血栓形成等造成管腔部分或全部阻塞，造成冠状动脉供血不足、心肌缺血或梗死坏死时就导致了冠心病。分为无症状性心肌缺血、心绞痛、心肌梗死和猝死。

（46）心绞痛。冠状动脉供血不足，心肌急剧、暂时缺血与缺氧所引起的临床综合征。

（47）心肌梗死。心肌的缺血性坏死，在冠状动脉病变的基础上，发生冠状动脉供血急剧减少或中断，使相应的心肌严重而持久地急性缺血所致。

（48）猝死。心脏突发骤停而死亡。

（49）肾功能衰竭。又叫肾功能不全，是指各种原因包括高血压造成的进行性肾损害，致使肾脏不能维持其基本功能，如不能将体内的代谢废物排出，无法调节水盐平衡等。临床上表现为少尿、无尿和各系统受累等。

（50）心力衰竭。心力衰竭指在有适量静脉血回流的情况下，由于心脏长期负荷过重或心肌收缩力下降，心脏不能排出足够血液满足组织代谢需要，以至于周围组织灌注不足和肺循环或体循环出现淤血，从而出现的一系列临床症状和体征，称心力衰竭，又称心功能不全。按疾病的急缓又分为急性和慢性心力衰竭（CHF）。慢性心功能不全亦称为充血性心力衰竭。按发病部位和临床表现可分为左心衰竭和右心衰竭。

（51）心律失常。心动频率和节律的异常。分为缓慢型和快速型。

（52）降压药。又称抗高血压药，可将其分为六类：①利尿剂；②血管紧张素转换酶抑制剂；③血管紧张素Ⅱ受体（ATl）阻断剂；④β 受体阻滞剂；⑤钙拮抗剂；⑥α 受体阻滞剂。

（53）药物治疗的依从性。指高血压患者能否按照医师的嘱咐坚持治疗控制血压。

（54）受体。细胞膜或细胞内能与某些化学物质（如递质、调质、激素等）发生特异性结合并诱发生物效应的特殊生物分子。

（55）钙拮抗剂。能选择性地阻滞 $Ca_{2}^{+}$经细胞膜上电压依赖性钙通道进入胞内、减少胞内 $Ca_{2}^{+}$浓度，从而影响细胞功能的药物，又称钙通道阻滞药，它们可使动脉扩张，血压下降，也可治疗心绞痛。

（56）利尿药。作用于肾脏，增加电解质和水排泄，使尿量增多的药物。

（57）血管紧张素转换酶抑制药（ACEI）。可抑制血管紧张素转化酶（ACE）的活性，从而减少血管紧张素Ⅱ的形成。

（58）药物的降压谷峰比（T/P 比率）。药物效果最小时的降低数值除以降压效果最大时的降低数值。

这些术语是经常提到的，敬请读者理解，以利于自己的病情。

## 高血压是不治之症吗

高血压并非不治之症。高血压的治疗在于控制血压，并避免并发症的发生。治疗高血压患者的主要目的是最大限度地降低心血管病的死亡和病残的总危险。

这就要求医生在治疗高血压的同时，干预患者检查出来的所有可逆性危险因素（如吸烟、高胆固醇血症或糖尿病），并适当处理病人同时存在的各种临床情况。危险因素越多，其程度越严重，若还兼有临床情况，主要心血管病的绝对危险就更高，治疗这些危险因素的力度就越大。

心血管危险与血压之间的相关呈连续性，在正常血压范围并无最低阈。因此抗高血压治疗的目标是将血压恢复“正常”或“理想”水平。大量研究说明，经降压治疗后，在一定的范围内，血压降得越低，危险亦降低得越多。现在的研究表明，青年、中年人或糖尿病人降压至理想血压或正常血压（<130/85mmHg），老年人至少降压至正常高值（140/90mmHg）最

妥。自测血压，日间收缩压要比门诊血压低10~15mmHg，舒张压比门诊血压低5~10mmHg。高危的病人，血压降至目标水平对于其他危险因素的治疗就显得很重要了。

根据高血压发病的机理，对于高血压的治疗包括以下三个方面：

（1）监测患者的血压和各种危险因素。

（2）改变生活方式。所有患者，包括需要药物治疗的患者均应改变生活方式。

（3）药物治疗。中高度以上的高血压患者，降低血压，控制其他危险因素和临床情况。

因此，如上所述，只要严加控制，并且控制在标准以下，高血压病就不是不治之症。

## 高血压病的常见症状有哪些

高血压病的症状，往往因人、因病期而异。早期多无症状或症状不明显，偶于体格检查或由于其他原因测血压时发现。其症状与血压升高程度并无一致的关系，这可能与高级神经功能失调有关。有些人血压不太高，症状却很多，而另一些病人血压虽然很高，但症状不明显，常见的症状有：

（1）头晕。头晕为高血压最多见的症状。有些是一时性的，常在突然下蹲或起立时出现，有些是持续性的。头晕是病人的主要痛苦所在，其头部有持续性的沉闷不适感，严重的妨碍思考、影响工作，对周围事物失去兴趣，当出现高血压危象或椎-基底动脉供血不足时，可出现与内耳眩晕症相类似症状。

（2）头痛。头痛亦是高血压常见症状，多为持续性钝痛或搏动性胀痛，甚至有炸裂样剧痛。常在早晨睡醒时发生、起床活动及饭后逐渐减轻。疼痛部位多在额部两旁的太阳穴和后脑勺。

（3）烦躁、心悸、失眠。高血压病患者性情多较急躁、遇事敏感，易激动。心悸、失眠较常见，失眠多为入睡困难或早醒、睡眠不实、噩梦纷纭、易惊醒。这与大脑皮层功能紊乱及植物神经功能失调有关。

（4）注意力不集中，记忆力减退。早期多不明显，但随着病情发展而逐渐加重。因此颇令人苦恼，故常成为促使病人就诊的原因之一，表现为注意力容易分散，近期记忆减退，常很难记住近期的事情，而对过去的事如童年时代的事情却记忆犹新。

(5) 肢体麻木。常见手指、足趾麻木或皮肤如蚊行感或项背肌肉紧张、酸痛。部分病人常感手指不灵活。一般经过适当治疗后可以好转，但若肢体麻木较顽固，持续时间长，而且固定出现于某一肢体，并伴有肢体乏力、抽筋、跳痛时，应及时到医院就诊，预防中风发生。

(6) 出血。较少见。由于高血压可致动脉脑硬化，使血管弹性减退，脆性增加，故容易破裂出血。其中以鼻出血多见，其次是结膜出血、眼底出血、脑出血等。据统计，在大量鼻出血的病人中，大约80%患高血压。

综上所述，当病人出现莫名其妙的头晕、头痛或上述其他症状的，都要考虑是否患了高血压病，应及时测量血压。若已证实血压升高，则趁早治疗，坚持服药，避免病情进一步发展。珍菊降压片为中西医复合制剂，除了平稳的降压作用外，对高血压病患者表现的头晕、头痛、耳鸣、心悸、肢麻、失眠等症状有明显的改善。

## 老年人高血压病有哪些特点

世界卫生组织（WHO）规定：年龄在60岁以上，血压值持续或非同日3次以上血压测量结果是收缩压≥140mmHg（18.7千帕）或舒张压≥90mmHg（12.0千帕）者称为老年人高血压病。

老年高血压病人作为高血压病的一种特殊群体，近年来对它的研究与防治受到重视。流行病学调查提示，老年人高血压患者，其糖尿病、主动脉钙化、心肌梗死、脑卒中、间歇性跛行的发病率和死亡率均高于同龄血压正常的老年人。且收缩压随年龄而增高，发生脑卒中、冠心病、心力衰竭较舒张压升高的危险性更大。另外，老年人高血压在临床表现、治疗及预后等方面具有某些特殊性。老年人高血压大多属于轻型，恶性或急进型者罕见。老年人高血压比年轻者相比较多合并有其他慢性病，尤其是糖尿病。

老年人高血压在临床表现方面具有以下特点：

(1) 收缩压高而舒张压不高。以前认为舒张压增高比收缩压增高更具有危险性，而且临床上也常把收缩压升高看成是一种由于人的自然衰老，血管弹性减退所致的良性过程。但近年来流行病学资料显示，老年高血压患者收缩压越高，心脑血管并发症就越多，死亡率就越高，特别是脑卒中更为多见。因此，收缩压升高也是十分危险的。

(2) 血压波动大。由于老年人存在不同程度的器官退化性病变，体内各种血压调节机制敏感性降低，导致老年人血压波动大，尤其是收缩压。血压波动不仅在长时期内较明显，在24小时内的波动也大于年轻患者。而且季节性波动较大，一般表现为夏季低、冬季高。

(3) 体位性低血压。一般认为发生体位性低血压与老年人压力感受器调节血压的功能减退有关。如卧位高，坐位低；睡眠时低，睡醒时高；排大小便时高。也有人认为这个情况与老年人植物神经对体位变换的调节失常有关。

(4) 并发症多且严重。老年人高血压患者血管功能障碍明显，心排血量降低，因此是冠心病、脑卒中的主要危险因素。另外，老年人肾功能异常在伴有高血压时发生更早更严重的临床异常表现。

(5) 假性高血压。老年人用间接测压法测量血压，由于气囊压不住僵硬的肱动脉，有时可有读数过高，产生“假性高血压”。

对于轻度收缩压增高者，我们主张采取非药物治疗，若非药物治疗无效，收缩压增高明显者，则应给予药物治疗。对于单纯收缩压增高者，首选何种药物为佳，目前尚无统一意见，多数倾向首选噻嗪类利尿剂。若无效则应进行联合用药或阶梯治疗方案。也有人主张用中草药制剂。

但由于老年人这个群体的特殊性，我们在进行药物治疗时，应特别注意降压药的副作用。因老年人代谢和内环境平衡功能呈生理性退化，故可影响药物的分布、代谢和排泄。对降压药物的选择，应尽可能选用降压效果好、副作用小的药物，并且从较小剂量开始，根据病人的情况确定是否增减剂量。不论选用何种降压药，均应从小剂量开始，并根据血压波动情况，及时调整药物剂量和用药时间，同时还应定期检查患者的心、脑、肾功能，注意药物的副作用。

## 人体血压为什么会升高

人体血压的升高与降低受人体内多种调节因素的影响和控制，要想知道血压为什么会升高，就必须知道人体内的血压是怎样调节的。

人体血压的调节受通过神经和体液两大因素的影响。

1. 神经调节

(1) 心脏的神经支配。心脏和四肢肌肉一样，有神经支配。支配心脏的神经叫植物神经，如交感神经的心交感神经和副交感神经的迷走神经。心交感神经兴奋时，其末梢释放一种叫去甲肾上腺素的血管活性物质。这种物质作用于心肌细胞膜上的肾上腺素能β受体，导致心率加快，心肌收缩力增强，心输出量增加，血管收缩，血压升高；副交感神经兴奋时，其末梢释放一种叫乙酰胆碱的活性物质。这种物质作用于心肌细胞膜上的M受体，导致心率减慢，心肌收缩力减弱，心输出量减少，血管扩张，血压下降。在正常情况下，交感神经和副交感神经对心脏的作用是相互依存、相互对抗、相互协调的。

（2）压力感受器机制。神经系统对心血管活动的调节是通过各种反射来实现的。在颈动脉窦和主动脉弓的血管壁外膜上，有丰富的感觉神经末梢，当动脉血压由低逐渐升高时，感觉末梢受压力影响兴奋增加，而发放神经冲动，经传入神经到达心血管中枢，改变心血管中枢的活动，使降低反射的活动增强，通过传出神经纤维影响心脏和血管的活动，使心脏收缩减弱，血管扩张，外周阻力下降，血压下降，而保持动脉压在一定的水平。相反，当血压突然降低时，颈动脉窦压力感受器将信息传到血管中枢，降压反射减弱，心输出量增加，血管收缩，外周阻力增加，血压升高。

（3）化学感受器系统。在颈动脉窦和主动脉弓附近存在着化学受体（感受器），对血液中的氧和二氧化碳含量极为敏感。在机体缺氧状态下，化学感受器受到刺激后，反射性地引起呼吸加速，外周血管收缩，血压上升；但当血压下降时，感受器受到刺激，它们可发出信号，通过血管舒缩中枢和自主神经系统，以调节动脉血压，使之恢复正常。

2. 体液调节

体液调节是血液和组织液的一些化学物质对血管平滑肌活动的调节。儿茶酚胺类（肾上腺素、去甲肾上腺素等）、肾素-血管紧张素、抗利尿激素等，具有收缩血管作用，可使血压升高。循环血液中的肾上腺素和去甲肾上腺素主要来自肾上腺髓质，对心脏的作用是使心率加快，心肌收缩力加强，心输出量增加，血压上升。肾素是肾脏分泌的一种激素，可水解血浆中的血管紧张素原，成为血管紧张素Ⅰ，后者在转换酶的作用下，变成血管紧张素Ⅱ，它可使全身细小动脉收缩，促使肾上腺皮质醛固酮释放增加，钠和水在体内潴留，血容量增加，血压升高；抗利尿激素由下丘脑和上核的神经元组成，贮存于垂体后叶，进入血液后可使血管平滑肌收缩，外周阻力增加，血压升高。而缓激肽，前列腺素E，心房肽则具有扩张血管、降低血管外周阻力的作用。缓激肽的前身是血管舒张素，二者均有强烈的舒血管作用，使血管扩张，血压下降。前列腺素 E 能扩张血管，增加器官血流量，降低外周阻力，降低血压。心房肽是一种心脏内分泌激素，它存在于心房肌纤维内，当心房内压增高时，可分泌心房肽。它可提高肾小球滤过率，增加钠的排出，抑制肾素、醛固酮的分泌，从而调整循环血量和血管系统容量的比例，起到降低血压的作用。

## 一天内的血压会波动吗

血压的高低不仅与心脏功能、血管阻力和血容量密切相关，而且还受到神经、体液等因素的影响，年龄、季节、气候和职业的不同，导致血压值也会有所不同，运动、吃饭、情绪变化、大便、性交等均会导致血压的升高，而休息、睡眠则会使血压下降。

一般正常人每日血压波动在 2. 7～4. 0KPa（20～30mmHg）范围内，在无降压药的影响下睡眠能导致血压下降 20%左右（女性更明显），血压最高点一般在上午 9～10 时及下午 4 时至晚上 8 时；血压最低点在午夜 1～3 时。老年高血压患者在血压最高点和最低点持续的时间较长，形成了平台。

精神刺激、情绪变化如兴奋、恐惧等常可导致收缩压的明显上升，运动也可使收缩压明显增加，特别是剧烈运动常使收缩压上升达 24. 0～26. 7千帕（180～200mmHg），运动停止后血压可下降。环境温度升高如洗，温水浴等可使舒张压降低，而温度降低如冬天洗冷水浴等可使收缩压升高。

血压波动的情况可有三种类型：双峰型（大多数）、近似双峰型（少数）和单峰型（极少数）。

血压波动的机制可能是与机体生物钟控制的昼夜规律有关，因为此规律可影响神经体液活性，使甲肾上腺素、血压和心率等发生节律性变化，夜间血压下降也可能与交感神经夜间张力降低有关。正常人白天和夜间血压波动范围目前尚无统一的标准。国外的一项对 3304 人的研究结果发现，正常人 24 小时动态血压平均波动在 15. 3～16. 0kPa/9. 3～10. 0kPa（115～120kPa/70～75mmHg）范围内，白天血压平均值为 16. 0～16. 6kPa/9. 3～10. 0kPa（120～125kPa/70～75mmHg）之间，夜间血压均值在 14. 0～14. 7kPa/8. 0～8. 7kPa（105～110kPa/60～65mmHg）之间。如果以平均值±1个标准差范围是正常的话，24 小时平均动态血压波动范围是 12. 9～18. 1kPa/7. 7～11. 7kPa（97～136kPa/58～88mmHg），白天为 13. 3～

18.9kPa/8.0 ~ 12.0kPa（100 ~ 142kPa/60 ~ 90mmHg），夜间为 11.5~16.5kPa/6.7~10.7kPa（86~124kPa/50~80mmHg）。这样如果 24 小时血压平均值在 18.2/11.9kPa（137/89mmHg）以上，白天血压值在 18.9/12.1kPa（142/91mmHg）以上，夜间血压值超过 16.0/10.7kPa（120/80mmHg），一般认为就有可能是高血压。

由此看来，一天内的血压是会发生波动的。

## 瘦子比胖子危险吗

高血压是危害中老年人健康的“第一大杀手”，是诱发心脑肾等重要脏器疾病的危险因素。最近有研究指出：同是高血压，瘦人更危险。

据美国心脑血管病专家的研究结果显示，对于收缩压在 160mmHg 以上的较瘦男人，最终死于心脑血管病的，比血压处于相同高度的肥胖男人多得多。专家们认为，瘦人高血压患者死亡率较高，是由于末梢血管的阻力比胖人高，更容易出现心肌梗死和脑血管破裂。再加上瘦人一般脾气比较急躁，容易发怒，更易造成血压升高，诱发心脑血管病。

因此，瘦人患高血压，更要密切观察和控制血压，定期检测血压，在医生的指导下坚持服用有效的降压药物，应尽可能地将收缩压控制在 160mmHg 以下，并应坚持配合服用降低血脂和软化血管的药物。研究证明，高血压病人如能将血压控制在 140/85mmHg（18.6/11.3KPa）以下，心脑血管病的突发率就会比较小。

要控制血压，还要建立良好的生活习惯，生活宜规律，膳食要合理，严格控制高脂肪、高热量食物的摄入，可适当多吃些大豆、鱼、菌菇、海藻类以及蔬菜和水果，减少脂类的摄入。要坚持适量的体育锻炼，保持乐观豁达的心理状态，避免情绪紧张、激动，还要戒烟少饮酒，不喝浓茶和咖啡。

## 不可轻视的早期症状

大多数高血压病患者在早期会感觉到头痛，但是，因为引起头痛的原因太多了（最常见的比如过度疲劳、感冒、过度饮酒、睡眠不足等），而且又很容易消失，所以这一症状常常被忽视。随时间的推移，等到更严重的症状出现时，高血压实际已经很严重了。因此高血压早期症状是不可轻视的。

## 心率的快慢对血压有影响吗

高血压病患者在初发高血压时，神经调节失去平衡，交感神经过度兴奋。这种异常在高血压病的发病中起着重要的作用。当交感神经过度兴奋时，表现为心率增快，心脏收缩力加强，使心脏排血量增加，血压上升。有关人员曾经对2037例高血压病人进行了36年的随访，把病人分成四组：心率小于65次/分、65~74次/分、75~84次/分、大于85次/分，发现随着心率增快，尤其75次/分是个转折点，冠心病及其他心血管疾病的死亡率均直线上升，心率越慢寿命相对越长。心率是反映交感神经兴奋性的一个重要指标。交感神经过度兴奋与多种因素有关，除有遗传因素外，还与环境等因素有关，如：

（1）由于职业造成的应激状态。工作节奏加快、精神压力过大造成，多见于中年“白领”阶层。这种人常在日间工作时血压升高、心率加快，中午及晚上休息时血压下降、心率减慢。老年人由于对外界适应能力减弱，若处于同样强度的工作负荷，其应激反应可能比青年人更明显。

（2）吸烟及大量饮酒可刺激交感神经，引起血压上升、心率加快。

（3）食盐摄入过多或过少都会引起交感神经兴奋，心率加快。

（4）缺乏体力活动的人稍受刺激或运动，心率立即会加快。

（5）肥胖的人常伴代谢紊乱，如血胰岛素升高、糖耐量异常或糖尿病，常伴心率加快。

总之，心率加快可使血管内血流加速、压力增高，引起血管内膜受损，从而在损伤处出现脂质沉附，引起动脉硬化，脂质斑块形成。因为心率加快，心收缩力加强，容易引起心脏左室肥厚，而左心室肥厚的高血压病人猝死率明显增加。因此高血压病人的心率可以作为发生心血管意外死亡的预测参考。

治疗：对长期安静时心率大于80次/分的高血压病病人应注意减轻工作压力及精神压力，要减肥、多运动、低盐饮食、戒烟、忌酒等，同时还需选择合适的降压药物，如：

（1）β受体阻滞剂或加服中枢$\alpha_2$，受体激动剂，如可乐定。

（2）某些减慢心率较明显的α、β受体阻滞剂，如阿罗洛尔。

（3）若高血压病人合并有代谢异常，如高甘油三酯血症或糖尿病时，可选择减慢心率的非双氢吡啶类钙拮抗剂，如缓释维拉帕米或缓释恬尔心，也可同时服用有轻度抑制交感神经兴奋性的转换抑制剂。

（4）若服用缓释维拉帕米或恬尔心，心率仍大于 80 次/分，可采用缓释恬尔心加小剂量 α、β 受体阻滞剂，如阿罗洛尔；或小剂量 β 受体阻滞剂，如美托洛尔。

## 控制收缩压和脉压重要吗

关于老年高血压的控制问题，北京大学人民医院高血压科孙宁玲教授提示，其血压控制模式已从对舒张压治疗的重视逐渐转变为对收缩压及脉压控制的关注。

我国高血压患者数已逾 1 亿，其中老年人高血压的发病人数占 60%～70%。收缩压高是老年高血压病中的一种类型，其主要转化为脑血管病，在一级高血压水平的死亡病例中，致死性脑卒中占 44%。我国老年高血压的发病情况是发病率高、致残率高而控制率低。

美国作为世界上血压控制率最高的国家（平均控制率在 26%），其舒张压控制在 90mmHg 以下的比率为 77%，而收缩压降至 140mmHg 以下的有 34%。因此对于老年高血压患者收缩压的控制一直面临着挑战。

最近几年来的许多大规模临床试验和流行病学研究证实，收缩压的增高是和发生心脑血管病关系最为密切的因素。老年高血压患者中有更多的是收缩压高致使脉压增大，这使发生心脑血管病的老年人增多了。

收缩压增高及脉压增加实际上是大动脉僵硬度增加的结果。正常状态下，大动脉可以缓冲左心室射血产生的流量波动和压力波动。动脉扩张性降血压病变主要表现为动脉全身硬性增加。因为压力波动的发生部位距主动脉较近，结果就增加了主动脉和心室的收缩压力，降低了舒张期压力，因此，大动脉缓冲功能的降低会导致收缩压水平升高，舒张压水平降低，脉压差增大。大动脉弹性降低、僵硬度增加、顺应性下降及护张性减弱是包括高血压在内的许多心血管危险因素导致的早期血管功能改变。晚期在动脉硬化的基础上可能加重这一病理变化。

目前有关脉压的基础及临床试验的数据还不够充分，还须进一步的研究。但收缩压的降低及脉压的改善已恰逢为血压调整的一部分，需得到临床上的充分重视。

## 血压骤降的危险性有哪些

人体的动脉血压是使血液流向各组织器官的动力，对保障各组织器官所需要的血流量具有重要意义。若血压骤降，全身各组织器官的供血量都将不足，尤其是脑、心、肝、肾等重要器官，可因缺血缺氧而发生功能障碍，甚至造成严重后果。如脑组织供血不足，就会引起头晕和昏迷，称为缺血性脑损害。若心肌供血不足，会引起心绞痛、心肌损伤，严重者可引起心肌梗死。因此，高血压患者降压不要矫枉过正，应以逐渐降压为宜。不可突然将血压降到正常或过低，一般短期内降压幅度最好不超过原血压的20%为宜。同时，常服可乐宁不可突然停药。

## 血压降得越低越好吗

患上高血压病的人必须坚持长期降压治疗，但决不可降压过度。这是因为人体的动脉血压是血液流向各组织器官的动力，对保障各组织器官所需要的血流量具有重要作用。高血压病人由于血管弹性下降，脆性增强，或血管内壁逐渐有类脂质和胆固醇沉积，久而久之，形成血管内壁粥样硬化和斑块。在这种情况下，若服用降压药剂量过大，使血压骤然大幅度下降，势必会使心、脑、肾等重要器官血流量减少，缺血缺氧，发生机能障碍，甚至发生心肌梗死和脑梗塞等严重并发症。

由降压过度引起的心肌梗死和脑梗塞多见于老年人。因为老年人的压力感受器不敏感，对迅速下降的血压其代偿能力较差，心肌及大脑对低血压的耐受性也较差，容易造成血量灌注不足而发病。

因此，高血压患者在积极治疗的过程中，降压必须平稳，不宜过快。一般而言，收缩压只能降1/5～1/4，舒张压降至13.3～14.3KPa（100～107mmHg）或恢复到发病前的水平即可。舒张压较低、脉压差较大者不宜用降压药。

高血压脑出血在用降压药治疗时，应随时注意血压变化，并密切注意病人的心脏功能，可按常规定时做心电图检查，以防止由于心肌梗死而引起心源性休克。血压过低引起心律失常等也应及时治疗。

## 中医对高血压是怎样分型的

中医虽然没有高血压这一病名，但古代文献记载的“头风”“头痛”“眩晕”“肝风”“肝阳”等症部分相当于现代的高血压病。而头痛、头胀、头晕、头重、心悸、失眠、眩晕、胸病、胸闷、项强、舌麻、舌强、腰痛、半身麻木、口眼㖞斜和半身不遂等症状，都可以算是高血压病患者的表现。每一种症状都有不同病因、病机，而不同的症状又可以由相同的病因和病机所引起。中医认为，高血压是因人体内阴阳平衡失调，肾阴不足，肝阳上亢，久病不愈；阴损及阳，致阴阳两虚而发病。这个提法应该是中医对高血压病的比较完整的阐述。它把这种病分为以下六种：

（1）阳亢型。症状为头胀，头痛，面红，易怒，脉强等。治疗原则是要平肝泻火。

（2）阴虚阳亢型。症状为眩晕，头痛，头胀，心悸，目糊，健忘，口干，面红，脉强而细，舌质红等。治疗原则是要滋阴潜阳。

（3）阴阳两虚型。症状为眩晕，头痛头胀，肢冷，脚软，心悸，目糊，少寐，多梦，升火，耳鸣，口干，面红，夜间尿频，行动气急，肉跳，脉弦细，舌质红或淡味等。治疗原则是要育阴助阳。

（4）阳虚型。症状为眩晕，肢冷，尿频，脚软，耳鸣，脉沉细弦，舌质淡或胖等。治疗原则是要壮阳益气。

（5）痰浊内蕴型。症状为眩晕头痛或头重如蒙、胸闷心悸，食少多寐，时吐痰涎，舌体胖，苔白腻。治疗原则是要祛风化痰。

（6）淤血阻络型。症状为眩晕，头痛，心悸，健忘，精神不振，面或唇色青紫，舌质暗，有紫斑或淤点。治疗原则是要活血化淤。

## 如何正确测血压

（1）在测血压前，受检者应不饮酒、咖啡、浓茶和吸烟，最好先休息20~30分钟，并且精神要放松，排空膀胱。不要屏住呼吸，因为屏住呼吸可使血压升高。

（2）室温最好20℃左右，并且环境要保持安静。

（3）病人采取坐式或卧式均可，无论哪种方式，被测者的肘部及前臂都应与心脏在同一平面的位置上。

(4) 病人露出右上臂，若患者穿的是紧身衣服，应脱下衣袖，若衣袖单薄宽大，可将衣袖向上卷到腋窝处。打开血压计盒，并调整血压计到零点。

(5) 缠缚袖带时，应先将气球内空气排空，再将袖带缠在右上臂肘关节上2~3厘米处，不能太紧也不能太松，以在肘窝内侧能摸到肱动脉跳动为宜。然后，将听诊器听头放在动脉上，关紧气门，向气球内充气。测量者视线应与水银柱上的刻度在一个水平线上来观察水银柱的高度。

(6) 当气球快速充气，直到肱动脉脉搏消失后，再加上 4kPa (30mmHg) 即可停止充气。然后，缓慢打开气阀门使血压计指数缓缓下降，当听诊器听到的第一声脉搏跳动缓缓下降到某一刻度，听诊器听到的声音突然变弱或消失时即为舒张压（低压）。

(7) 一般情况下，需要连续测定几次，求出几次的平均值即为所得到的血压值。但是两次血压测定至少要间隔 1 分钟。

(8) 血压测定完毕后，应把血压计恢复至零点，排空气球，关闭开关以备再用。

虽然血压测量的方法较简单，但是若操作不正确，测定的数值就会出现误差，不能客观真实地反映被测者的血压情况。因此，测量血压时，应注意下列事项，以避免误差：

(1) 按世界卫生组织（WHO）专家的建议，测量血压前，被测者应先休息几分钟，而且隔几分钟后再重复测量，如此反复 3 次，才能确定可供临床参考的血压值。若仅靠一次测量，很难排除许多因素干扰，使血压出现误差。

(2) 测量时坐正，把上衣一侧袖子脱下，不要卷起紧的衣袖，手臂平放，手心向上，上臂和心脏在同一水平位上，肌肉要放松。如果是卧位，也要使上臂和心脏处于同一水平，不能过高或过低。

(3) 测量血压时的听诊点，应是动脉最强搏动点。因此在放听诊器前，应仔细触摸动脉最强搏动点，不能任意找个听诊位置。若偏离动脉最强搏动点作为听诊点，听测定的血压就会出现误差。

(4) 测量血压时，气球的减速压过程需要缓慢放气，使血压计缓慢下降，读数应精确到 0. 3KPa (2mmHg)。若在测量血压时，放气减压速度太快，判断误差会增大。

总之，测量血压的方法很简单，但要做到正确的操作并不太容易。有时由于不正确测量所致的误差，其后果是相当严重的，因为血压的正常与非正常的临界值也就是几个毫米汞柱。

## 高血压的临床表现有哪些

高血压患者中约5%左右无自觉症状，也不知道血压何时升高，更不知道什么时候已产生了血管和器官损害的并发症，有些患者甚至在发生了心血管意外之后才知道自己患有高血压病。

大多数的高血压病患者在血压升高早期仅有轻微的自觉症状，如头痛、头晕、失眠、耳鸣、烦躁、工作和学习精力不易集中并容易出现疲劳等。随着病情的发展，特别是出现并发症时，症状逐渐增多并明显，如手指麻木和僵硬、走路多时出现下肢疼痛，或出现颈背部肌肉酸痛等。当出现心慌、气促、胸闷、心前区疼痛时表明心脏已受累，出现夜间尿频、多尿、尿液清淡时，表明肾脏受累、肾小动脉发生硬化。如果高血压患者突然出现神志不清、呼吸深沉不规则、大小便失禁等提示可能发生脑出血，如果是逐渐出现一侧肢体活动不便、麻木甚至麻痹，应当怀疑是否有脑血栓的形成。

高血压早期无明显异常体征出现。当脑、心、肾等重要器官出现轻度损害时可有异常的体征出现。常见的心脏异常表现有心尖搏动左移、心前区有抬举样搏动感，听诊心尖区第一心音增强、主动脉瓣区第二心音增强且有收缩期杂音和舒张期杂音，表明已发生动脉硬化和左心室肥厚，如果在心尖区听及奔马样心律可能表明有心力衰竭的出现。另外还常见耳垂出现折痕、毛细血管搏动、桡动脉出现硬脉、无脉及下肢间歇性跛行等，这说明靶器官已受损了。

由于某些诱发因素或高血压本身的发展，可导致一些高血压患者血压显著或急骤升高，同时伴有脑、心、肾、视网膜等重要器官功能损害，严重时危及生命，出现一系列临床特殊症象，称为高血压急症。高血压急症的发病率占高血压人群的5%，常见有高血压脑病、脑出血、急性左心衰竭、可乐宁急性停药综合征、急性心肌梗死、急进型恶性高血压等。

## 高血压病有哪些常见的并发症

有人预测指出，随着人口的增长和预期寿命的延长，心血管疾病将一直是导致全球人口死亡的主要原因。我国每年死于中风与高血压并发症者在150万以上，致残者达数百万。因此，高血压是中年以后心血管疾病的主要根源。下面向大家介绍一下高血压常见的并发症。冠心病高血压是冠心病的主要危险因素之一，高血压患者患冠心病的危险是正常者的2倍，长期的高血压如果得不到治疗，就会有50%死于冠心病。

在糖尿病人群中，高血压的发病率是正常人群的2倍多。糖尿病与高血压并存相当常见，它是患者发生动脉硬化和肾功能衰竭的重要原因之一。

心力衰竭是高血压的常见并发症，流行病学研究表明40%~50%的心衰起因于高血压。血压高又没有治疗，发展为心衰的可能性越大。有人对5314例高血压病人随访10年，有392例发生心衰，高血压已被认为是导致左心室肥厚和心肌梗死的主要危险，而左心室肥厚和心肌梗死可能引起心脏功能不全，因此，高血压在心衰历程中起着重要作用。

心力衰竭：长期的血压升高可以加重左心室的负担，使其代偿性地逐渐肥大扩张，心肌增厚，形成高血压性心脏病。一旦代偿功能丧失，就会发生充性心力衰竭。病人在劳累、进食或者情绪激动时，可出现气喘、心悸、咳嗽等症状，严重者阵发性发作，而且多在夜间。睡眠时，还有咳嗽、咯粉红色的泡沫样痰等急性肺水肿症状。反复持续的左心衰竭，最后就可影响右心室的功能而成为全心衰竭。病人可出现尿少、下肢脑血管发生一时或间歇性的痉挛导致脑部组织缺血而产生头痛、暂时性失语、失明、四肢活动失灵、偏瘫等等，一般在24小时内可得到恢复。如痉挛持续时间比较长，超过24小时，脑部血液循环发生障碍就可能引起脑部水肿和颅内压升高，病人会出现剧烈头痛、呕吐、抽筋、血压突然升高、昏迷等。所谓脑卒中也是因为脑部血管发生血栓栓塞，导致局部供血不足，或因硬化的小动脉发生破裂，引起局部的出血所导致的。病人多在休息或睡眠当中发病，症状也因为缺血或出血部位不同如大脑、小脑或脑干而产生不同的症状，如偏瘫、呕吐、大小便失禁、口面㖞斜和失语等。

高血脂病人的高血压与总胆固醇升高和高密度脂蛋白水平降低密切相关，血脂代谢紊乱，使心血管病的危险性和发病率明显增加。

患有肾病的人伴有高血压更加危险，因为肾脏因血压升高而损害，长期高血压没有治疗，可引起终末期肾功能衰竭，或加速肾实质的破坏，从而导致原发或继发的肾脏疾病。

周围动脉疾病高血压使间歇性跛行的危险增加3倍，可能是因为血压升高使某些特定的部位如下肢动脉、颈动脉、冠状动脉硬化加速，导致下肢动脉发生缺血、营养障碍，甚至坏死。

中风：专家观察一组年龄在35~60岁确诊为高血压病的236例病人，经17年随访，高血压脑卒中的发生率是正常血压人的7.76倍，还有研究表明，降压治疗可使中风发生率降低40%，冠心病危险降低15%。

在所有高血压病人中，有20%~30%可查到左心室肥厚，轻度高血压患者发生左心室肥厚比正常血压增多2~3倍，而重度高血压可达10倍。左心室肥厚是心肌梗死的一个潜在危险因素，并影响左心室收缩功能，因此高血压左心室肥厚是一个与心血管发病率和死亡率密切相关的重要危险因素。

由高血压病所引起的动脉病变包括动脉粥样硬化、脑内小动脉病变、小动脉硬化及小动脉、细小动脉纤维素样坏死。主动脉壁中层发生病变可产生动脉瘤，如发生破裂，可导致死亡，但是这种病症是较为少见的。

另外，如果动脉发生纤维素样坏死还可累及视网膜及肾血管，引起视力下降、血尿、视网膜出血等。

由此可见，高血压有许多并发症或与许多疾病并存，若不及时坚持有效的治疗高血压，可大大增加心脑血管病的发生率和死亡率。

## 影响高血压病的预后因素有哪些

影响高血压病预后的因素较多，其中年龄、高血压程度和并发症程度比较重要。

（1）年龄。随着老年的到来，身体的各种器官功能均有减退，并可能同时合并有各种器官的疾病。在老年期如发生高血压的并发症，其所导致的后果就比较严重，康复的能力也低于年轻的高血压患者。

（2）高血压程度。一般地说，血压越高预后越坏，其中舒张压持续在15.3kPa（115mmHg）以上的高血压患者预后最坏。轻、中度的高血压患者在血压得到满意的控制之后，所能享有的寿命与血压正常的人无明显差别。

（3）并发症程度。高血压合并脑卒中和心肌梗死患者预后不好，尽管得到及时的治疗也会留下不同程度的后遗症。高血压患者如有左心室肥厚、心脏增大、心电图示心肌缺血或左心室高电压、左心室功能失代偿、充血性心力衰竭，则预后不好，5年死亡率达40%以上。高血压患者出现视网膜渗出、充血或视乳头水肿的预后不好。高血压所致的肾功能障碍比较迟才发生，对预后影响较小。

（4）具有高血压合并脑心血管病预后不好。脑血管意外、心血管意外及猝死的家族史者预后不良，出现脑血管意外和心血管意外的概率较高。

（5）顽固性高血压预后不好。发生顽固性高血压的常见原因有，未坚持长期用药、长期嗜酒吸烟、高度肥胖、长期高盐（钠）饮食。原发性疾病无法根治的继发性高血压患者，血压无法得到满意的控制，预后较差。

## 高血压的一级预防

高血压是冠心病和脑卒中的危险因素，是人类的头号杀手。预防高血压等心血管病的发生是最实际、花费最少的方法，预防要从年轻人开始，预防比治疗更有用。

高血压的一级预防是指对存在有引起高血压的危险因素，但尚未发生高血压的人群采取有效的预防措施，控制或减少发生高血压的危险因素、以减少发病率。

二级预防是指对已患有高血压的人采取有效的治疗措施，防止高血压的危险因素、以减少发病率。

三级预防是指对重度高血压的抢救。以预防其并发症的发生和患者的死亡。三级预防中包括有康复治疗。

一级预防的目的有二：第一找出将来可能要发生高血压的人，即高危人群，在血压升高前的预防；第二，对整个社会人群进行预防。高危人群指的是：①具有明显的高血压家族史者。②儿童、少年时血压既已偏高者。③有发生高血压倾向的人如肥胖者。

一级预防措施如下：

（1）合理调整饮食。①限制钠盐过量摄入。②增加钾的摄入。③增加钙的摄入。低钙摄入能使血压升高，每日钙摄入量如增加100mg，则收缩压可降低0.33kPa（2.5mmHg），舒张压降低0.17kPa（1.3mmHg）。建议每人每日钙摄入量为800毫克，通过饮用牛奶，增加豆类和新鲜蔬菜及木耳、香菇、虾皮、紫菜等的食用，可以增加钙的摄入量。另外，蔬菜中还含有大量的维生素C，有降低血胆固醇、减轻动脉粥样硬化的作用，有些蔬菜如芹菜、荸荠等还有降压的作用。④降低脂肪的摄入量，特别是动物脂肪。⑤增加优质蛋白质的摄入，如动物蛋白（如鱼类）和豆类蛋白。我国营养学家建议成年人每月每人摄入14kg谷类、3kg薯类、1kg蛋类、1.5kg肉类和0.5kg鱼类。关于饮食问题，后面我们还要详细介绍。

（2）戒烟、戒酒、减肥和开展体育锻炼。

（3）从儿童期就要开始预防高血压的发生，养成良好的生活习惯，积极开展体育运动，进行高血压预防的教育。

## 耳鸣时要及时就医

在耳鸣中，有传音性耳鸣和感音性耳鸣。传音性耳鸣是外耳（从耳朵露出在外的部分到鼓膜的器官）和中耳（在中空的腔中，三个听小骨相互连接，联络着鼓膜和内耳的入口）把外部的声音传入内耳的通道出现故障而引起的耳鸣。感音性耳鸣，它是感觉声音的内耳，或者在从内耳到大脑的听觉中枢的通路上出现异常而产生的。

引起耳鸣的原因，除中耳炎、疮等直接病因外，也有神经性的，或者由于过度劳累、睡眠不足、酗酒等打乱肌体正常状态而产生的，还有高血压病、脑病、应激性血压升高病，血液从脑的毛细血管向外渗出产生的脑压升高引起意识障碍等。

高血压病导致的耳鸣，是因脑压升高所致，与其他原因产生的耳鸣疾病（美尼尔氏病等）根本不同。症状也是不同的。因链霉素等药物中毒引起的耳鸣，是像蝉、笛声那样的声音；而高血压病导致的耳鸣是像水车来回转那样低沉的声音，这必须引起足够的注意。

## 引发脑血管疾病有哪些先期征兆

当身体出现下列征兆时，预示可能要发生脑血管疾病：

（1）眩晕。它类似严重的头晕，有突然发生，视外界景物有转动和晃动感，程度轻重不一，并且持续时间较长，不一定伴有耳鸣，有时略恶心。如果同时发生视物成双，说话舌根发硬，尤应警惕。

（2）短时间语言困难或偏身无力。短时间语言困难或偏身不动常突然发生。短至一二十秒即过，长者十几分钟至数小时而自行恢复。恢复后不留任何症候，所以常被忽视。其实是一种前脑缺血的征兆，可能导致半身不遂。

（3）突然发生剧烈头痛。老年人原患高血压病，如果突然严重头痛，伴呕吐，甚至短时神志不清晰，即使这些症状短时间后自动消失，应立即测量血压，检查是否有血压骤升现象。血压骤升破坏“自动调节”而引起脑组织缺血。如果原来患有周身动脉硬化，而且头痛越演越烈，不断呕吐，神志迷糊，更应及时检查。这很可能已产生脑血管破裂出血。

（4）偏身经常麻木。中老年人如果常左右侧半身发麻，应考虑是否脑内小血管有病变。如果麻木同时伴有一侧上下肢乏力，更应注意。

（5）突然对近来发生事情全部遗忘。中老年人，突然对过去数年旧事完全不能记忆，但自我认识仍然良好，意识也清醒。记忆消失，一般持续数小时。在记忆遗忘时间里，心情常局促不安，这也应引起注意。

急性脑血管病发作前常常出现上述先兆。如对这些先兆有所认识，并及时采取诊治措施，就有可能防止它进一步发展。即使已发生脑血管病，就可能获得早期治疗。这类疾病治疗越早，效果越好。一旦出现脑血管病的先兆也不必紧张，有条件还可做体格和神经系统的全面检查，以采取相应的预防措施。

## 脑动脉硬化症有哪些早期症状

脑动脉硬化症多见于50岁以后，早期症状不明显，不易引起注意，如发展下去，往往会引起脑卒中，由于这种病和前面脑血管预防有相似处，故有些内容可能重复。

（1）头痛和头晕。这种表现较多见，病人常感到头的枕部或额部有轻度放疗痛、头晕，并时常伴有耳鸣，疲劳时加重，休息后减轻或消失。

（2）睡眠障碍。这是最常见的，也是最先出现的症状。多表现为睡眠时间少、入睡困难，睡不实、易醒、多梦等。有些人需服安眠药才能入睡；有些人可表现为贪睡，总感到睡眠不足。

（3）记忆减退。记忆减退主要是近记忆减退，对人名、数字和最近的事情容易忘记，病人对此深感苦恼，但是对童年、往事却记忆犹新。

（4）情感改变。情感改变常表现为自己的情绪控制能力减弱，常因小事而忧伤、流泪、发脾气、兴奋激动或焦虑不安。

（5）性格改变。原性格特点变得更突出，如原来节俭者变得吝啬、自私；过去稳重变得固执，原来感情较脆弱者易多疑、伤感等。

以上表现若同时出现，易被误认为神经衰弱。与神经衰弱不同之处是发病晚，多在 45 岁以后，一般没有明显的精神刺激因素。同时有眼底动脉硬化改变、血清胆固醇增高等与血管硬化有关的表现。有些人可能只出现上述某种症状或伴有过度性的肢体麻木或血压不稳等。

## 高血压患者为何应警惕心肌梗死

高血压与心肌梗死关系密切。有资料表明高血压病人中约 14%可出现心肌梗死，其中男性多于女性。在男性患者中，高血压患者心肌梗死的发病率比血压正常者高 2~4 倍。其次为临界高血压，而血压正常或偏低者心肌梗死的发生率较低，这说明高血压是引起冠心病心肌梗死的主要原因。

心肌梗死发的生后，患者主要表现出剧烈胸痛，冷汗淋漓，面色苍白，四肢发凉，呼吸急促，血压下降，脉搏弱、不规则等典型症状。但约有 1/3~1/4的患者胸痛不明显，症状不突出，称为无痛性心肌梗死。这一类型的心肌梗死并不说明患者病情轻、预后好，而是埋在患者体内的“定时炸弹”，病情更凶险，要高度重视。此外，在临床上，有些患者主要表现出腹痛、腹泻、恶心、呕吐、呃逆等胃肠道症状；有的好似肋间神经痛；有的则好像神经官能症等等，所以临床症状要仔细观察，细致检查，加以鉴别诊断，防止误诊和误治。

那么，高血压患者应怎样预防心肌梗死呢？

（1）要坚持正规服药。患者应在医生的指导下，选用适合自己的降压药，并坚持长期服用，不可服服停停，使血压稳定在安全水平。家庭中应备有血压计，让家属学会使用，正确测量血压，根据血压数值，调整降压药剂量。一般情况下，应将血压控制在 18. 2/11. 7kPa （137/88mmHg） 以下，注意血压不要降得太低太快。

（2）要定期到医院检查。高血压患者每年至少做 1~2 次常规心电图检查，必要时做动态心电图检查，及早发现冠心病。如有冠心病可在医生指导下，服用小剂量肠溶阿司匹林，或 β 受体阻滞剂（如心得安、美多心安等），或其他中西药物，以减少急性心肌梗死发生。

（3）加强心肌梗死的二级预防。患了高血压冠心病，应采取综合性防治措施。除了积极治疗高血压冠心病外，还要切实做到有规律的生活，劳逸结合，动静结合，弛张有度。要保持良好而稳定的情绪，避免大喜、大悲等不良精神刺激，膳食结构要合理，多吃蔬菜水果，控制高胆固醇、高饱和脂肪酸饮食的摄入，低盐，适当补充维生素，戒烟忌酒。肥胖者要科学减肥，保持正常体重，适度进行体育锻炼，这些对预防心肌梗死是大有裨益的。

## 高血压病与高血脂有关吗

高血压病是中老年人的常见病和多发病，发病率高，病程长，并发症多，对人类健康有很大危害。随着年龄增大，高血压的病情容易加重，并发症增多。当机体动脉血压高出正常范围时（舒张压大于90mmHg，收缩压大于140mmHg），就称为高血压病。

高血压的发生发展与高血脂症密切相关。大量研究结果显示，许多高血压病人常并发脂质代谢异常，表现为胆固醇和甘油三酯含量高的较正常人显著增多。许多高血脂症也常合并有高血压。目前已证实，高血压病人的血清脂质和脂蛋白代谢紊乱，与动脉粥样硬化的发生发展直接相关。高血压和高脂血症均属冠心病的主要易患因素，而且当两者同时并存时，则冠心病的发病率将远比存在一项者要高，这就显示出它们具有协同的作用。因此，积极防治高脂血症，对高血压和冠心病的防治极为重要。卵磷脂能有效防治高脂血症等心脑血管并发症，因此，多摄入能使高血压病人过上健康长寿的生活。

## 控制高血压应坚持哪八项守则

为了控制高血压病、冠心病、脑卒中，特别是加强自我保健，要做到以下八项守则：

（1）保持血压正常。正常血压标准为收缩压低于18.6kPa（140mmHg），舒张压低于12.0kPa（90mmHg）。中年以后至少每年测量一次血压，高血压病人应严格遵守医嘱，长期控制血压。

（2）保持体重正常。预防超重肥胖体重指数是体重的千克除以身高米数的平方，体重为千克数，身高为米数，如，某男身高 1.75m，体重 65kg，体重指数为 $65 \div 1.75^2 = 21.2$。指数在 20～24 被认为是理想体重；指数在 24～26，被认为超重；大于 26，为轻度肥胖；28 以上为明显肥胖。如注意调节饮食，增加体力活动，多可逐步自行调整。

（3）保持血脂正常。血清总胆固醇正常值为 2.9～6.0mmol/L（1100～2300mg/L），甘油三酯 0.56～1.7mmol/L（5.0～1500mg/L），低密度脂蛋白小于 3.36mmol/L（小于 1300mg/L），高密度脂蛋白大于 0.9mmol/L（大于 350mg/L），以上指标出现异常时称为血脂异常。饮食调整、增加体育锻炼一般能自行转为正常，久治无效时可按医嘱服调脂药。同时，少吃脂肪特别是动物脂肪，每人每月摄入食油量要少于 0.75kg，新鲜蔬菜每日摄入 400～500g、水果 50～100g、肉类 75～100g、蛋类每周 3～5 个、奶类每日 250g，少吃糖类和甜食。

（4）绝对不吸烟。本人直接吸烟和间接被动吸烟均有害。

（5）科学饮食。食不过饱，肉食适量，不吃肥肉，少吃内脏，多吃蔬菜水果。

减盐（每日摄盐总量在 6g 左右），少食盐及过多的咸菜。做菜少加盐和酱油（推广南方口味），推荐食用低钠保健盐（预防医学科学院配方北京盐业公司生产的喜康保健盐值得推广）。精糖与含糖饮料尽量少食，酒以少饮为佳。

（6）经常参加体育锻炼。每人选择一种不同的运动方式，增加或保持适当的体力活动，只要运动后自我感觉良好，且保持理想体重则表明是合适的。体育锻炼的方式及时间，按个人情况条件而定，忙时可在周末补课。

（7）保持良好精神状态。避免突然发怒或受精神刺激，学会自我精神调控，保持乐观心态，提高应激能力。每个人尤其是老年人要避免过度的喜怒哀乐，锻炼自己的心理承受能力，不要使血压或其他循环功能过度波动，这可能会减少或避免在某些情况下心血管病的突然发作。

（8）增强自我保健意识，学会自我保健知识。

## 顽固性高血压应如何治疗

少数高血压病患者虽然服用包括利尿剂在内的三种或三种以上的降压药物，且每种药物都用到了足量和足够时间，但其血压仍然持续增高，称为顽固性高血压。充分了解血压难以控制的原因，则对于及时做好病因治疗，控制血压十分关键。因此，要注意是否有下列情况的存在，并加以适当的处理。①高血压病的伴随情况未及时清除，如患者的体重增加，钠盐摄入过多，饮酒过量，处于高度紧张等。②继发性高血压未得到治疗，有些继发性高血压由于症状不典型或检查选择不适当，结果判断不准确，而未能及时诊断。由于不能针对病因治疗，当然高血压也难以控制。③肾损害对高血压治疗的影响，高血压病易发生肾损害，而肾损害本身又是高血压的原因，因此高血压患者如未能及时有效的治疗，容易造成肾功能损害，此时再不合理利用利尿剂，体内过多的水和盐就不能排出体外，更加重了高血压。④“白大衣高血压”，这种患者在医院测血压总是高于正常，甚至几种药物也难以控制到正常值。但在家里自己测血压却是正常的。另外，急进型高血压，也可以表现为顽固性高血压。

处理原则为：①主动查找、发现并清除不利的伴随因素。②排除“白大衣高血压”。③强调病因治疗。④当高血压患者肾功能不好时，要调整改善肾功能，并特别强调血管紧张素转换酶抑制剂、钙离子拮抗剂和利尿剂的应用。

## 高血压的预防与控制

高血压病从本质上说是一种生活方式疾病，是由多基因遗传与环境多种危险因素交互作用而成的一种全身性疾病。高血压病流行广泛，治疗费用巨大，且疗程冗长，费时费力。在人群中开展早期预防和治疗可首先使高血压发病率减半，继而又使脑卒中、急性心肌梗死再减半，这对整个社会无疑是个极大的贡献。

建立健康生活方式不仅可以预防心血管病，而且也是预防肿瘤、糖尿病、骨质疏松及多种老年病的有效方法。对高血压患者而言，健康生活方式也可使药物治疗事半功倍。1992 年加拿大维多利亚心脏宣言提出了健康四大基石：合理膳食；适量运动；戒烟限酒；心理平衡。至今为止，这仍然是人们预防高血压所遵循的基本原则。

## 高血压防治的八个误区是什么

(1) 担心血压降得过低。受传统高血压防治观念的影响，对目前提出的将血压降至理想水平，即135/85mmHg以下有所顾虑，担心血压会因此降得过低，对心、脑、肾供血不利，引起这些器官供血不足而诱发相应并发症。这种认识是个误区。根据现代医学研究显示，血压在理想范围内越低越好，只要平稳地将血压降至目标水平以下，既可减轻症状，也可减轻各种脑血管事件的危险性。

（2）对有并发症时应将血压降得更低认识不足。按现代高血压控制标准，凡合并糖尿病、高血脂、并发糖尿病、肾病时，目标血压水平应降得过低，应在130/80mmHg以下，这样有助于降低心脑血管事件的危险。但目前许多人对此认识不足，未能采取积极措施达到目标水平，因而心脑血管事件仍居高不下。

（3）对非药物疗法重视不够。高血压的防治应是以非药物疗法，如调整生活方式、低盐、低脂、戒烟限酒及运动锻炼等作为防治基础，并在此基础上服用降压药物，控制血压在理想或目标水平。但现实中许多患者过多依赖于药物而对非药物疗法不够重视，如边吸烟边降压者大有人在，既影响降压药疗效又使心脑血管事件的危险存在，所以，高血压患者必须重视非药物治疗。形成良好的生活方式，克服不良习惯和增强运动锻炼。

（4）血压降下来后不一定再用药。许多患者服药总是断断续续，使得血压反复波动，结果心脑血管事件有增无减。造成用药中断的因素很多，其中关键的一个因素是对高血压病必须长期治疗认识不足，因而形成一种误识，即血压一旦降了下来便以为可以停药了，担心用药时间长会引起不良反应。这种误识极为有害，应当消除。要明确血压降至正常或理想水平后仍要坚持用药，任何时候都不能随意中断用药，有些患者需要终身用药以保持血压的理想水平。

（5）治病心切，喜欢作用快的降压药。高血压病为慢性疾病，治疗强调规律性和个体化，且不主张一下子将血压降得过快、过低，应当是逐渐降至理想或目标水平。但许多患者由于治疗心切，总想在一两天内就把血压降下来，如果用药几天后血压未能降至正常水平就更换药物。结果是药物频繁更换，一种药尚未起效前就已换用了另一种药物，总是“劳而无功”，血压形成波动和不稳定。另外，有些患者喜欢作用较快的短效降压药，而对长效降压药持怀疑态度，即便使用长效降压药，也要在先搭配短效降压药，以求所谓的保险及“先将血压降下来再说”。这些都是误区。其实，多年的高血压无须立即降至正常，应该缓慢、平稳地降压，并能在全日24小时平稳降压，对此，长效的缓释剂或控释剂降压药可达此目的，因而老年高血压病人应尽量用每日一次的长效降压药。

（6）不用药亦可降压。这是近年来不少保健品及降压器具如降压表、降压帽、鞋垫等的广告中常用的一句话，但事实并非如此。且不说这些器具的疗效并不可靠，就绝大多数高血压患者来说，降压药治疗是最有效、有益的选择，不用药才是误区和不明智的。

（7）新药、贵药就是好药。这也是一个极为普遍的误识。目前新型降压药发展很快，品种很多，如何选用是有讲究的。其关键在于遵医嘱办事，在医生指导下用药，不要道听途说，盲目追求新药、贵药，以为新药、贵药就一定意味着是“好药”。在医生指导患者用药时，应注意从人道主义精神出发，尽可能为患者推荐服用方便、效果好、价廉的药物，使患者经济上承受得起，反对那种唯利是图的错误做法。

（8）忽视血压监测和记录。在降压治疗过程中，许多患者因各种原因长期不监测自身血压变化，这也是一种误区。这是因为目前的降压原则中十分强调个体化用药。究竟怎样才能达到“个体化”，不是简单一句话，而是要做许多实际工作的，其中一项便是坚持每日或每周定期对血压的监测并记录，以便掌握用药与血压变化的关系，了解需要用多大剂量或怎样地联合用药能使血压稳定在理想水平上，同时有利于医生更为准确地指导患者用药。所以，高血压病患者应学会测量血压的正确方法，也可用电子血压计进行监测，做好记录，定期与主治医师联系，以使降压达标率得到提高和用药实现“个体化”。

大多数的高血压患者在血压升高早期仅有轻微的自觉症状，如头痛、头晕、失眠、耳鸣、烦躁、精力不易集中、容易出现疲劳等。随着病情的发展，血压长期未能得到良好的控制，就会导致心、脑、肾等主要器官受到严重的损伤，能引起脑卒中（中风）、冠心病、肾功能衰竭等严重后果。特别是被称为“健康第一杀手”的脑卒中（中风），血压越高意味着脑卒中（中风）的发生概率越高。

## 高血压患者的家庭保健

高血压病是我国老年人常见的心血管疾病，它能引起严重的心、脑、肾功能障碍，也是脑卒中、冠心病发病的主要危险因素之一。在家庭护理与治疗的老年高血压患者要想减少这种疾病所带来的危险性，提高治疗效果，应该重视这样几个问题。

（1）不要以一次性检查来确定病情的轻重，从而忽视对病情的经常监测。要坚持医生检测与家庭自我检测相结合，根据病情的变化，及时采取治疗措施。在一般情况下，老年高血压患者要1个月去医院复查1次血压，把1个月内的病情如实地通报给医生，以便及时有效地进行治疗。对血压波动大的老年患者，在家庭护理时，要注意这样几种情况：一是要注意早晨血压急剧升高的现象；二是注意季节、气候、情绪及体力负荷强弱的变化；三是在降压治疗过程中，要注意老年高血压患者中的体位性低血压情况。特别是在卧位起床或站立时要加强监护，防止血压降得过低；四是注意有的患者到医院就诊时显示高血压、回到家中血压就正常的“白衣高血压”现象。

（2）不要病情重时才用药，病情轻时不用药。要在医生的正确指导下，坚持经常用药，保持血压的稳定。对因经济不宽裕而不能坚持经常用药的患者，要向他们介绍那些既对症又较便宜的降压药品，帮助他们减轻经济负担，坚持长期服药。对疾病不予重视不愿长期服药的患者，要加强卫生宣教，坚持经常检测，使患者对高血压的危险性有一个认识。对容易遗忘的患者，可采取将服药与生活中某些必做的事情相联系的办法。如：起床、就寝、饭后，把药物放在醒目的位置，也可以用字体较大的标签标明用药剂量和服药时间，便于老年人记忆。对家庭的护理人员要教他们学会简单的测压、用药的常识，以便经常督促患者按时服药。

（3）不要忽视对病情不利的生活习惯。一些不良的生活习惯，给治疗带来了极坏的影响，因此，我们必须引起高度重视。一是要控制好参加娱乐活动的时间。如：打麻将、打牌、跳舞等活动的时间不要过长或无节制。二是要控制好饮食。首先，要限制食盐摄取。要根据患者的特点，缓慢地将盐的摄入量控制在每天8～10g。大约经过100天左右逐渐适应淡味的饮食。多量饮酒会导致高血压，经医学调查表明，每日饮酒量超过42mL的人，脑血管意外发病的危险性增加。从对血压影响和预防心、脑血管并发症的角度来看，家庭护理人员要控制患者饮酒，切忌过量。

## 高血压病的降压目标是什么

1. 治疗高血压病的目的

治疗高血压病的目的有：①降低血压使之达到正常或理想水平，血压波动不宜太大。②降低心、脑血管疾病等（并发症）的发生率和病死率，预防动脉粥样硬化，控制其他心血管危险因素。③避免发展成二三级（中、重度）高血压。④逆转靶器官损害。⑤降低不良反应，提高生活质量。

2. 降压的“达标”应因人而异

治疗高血压病可以最大限度地降低心脑血管病的总死亡率和病残率。但是，在治疗高血压病的同时，还需要对所有已明确的危险因素，如血压水平、年龄、性别、吸烟、胆固醇水平、靶器官（心、脑、肾）的损害、糖尿病、心血管疾病或肾脏疾病病史等作出综合评估。医生会根据存在的危险因素为每个病人选择相应的降压治疗方案，并决定对各种危险因素的治疗强度。从这个意义上而言，每个高血压病人的治疗都必须遵循个体化原则，治疗目标值（指血压水平的“达标”）也是各不相同的。有的病人可能降到 18.0/11.3kPa（135/85mmHg）就达标了，但对于另一些病人，这一血压值可能还太高。所以，在这一问题上不要盲目“攀比”。

根据高血压病人总的心血管疾病危险性进行分层，不仅有助于决定何时开始降压治疗，而且有助于确定目标血压以及为达到这一目标值而应采取的措施。显然，危险性越高，将血压控制至目标值就越重要，对已发现的其他危险因素进行治疗也越重要。具体地说，中青年高血压病人应将血压降至 17.3/11.3kPa（130/85mmHg）以下，而低于 16.0/10.6kPa（120/80mmHg）最理想；老年高血压病人应将血压控制在 18.6/12.0kPa（140/90mmHg）以下。对于合并靶器官损害或相关的临床疾病（如冠心病、脑卒中、肾脏病、糖尿病等）者，血压控制应更加严格。例如：糖尿病合并高血压时应将血压降至 16.0/10.6kPa（120/80mmHg）；高血压合并蛋白尿（24 小时尿蛋白>1 克）。肾功能不全时，目标血压应控制在 17.2/10.6kPa（130/80mmHg），甚至在 16.6/10.0kPa（125/75mmHg）以下。当然，降压过程应缓慢而平稳，使机体有充分的调整适应过程，不至于因降压过快而不能耐受。

需要指出的是，由于心脑血管病的危险性与血压之间的连续相关性并不存在一个最低阀，因此，降压治疗的目标是将血压降低至“正常或理想”水平。有证据表明，血压的降低程度是降低心脑血管疾病危险性的主要决定因子。

3. 高血压病的降压目标

亦即高血压病人的血压控制在什么范围最合适。研究证实：血压水平与心脑血管病危险性呈连续的正相关，在正常范围内，血压越低，冠心病和脑卒中的危险性越小，从这个意义上讲，正常血压并不等于理想血压，理想的降压目标应该达到病人所能耐受的最低水平。以往某些学者提出的“舒张压降至 11.3kPa（85mmHg）以下，心血管病发生的危险性增高”的说法，该假说认为在降压治疗过程中，随着舒张压的降低而出现心血管事件增多和危险性增高的现象，即所谓的“J 曲线”。但是近年来公布的“高血压最佳治疗”国际性研究中发现，在合理显著降压治疗范围中未见有“J 曲线”，而且治疗后血压平均为 18.4/11.0kPa（138.5/82.6mmHg）时，心血管事件的危险性最低。舒张压降至 10.6kPa（80mmHg）水平以下时，也未发现高血压病人中有主要心血管事件的增多。

根据 1999 年世界卫生组织（WHO）和国际高血压学会（ISH）及我国高血压防治指南规定，高血压病人服药治疗后的血压应降至正常［<17.2/11.3kPa（130/85mmHg）］或理想［<16.0/10.6kPa（120/80mmHg）］水平。

为什么要这样规定呢？近年来大量流行病学调查以及临床试验显示，血压水平在 16.0/10.6kPa（120/80mmHg）以下的人群，发生并发症的机会最少；≥17.2/11.3kPa（130/85mmHg）的人群发生并发症的机会要增高。因此把正常血压标准（过去正常血压标准量）<18.6/12.0kPa（140/90mmHg）修改为<17.2/11.3kPa（130/85mmHg），增加理想血压标准（过去没有）为<16.0/10.6kPa（120/80mmHg）。这是有科学根据的，是全世界有关的专家所公认的。

4. 降压疗法不只是为了降低血压

高血压病对人体的最直接影响是增加心脏的负担，使心脏的每一次搏动更为“费力”，还会激活体内多种生物因子，日久则会引起心肌肥厚、心脏扩大，即并发高血压性心脏病。最终可导致心力衰竭，部分病人可因心律失常发生猝死。

高血压病也是动脉粥样硬化的重要发病因素。动脉粥样硬化病人中有70%~80%伴有高血压病。动脉粥样硬化如果发生在冠状动脉上，可导致冠心病，引起心肌缺血、心绞痛、心律失常、心力衰竭，甚至引发急性心肌梗死。动脉粥样硬化如果发生在脑动脉上，轻则引起脑供血不足，严重的可致脑梗死（缺血性卒中）。在脑动脉粥样硬化的基础上，如果出现血压的急剧增高，就会导致脑出血（出血性卒中）。

相对而言，人们对于高血压病对心脑血管的损害还有所了解，除此之外，高血压病的一些“非显形”损害就可能鲜为人知了。比如脑动脉粥样硬化还可引起血管性痴呆，是老年性痴呆的重要病因。如果动脉粥样硬化发生在肾动脉上，可导致肾组织缺血，最后出现肾功能不全，严重的可致尿毒症，而后者又可加重高血压，形成恶性循环。此外，颈动脉粥样硬化同样可影响脑供血，导致头晕、乏力、记忆力减退等症状。下肢动脉硬化可导致下肢缺血，出现发凉、麻木、间歇性跛行甚至下肢坏疽。高血压病还可影响眼睛，使视网膜动脉痉挛、硬化，导致阵发性视物模糊甚至视力严重减退。由于高血压病对人体健康的损害都是悄无声息的，所以，有人把它形象地比喻为“隐形杀手”。

我们必须认识到，从表面来看，降压治疗的目的是将血压降低到正常范围内，实际上，治疗高血压病的主要目的是最大限度地降低心脑血管疾病的死亡和病残（瘫痪等）危险，并减少其他并发症的发生。现已证实，有效控制血压能明显减少心脑血管意外（心肌梗死、脑梗死）的发生率，降低死亡率，延长病人的生命。

对高血压患者而言，降压治疗必须规范才有效果，不能道听途说地自行买药，也不可想当然地吃吃停停，应该接受医生的正规治疗，包括根据病人的情况选择降压药。在治疗高血压病的同时，干预所有可逆的危险因素，如吸烟、血脂异常或糖尿病，并及时处理并存的其他疾病。

就目前的医疗水平而言，高血压病还无法治愈，患者除了改变不良生活方式外需要终身服药。目前，降压药一般分为六大类，其中，血管紧张素Ⅱ受体拮抗剂氯沙坦（科素亚）对心、脑、肾等器官具有明显的保护作用，对于伴有糖尿病、左心室肥厚、心力衰竭及心肌梗死后的病人尤为适合，但严重肾功能不全及孕妇应严禁服用。这类降压药不会引起干咳，不同的种类还具有特殊的疗效，如降尿酸、抗阳痿等。当一种药物不能有效降低血压时，医生会考虑用两种或两种以上的药物联合起来，以达到理想的降压效果。

由上可见，稳定、有效、因人而异的降压治疗给高血压患者打开了一条绿色的生命通道，让他们得以带病延年，这就是降血压的益处。

## 如何才能做到平稳降压

（1）24 小时平稳降压至关重要。近年来，降压药有了很大发展。现有的药物种类和品种很多，有许多药品可供选择，但各类药品的特点及对每个人的适合程度不同，只有因人而异、对症下药才会有最佳的效果。尽管如此还是有一些通用的准则能够帮您选择理想的降压药：①降压疗效好且全天24小时平稳地降低血压，使血压的波动性小。②不良反应、副作用小，服用方便，能提高生活质量。③不影响血脂、血糖等的代谢。④能逆转并减少心脑血管及动脉硬化等并发症的发生。

所谓平稳降压，就是通过合理用药，使血压逐渐地平稳下降，使病人逐渐地适应，逐渐耐受，以避免血压下降过急过快而引起头晕不适、脑供血不足等症状，同时让24小时的血压保持在基本恒定的水平，减少波动。

许多医学资料证明：清晨至上午这段时间是高血压病人发生各种心、脑并发症的高峰时段。严峻的事实证明：全天24小时平稳降压避免血压波动，势在必行，刻不容缓。

怎样才能做到平稳降压呢？关键在于选择疗效可靠、作用持久、一天服用一次就能保证具有24小时降压作用的，而且是药浓度稳定、不易受其他药物影响的药物。服用长效或缓、控释型降压药物的优点是：可提高病人对治疗的顺从性，更平稳地控制血压，将血压的波动减少到最低程度。

所以，平稳降压，并且24小时将血压稳定控制至关重要。

（2）学会自觉控制血压。高血压病不痛不痒无症状，堪称“隐形杀手”。健康成年人一定要年年监测自己的血压，无高血压病要早防。收缩压（高压）>18.6kPa（140mmHg），舒张压（低压）>12.0kPa（90mmHg），两者之一或两者均有即为高血压。收缩压17.2~18.5kPa（130~139mmHg），或舒张压11.3~11.8kPa（85~89mmHg）为“正常高限血压或高正常血压”，这是高血压病的“警戒线”。“正常高限血压”容易发展为高血压病，“正常高限血压”时的心脑血管病危险已比正常血压时明显增高，此时期不需用降压药物治疗，但应严格改变生活方式，包括戒烟限酒、低盐、减肥、坚持有氧代谢运动，控制紧张等，父母有高血压的人更应关注自己血压的变化。

高血压患者要早治。即使是1级高血压（轻度高血压），在认真改变生活方式的基础上也往往需用降压药。治疗高血压病要持之以恒，血压降至正常后应持续用药。降压药不会进一步降低正常血压，却可防止血压回升，大多数病人需终身服药。如果血压高时用药，降至正常后就停药，这样不但无益，而且有害。

高血压患者的血压昼夜多变，清晨是血压增高最明显的时刻，也是心肌梗死、心绞痛和心脏猝死的高峰时刻。保持24小时血压平稳下降，方能覆盖凌晨高危时刻。因而提倡每日使用用一次长效降压药物。如用短效药物，应先服药，后晨练。

血压下降到 17.2/11.3kPa（130/85minHg）或更低有益，无风险。心肌梗死和脑卒中病情稳定后仍应把血压降至上述的满意水平。有糖尿病和尿中可检查出蛋白的病人，血压控制应更严格，降至 16.0～17.2/10.6kPa（120～130/80mmHg）。老年人患了高血压病，则不一定遵循以上标准，而将血压控制在 18.6/12.0kPa（140/90mmHg）以下。单纯收缩压增高危险大于舒张压升高，应认真控制。

大多数患者联合使用两种或更多不同类型的降压药，应在医生指导下，从一种药物小剂量起始，逐渐增加剂量或品种，递增应缓慢，不可操之过急，注意因人而异。

同时坚持服用 75～100mg/d 的阿司匹林，可明显降低心肌梗死风险，不会增加脑出血危险，但应注意阿司匹林引起胃等部位出血的副作用。

平时，人们可用质量可靠的血压计自测血压，增强自我参与意识，这有利于血压长期满意控制。

（3）怎样昼夜平稳降压。与正常人一样，大多数高血压病患者的血压也出现昼夜节律性变化，但总体血压水平高于正常人。由于体内自动调节功能异常，血压波动的幅度更大。老年高血压病患者的血压波动还另有以下一些特点：①由于存在不同程度的器官退行性病变，体内各种血压调节机制敏感性降低，导致血压波动范围更大，尤其是收缩压，而且受精神和体力活动的影响明显，在 24 小时内，血压的波动幅度、波动次数及持续时间都超过年轻病人。②容易发生体位性低血压（又称直立性低血压），即卧位时血压较高或正常，如从平卧位或蹲位突然转为直立位时，血压会迅速降低，从而使脑等器官缺血，发生头晕、眼花、心慌、站立不稳甚至晕厥。

许多研究发现，高血压病患者发生脑卒中、心肌缺血、心肌梗死、心源性猝死等心脑血管意外有明显的昼夜时间规律，一般清晨五六点钟以后逐渐增多，第一次高峰时间是上午 8 时至 9 时，第二次高峰时间是下午 5 时至 6 时，发生时间与血压波动节律完全吻合。因此，专家认为，高血压病的并发症是否发生，不仅与血压控制的程度密切相关，而且与能否 24 小时平稳控制血压有直接关系，尤其与 24 小时血压平均值、夜间血压平均值、昼夜血压波动幅度等有关。平均收缩压、舒张压越高，越容易发生并发症。由此可见，血压波动是导致高血压病人发生心、脑、肾血管损害的独立危险因素。

为了减少并发症，高血压病患者必须在24小时内平稳降低血压。除高血压急症外，一般情况下的平稳降压就是合理用药。目前，已有多种类型的缓释型长效降压药，这类药物有三大优势。其一，在24小时中的各个时段，都会释放出有效剂量的药物以降低血压，可使血压在24小时内保持在基本稳定的状态，最大限度地保证了患者的生命安全。其二，使血压平缓地逐渐下降，避免因血压下降过急、过快而引起头晕等脑供血不足症状。其三，每日只需口服一次，患者不仅容易记住，而且操作起来简单，有利于病人长期坚持治疗。需要指出的是，并非所有的降压药都有上述的三大优势，而且患者的情况也各不相同，所以，合理用药方案必须由医生来制定，病人切不可自行决定。

当患者接受了一种方案的降压治疗后，怎样知道其效果呢？近年来，一些大医院已经兴起了一种全新的血压监测技术——动态血压监测，它有助于医生判断病人降压治疗的效果。动态血压监测的主要价值在于：①全面、客观显示病人处于不同状态时的血压值，了解血压升高的程度、持续的时间及昼夜变化的节律等情况。②有助于排除由于精神紧张引起的“白大衣高血压”。③观察药物降压作用最大幅度、最小幅度、药效维持的时间，判断降压药的量是否过多或不足，为降压治疗过程中调整药物的种类、剂量、给药时间、给药次数等提供科学的依据。④最终，医生可以根据24小时血压平均值、夜间和白天血压平均值等数据，判断这种降压方案是否平稳地控制了昼夜血压。对高血压病人而言，这些数据也有助于了解自己全天血压的情况，从而采取相应的心理、体力调节措施。

## 降压治疗中为什么不宜单一用药

不少病人发现血压升高以后（如21.3/13.3kPa），就开始吃降压药物。头1~2个月服美托洛尔降不下来，就改换卡托普利，又降不下来，再改络活喜或科素亚，仍无效。病人来就诊时就会抱怨：“我的血压真是很难控制的，连7~8元一片的洛活喜或科素亚都降不下来啊！”其实，降压药又不是青菜、萝卜各有所好，吃青菜，过几天换换口味吃萝卜，切记降压治疗尤其当血压超过21.3/13.3kPa时，就应当吃“杂烩菜”，即两种或两种以上的降压药物联合应用。例如，常用的有钙拮抗剂如硝苯地平和β受体阻滞剂心得安合用。硝苯地平会引起心跳加快、面红等交感神经激活的表现，而心得安又会使周围血管收缩，引起走路时乏力，尤其在上楼时明显，硝苯地平有周围血管扩张作用，又可以对抗心得安的这种不良反应，而心得安可以减慢心率，对抗其心跳加快等不良反应。例如，转换酶抑制剂，如卡托普利，由于可以抑制体内的肾素—血管紧张素的一种酶（转换酶），使整个血管紧张素Ⅱ（一种强烈的缩血管成分）生成减少，而加服利尿剂可以使肾素—血管紧张素系统的作用更明显。此外，利尿剂有排钾作用，而卡托普利类有轻度保钾作用，正好可以相互抵消。当然，不要服用具有同一种降压作用的药物，如都是钙拮抗剂的硝苯地平和尼莫地平合用或对心脏都有抑制作用的美托洛尔和维拉帕米合用等。

总之，降压治疗中提倡小剂量多种降压药联合应用，这样副作用可减少，降压作用又可加强。常用的复方降压制剂，如复降片、复方卡托普利片、珍菊降压片等都是按这种原则组成的固定配伍。

## 不测血压用药好吗

有些病人平时不测血压，而是仅凭自我感觉服药。感觉好时少服一些，头晕不适就加大剂量。其实，自觉症状与病情轻重并不严格对应，血压过低也会出现头晕不适，这时继续服药就很危险。正确的做法是，定时测量血压，及时调整剂量，维持巩固。

## 服用降压药为何要坚持“个体化”

高血压病因复杂，临床分型很多，每个人对药物的反应性、适应性和耐受能力又各不相同，各种降压药的性能也各异，因此，不能用同一个固定的模式服药，而应坚持“个体化”的用药原则，如美多心安适用心率较快，无心力衰竭和传导阻滞的高血压病人，但对那些心率较慢、心功能不全或伴有传导阻滞者禁用。美国在一项4000例轻至中度高血压患者的治疗研究中发现，服第一种降压药后，约有40%的人血压得不到控制，更换药物后，逐渐获得满意疗效。由此可见，高血压病人应在医生的指导下，正规治疗，不可单纯依靠别人的经验服药。

## 能否以症状的轻重来估计血压的高低

有不少高血压患者，不论是在早期或已有严重的高血压，都没有自觉症状，甚至是在发生中风或因患其他疾病测血压时才发现。相反，有些人极其敏感，尤其是更年期的妇女，血压并不太高，却有十分明显的症状。因此症状与血压升高水平有时并无一致的关系。高血压患者不能以症状的轻重来估计血压的高低而决定药物的服用剂量。

## 长期服药就不用定期复查血压了吗

由于种种原因（如怕麻烦、出差、工作紧张等），不能做到定期测量血压，一味照原先的剂量服药，此即为“盲目治疗”，也会使得血压忽高忽低，或者出现不适感，并且易产生药物副作用或耐药性。正确的做法如上所述，定期测量血压，按血压的高低与机体状况的变化决定用药种类和用药剂量。

## 血压稍偏高就不需治疗吗

一般来说，成人血压超过或等于18.7/12kPa（140/90mmHg）以上，即可认为患有高血压。但部分早期高血压患者，血压处在上述的边缘状态，因此往往不被重视。事实说明，这种轻度高血压同样会对机体产生危害，并会有进一步发展的趋势。正确的做法是除密切观察病情的发展外，还应进行包括药物在内的综合性治疗，当然，选择何种药物治疗是值得推敲的。

## 能以一次性检查来确定病情的轻重吗

不要以一次性检查来确定病情的轻重，从而忽视对病情的经常监测。要坚持医生检测与家庭自我检测相结合，根据病情的变化，及时采取治疗措施。在一般情况下，老年高血压患者要1个月去医院复查1次血压，把1

个月内的病情如实地通报给医生，以便及时有效地进行治疗。对血压波动大的老年患者，在家庭护理时，要注意这样几种情况：一是要注意早晨血压急剧升高的现象；二是要注意季节、气候、情绪及体力负荷强弱的变化；三是在降压治疗过程中，要注意老年高血压患者中的体位性低血压情况。特别是在卧位起床或站立时要加强监护，防止血压降得过低；四是注意有的患者到医院就诊时显示高血压，回到家中血压就正常的“白衣高血压”现象。

## 高血压患者为什么要坚持长期服药

高血压患者要在医生的正确指导下，坚持经常用药，保持血压的稳定。对因经济不宽裕而不能坚持经常用药的患者，要向他们介绍那些既对症又较便宜的降压药品，帮助他们减轻经济负担，坚持长期服药。对于疾病不予重视、不愿长期服药的患者，要加强卫生宣教，坚持经常检测，使患者对高血压的危险性有一个认识。对容易遗忘的患者，可采取将服药与生活中某些必做的事情相联系的办法。如：起床、就寝、饭后，把药物放在醒目的位置，也可以用字体较大的标签标明用药剂量和服药时间，便于老年人记忆。对家庭的护理人员要教他们学会简单的测压、用药的常识，以便经常督促患者按时服药。

## 高血压患者大量服食西洋参好吗

一般来讲，西洋参确有强身防衰、增强免疫功能的作用。据现代药理研究证实，西洋参能调节人体神经功能，加强心肌收缩、增加心肌血流量，还可促进胰腺分泌胰岛素，降低高血糖等。是一味很适合中年人平补的药物，兼备补气与养阴的功能，常年服用既能补养身体，又不易生热上火。年龄在 50 岁左右，已有体虚乏力的表现，此时生理功能的衰退已经加快，及时、长期服用西洋参补气养阴，可以达到强身防衰的功效。但是高血压病人必须在血压平稳之后才能服用西洋参，而且宜长期小量服用，可扩张血管，降低血压，用量过大，反而会造成血压突然升高，加重病情。最好的“补药”是保持健康的心理状态，保持乐观、向上的心态，同时，每天坚持锻炼身体（如跳舞、快步走等），这样会使自己精神焕发，血压、血脂下降，健康长寿。此外，老年人为防止骨质疏松，每晚饭后除服用 1 片含维生素 D 的钙片外，少量服用多种维素片（如善存片等）也是有益的。

## 患溃疡病的高血压患者为何忌服利血平

因利血平属于肾上腺素神经阻滞剂，用药后交感神经系统的功能受到抑制，而副交感神经系统的功能则相对占优势，从而导致胃酸分泌增加，使溃疡病恶化、出血，甚至穿孔等。所以对伴有溃疡病的高血压病人，必须慎用或禁用利血平。

## 高血压患者为何忌服肾上腺皮质激素药

肾上腺皮质激素类药物简称皮质激素，是一类应用广泛、疗效显著，但副作用较多的药物。大量资料表明，长期应用皮质激素，可引起体内水盐代谢等紊乱，使钾排泄量增加，水、钠潴留、血容量增多而发生血压升高与水肿；同时，还可影响糖、蛋白质及脂肪的代谢，使蛋白质分解过盛、糖原代谢加速和脂肪异常堆积而出现血糖及血中胆固醇升高，从而促进动脉硬化的发生与发展。由于上述原因，故高血压病患者不宜使用肾上腺皮质激素类药物。

## 服用优降宁后为何忌用麻黄碱和饮啤酒

众所周知，优降宁为单胺氧化酶抑制剂，而单胺氧化酶在体内主要存在于肠、肝和交感神经末梢处，它不但能破坏交感神经介质，还能破坏由体外进入体内的许多单胺类药物，如肾上腺素、间羟胺（阿拉明）、甲氧胺（美速克新命）等。另外，还有一种被称为酪胺的物质也必须经单胺氧化酶破坏。酪胺是一种拟交感胺，其天然品存在于啤酒、扁豆、红葡萄酒、奶酪和腌鱼等食物中，正常人在摄入这些食物后，其中所含的酪胺在吸收过程中被肠道和肝内的单胺氧化酶破坏。但若服用优降宁后，单胺氧化酶被抑制，此时，这些单胺类药物和食物中的酪胺在体内破坏减少，而它们都具有升压作用，结果导致血压显著升高，并可诱发高血压危象、脑溢血、心律失常及惊厥等，甚至危及生命。这是高血压病人在用药中必须注意的一个问题，应当高度警惕。为此，高血压患者在服用优降宁后，切不可再使用麻黄碱等药物和进食啤酒等食物，以免发生意外。

## 高血压患者为何忌服速效伤风胶囊

速效伤风胶囊是治疗感冒的常用药物，在感冒早期即第一二天服用，疗效较好，但是并非人人都宜服用。另外，有些人还错误地把它当成预防感冒的药物而经常服用，这实际上是有损健康的。

速效感冒胶囊的主要成分，有人工牛黄、咖啡因、扑尔敏和扑热息痛。其中扑热息痛在体内代谢会使血红蛋白转变为高铁血红蛋白，引起发绀，尤以儿童多见；体质过敏者服用后可造成粒细胞减少及发生过敏性皮炎；肾功能减退者使用不当，可引起间质性肾炎，出现蛋白尿、血尿、少尿甚至引起急性肾功能衰竭，过量的扑热息痛还可以影响肝功能，甚至造成肝坏死。由于扑尔敏是一种抗组胺类药物，服后会产生嗜睡、头昏、乏力、眩晕等副作用。咖啡因是一种中枢神经兴奋药，高血压及心脏病患者服后可发生心动过速、血压升高；老年病人服后可能会引起意识不清和排尿困难；青光眼患者服药后还会使眼压升高，更不能把它当做预防药物而经常服用。

## 高血压患者为何忌服避孕药

由于避孕药物种类繁多，药理作用复杂，就育龄妇女而言，并非人人都适用。近年来，国内外众多研究人员分析认为，患有高血压、冠心病、静脉血栓病等心血管系统病的育龄妇女不宜服用避孕药。

因为，不论年龄大小，患有高血压病的女性在口服雌、孕激素的复方制剂避孕药一年后，多数人收缩压上升 5mmHg，舒张压上升 1~2mmHg，生化检查可见血浆中的肾素活性、醛固酮和血管紧张素Ⅱ均有升高。导致血压高的原因与避孕药中所含的炔诺酮有效成分有关。

有人做过调研，发现 30~40 岁患心肌梗死的妇女中，长期口服避孕药者比不服药者高 4 倍。究其原因，可能与避孕药中孕激素通过对血脂代谢而影响降低血中高密度脂蛋白而加速冠状动脉粥样硬化，再加上雌激素成分使造血功能亢进、血栓形成和冠状动脉痉挛有关。故有人主张40岁以上的妇女，或者高血脂、高胆固醇血症、冠心病、心肌梗死等病症的妇女不宜服用避孕药。

现代医学研究表明，避孕药中的雌激素可使血清内脂质增加，胆固醇和甘油三酯的浓度上升，血小板的黏附性也增高，以致血凝过程及纤溶反应改变，导致血黏度升高而易于形成血栓。故对有血栓静脉炎的妇女来说，也不宜服用避孕药。

## 服优降宁时为何忌服含酪胺食物

在服用降压药物优降宁时，如果进食含有酪胺的食物，如干酪、动物肝脏、巧克力、牛奶、红葡萄等，血压不但不会下降，反而会大大升高，甚至发生高血压危象。

## 高血压患者可以食用维生素E吗

维生素E在临床上被用于治疗多种疾病，据介绍它还有抗衰老、美容、预防动脉硬化的功效，口服治疗无不良反应，无禁忌症。

但是，现在发现维生素E可以升高血压、升高血清胆固醇，并可以使心脏两侧作功失衡。

据报道，每日口服维生素E300mg（治疗量为每日30~300mg），可使血清胆固醇平均增高74mg/100mL。会使心脏两侧作功产生失衡的副作用，还会给风湿热患者带来危险。

因此，高血压、高胆固醇、风湿热患者以不用或慎用维生素E为佳。

## 廉价药就不能有效治疗高血压吗

与血管紧张素转换酶（ACEI）抑制剂及钙拮抗剂相比，廉价的药物一样能很好地治疗高血压，甚至能更好地降低血压和预防心脏病。

通常，高血压的药物治疗费用很高，例如在美国抗高血压治疗每年要花费大约155亿美元。抗高血压治疗包括ACEI抑制剂、钙拮抗剂、β受体阻滞剂和利尿剂。然而，近期它们的治疗效果受到了廉价药，利尿剂及β受体阻滞剂的挑战，它们不仅能治疗高血压还能预防冠心病。

近来，来自美国的研究人员对抗高血压的治疗效果进行了试验。他们进行这项研究是为了明确与服用苯噻嗪类利尿剂氯噻酮的患者相比，服用钙拮抗剂氨氯地平，或ACEI抑制剂赖诺普利的患者是否会降低死于冠心病的危险，或发生非致命性心肌梗死的危险。

在这项纳入3357例高血压患者的研究中，他们至少8年中有1次以上的复发危险。研究人员发现，其中2956例参与者发生非致命性心肌梗死、死于冠心病，或兼而有之。研究人员说，无论是氨氯地平还是赖诺普利，在预防主要冠心病事件或是提高患者的生存率上，并不优于氯噻酮。氯噻酮比氨氯地平能更好地预防心衰，然而，在减少发生心血管疾病危险方面，它不比氨氯地平更有效。与赖诺普利相比，氯噻酮在降低血压和减少发生卒中、心衰以及心绞痛的危险方面效果更好。

## 家用血压计是否越多越好

目前家用血压计得到了普及。就好像赶时髦一样，经常看到有人持有两三台血压计，为什么会出现这种现象呢？原因之一就是因为就诊时测量的血压值与家庭中测量的血压值之间存在着差异。结果，很多人单纯地认为家用血压计测量不准确。所以不断买进新的血压计，试图测量出比较正确的血压值。事实上，家庭用血压计与医院使用的血压计并没有很大差别，购一台也就足够了。在此建议你先购水银血压计，因为这种血压计相对来说更准确一些。

## 为何高血压患者要经常检查眼底

高血压病患者全身细小动脉硬化，但只有眼底的血管是能直接用肉眼看到的血管。所以，临床医师用眼底镜透过眼球前部组织，观察眼球后部眼底的血管变化，对高血压的病期、类型和预后的判断有一定价值。

一般来说，高血压病人在早期眼底大多正常，或仅有轻微小动脉缩小。随着病情的进一步发展，病人眼底小动脉常会有明显缩小或轻度硬化，表现为局限性或普遍性动脉管腔狭窄，中心反射亦变狭。若血压持续升高，病人眼底小动脉硬化往往十分明显，表现为动脉管壁透明度变低，管腔狭窄，中心反射增宽。在动静脉交叉处静脉两端变尖，远端肿胀，称为交叉征。随着高血压病的逐渐加重，视网膜动脉附近可出现少量出血。在高血压病的晚期或高血压急症期，由于血压急骤升高，视网膜动脉急剧收缩，常导致视网膜屏障破坏，血浆和细胞均可渗出，从而出现视网膜水肿、渗出和出血。

高血压性视网膜病变可反映高血压的时间长短、严重程度以及与全身重要器官的关系。而眼底改变的分级，对临床诊断、治疗及预后的判断，均有重要帮助。目前广泛采用的四级分类为：第一级除视网膜动脉有极轻微地变细或硬化外，其他均正常。第二级有中度视网膜病变，小动脉反射增强，动脉变窄，动静脉交叉处有压迫现象。第三级为第二级血管改变加上视网膜渗出及出血。第四级除第三级的弥漫性视网膜病变外，出现视乳头水肿。临床上视网膜动脉硬化是不可逆的，而且硬化的程度与高血压的时间长短成正比，这一点也是诊断高血压的有力依据，当视网膜动脉已有明显硬化，尤其已合并视乳头水肿时，常提示体内其他重要脏器，如心、脑、肾等均有不同程度的损害。

眼底视网膜病变与血压、心脏及肾脏关系密切。眼底视网膜动脉与整个眼底的改变均与血压水平成正比，其中与舒张压的关系更为密切。舒张压在 17. 31kPa（130mmHg）以上时全部有眼底改变，而收缩压 24. 0～27. 9kPa（180～210mmHg）时，只有 85. 4%的患者有眼底改变。眼底正常的高血压患者几乎全部心脏正常。眼底如有严重出血性改变，左心室扩大的机会较大。如视网膜有渗出、出血或水肿者，有 62. 5%左心扩大，75%患者心电图有左心室肥厚。正常眼底的高血压患者，肾功能往往无明显改变，眼底改变越明显，肾功能不全的程度也越严重。有人认为高血压患者眼底病变重，而肾功能较好者多为原发性高血压，反之，则为肾性高血压。

# 第四章　高血压患者的养生食谱

## 高血压患者应遵循哪些饮食原则

（1）三餐。饮食安排应少量多餐，避免过饱；高血压患者常较肥胖，必须吃低热能食物，总热量控制在每天 8.36MJ 左右，每天主食中 150～250g 动物性蛋白和植物性蛋白各占 50%为宜。

不伴有肾病或痛风的高血压病人，可多吃大豆、花生、黑木耳或白木耳及水果。

晚餐应少而清淡，过量油腻食物会诱发中风。食用油要用含维生素 E 和亚油酸的素油；不吃甜食；多吃高纤维素食物，如笋、青菜、大白菜、冬瓜、番茄、茄子、豆芽、海蜇、海带、洋葱等，以及少量鱼、虾、禽肉、脱脂奶粉、蛋清等。

（2）低盐。每人每天吃盐量应严格控制在 2～5g 左右，即约一小匙。食盐量还应减去烹调用酱油中所含的钠，3ml 酱油相当于 1g 盐。咸（酱）菜、腐乳、咸肉（蛋）、腌制品、蛤贝类、皮蛋、茼蒿菜、草头、空心菜等蔬菜含钠均较高，应尽量少吃或不吃。

（3）高钾。富含钾的食物进入人体可以对抗钠所引起的升压和血管损伤作用，可以在食谱中经常“露面”。这类食物包括豆类、冬菇、杏仁、核桃、花生、土豆、竹笋、瘦肉、鱼、禽肉类，根茎类蔬菜如苋菜、油菜及大葱等，水果如香蕉、枣、桃、橘子等。

（4）鱼。不论对哪种高血压患者，鱼都是首选的，因为流行病学调查发现，每星期吃一次鱼的比不吃鱼者，心脏病的死亡率明显要低。

（5）果蔬。人体每天需要的 B 族维生素、维生素 C，可以通过多吃新鲜蔬菜及水果来满足。有人提倡，每天吃 1～2 个苹果，有益于健康，水果还可补充钙、钾、铁、镁等。

(6) 补钙。有人让高血压患者每天服 1 克钙，8 个星期后发现血压下降，因此应多吃些富含钙的食品，如黄豆、葵花子、核桃、牛奶、花生、鱼虾、鲜雪里蕻、蒜苗、紫菜等。

(7) 补铁。研究发现，老年高血压患者血浆铁低于正常，因此多吃豌豆、木耳等富含铁的食物，不但可以降血压，还可预防老年人贫血。

(8) 饮水。天然矿泉水中含锂、锶、锌、硒、碘等人体必需的微量元素，但煮沸后的水因产生沉淀，对人体有益的钙、镁、铁、锌等会明显减少，因此对符合标准的饮用水宜生喝。茶叶内含茶多酚，且绿茶中的含量比红茶高，它可防止维生素 C 氧化，有助于维生素 C 在体内的利用，并可排除有害的铬离子。此外还含钾、钙、镁、锌、氟等微量元素。因此每天用 4~6g 茶叶（相当于 2~3 杯袋泡茶）冲泡，长期服用，对人体有益。

以上饮食原则，高血压病人若能落到实处，持之以恒，必会有益于健康。

## 粥类

**【豆腐皮粥】**

原料：豆皮 1000 克。

做法：①粳米淘洗干净，用冷水泡半小时，捞出，沥干水分。

②将粳米倒入锅中，加入约 1000 毫升冷水，先用旺火烧沸，然后转小火熬煮约 45 分钟。

③豆腐皮切成小块，待粳米烂熟时加入粥内，搅拌均匀，再稍煮片刻，即可盛起食用。

用法：可作早餐、中餐、晚餐、晚餐。

功效：脑血栓调理、骨质疏松调理。

营养分析：粳米能提高人体免疫功能，促进血液循环，从而减少患高血压的机会；粳米能预防糖尿病、脚气病、老年斑和便秘等疾病；粳米米糠层的粗纤维分子，有助胃肠蠕动，对胃病、便秘、痔疮等疗效很好。

禁忌：粳米不宜与马肉、蜂蜜同食；不可与苍耳同食，否则会导致心痛。

**【豆浆粥】**

原料：粳米 50 克，豆浆 500 克，白砂糖 30 克。

做法：①将豆浆与淘洗干净的粳米一同放入砂锅中。

②先用旺火烧开，再转用文火熬煮成稀粥，以表面有粥油为度。

③加入砂糖或精盐适量即成。

用法：每日晚餐温热服用。

功效：脑血栓调理、高血压调理、高脂血症调理。

营养分析：豆浆营养丰富，多喝豆浆可预防老年痴呆症，增强抗病能力，防癌抗癌；中老年妇女饮用，能调节内分泌，改善更年期综合征；青年女性饮用，能令皮肤白皙润泽，容光焕发。

禁忌：豆浆不宜与蜂蜜、鸡蛋同食；豆浆与橙子同食影响消化；不能与药物同饮；豆浆不能加红糖，加白糖须待煮熟离火后再加。

**【葵花子粥】**

原料：粳米 100 克，葵花子（生）100 克，盐 2 克。

做法：①粳米淘洗干净，用冷水浸泡半小时，捞出，沥干水分。

②将生葵花子去壳，得葵花子仁。

③取锅放入冷水、葵花子仁、粳米，先用旺火煮沸，再改用小火煮约 15 分钟，加入盐调味，即可盛起食用。

用法：可作早餐、中餐、晚餐、零食。

功效：高血压调理、高脂血症调理、脑血栓调理。

营养分析：葵花子含丰富的不饱和脂肪酸、优质蛋白、钾、磷、钙、镁、硒元素及维生素 E、维生素 $B_1$ 等营养元素；有防止衰老、提高免疫力、预防心血管疾病、改善睡眠、增强记忆力等功效。

禁忌：粳米不宜与马肉、蜂蜜同食；不可与苍耳同食，否则会导致心痛。

**【皮蛋粥】**

原料：松花蛋（鸭蛋）50 克，稻米 100 克，姜 2 克，芫荽 5 克，酱油 5 克，白酒 3 克，香油 5 克。

做法：①大米淘洗干净加水煮成粥。

②皮蛋洗去红泥，去壳，切成小块，淋上所有准备好的调味料（酱油 5 克、酒 3 克、香油 5 克）腌渍一下。

③姜去皮切成细丝，放在冷水中迅速洗过。

④芫荽择洗干净切成段。

⑤白粥倒入锅中烧热，放入皮蛋和生姜，盛出后撒上芫荽就可以了。

用法：可作早餐、晚餐。

功效：高血压调理、益智补脑调理、脑血栓调理。

营养分析：大米具有很高营养功效，是补充营养的基础食物；大米可提供丰富B族维生素；大米具有补中益气、健脾养胃、益精强志、和五脏、通血脉、聪耳明目、止烦、止渴、止泻的功效。

禁忌：大米不宜与马肉、蜂蜜、苍耳同食。

**【玉米粥】**

原料：玉米面（黄）100克，黄豆粉15克。

制作：在水快要煮开的时候，加入玉米及黄豆粉一起煮成粥状，趁微温时服用。

用法：每日1~3次。

功效：高血压调理、冠心病调理、脑血栓调理。

营养分析：玉米中含有丰富的营养元素，具有益肺宁心、健脾开胃、防癌、降胆固醇、健脑之功效；玉米面中丰富的膳食纤维，能促进肠蠕动，缩短食物通过消化道的时间，减少有毒物质的吸收和致癌物质对结肠的刺激，因而可减少结肠癌的发生。

禁忌：玉米忌和田螺同食，否则会中毒；不宜与牡蛎同食，否则会阻碍锌的吸收。

**【玉米粉粥】**

原料：玉米面（黄）50克，粳米50克。

做法：①先将玉米粉用适量冷水调和备用。

②将淘洗干净的粳米入锅，加水适量，先用旺火烧开，调入玉米粉，再转用文火熬煮成稀粥。

用法：每日早、晚餐温热服用。

功效：脑血栓调理、冠心病调理、高血压调理。

营养分析：玉米中含有丰富的营养元素，具有益肺宁心，健脾开胃，防癌，降胆固醇，健脑之功效；玉米面中丰富的膳食纤维，能促进肠蠕动，缩短食物通过消化道的时间，减少有毒物质的吸收和致癌物质对结肠的刺激，因而可减少结肠癌的发生。

禁忌：玉米忌和田螺同食，否则会中毒；不宜与牡蛎同食，否则会阻碍锌的吸收。

**【紫菜粥】**

原料：粳米100克，紫菜（干）15克，猪肉（瘦）50克，盐5克，味精1克，大葱5克，胡椒粉2克，香油15克。

做法：①先将紫菜洗净，再将粳米淘洗干净，放入锅中，加清水上火，煮粥。

②将猪肉切细末，倒入粳米粥内加入紫菜和精盐、味精、葱（切花）花、香油等，稍煮片刻，撒上胡椒粉即成。

用法：每日服1剂，分次食用。

功效：脑血栓调理、清热解毒调理、高血压调理。

营养分析：粳米能提高人体免疫功能，促进血液循环，从而减少患高血压的机会；粳米能预防糖尿病、脚气病、老年斑和便秘等疾病；粳米米糠层的粗纤维分子，有助胃肠蠕动，对胃病、便秘、痔疮等疗效很好。

禁忌：粳米不宜与马肉、蜂蜜同食；不可与苍耳同食，否则会导致心痛。

**【奶香麦片粥】**

原料：牛奶250克，粳米100克，燕麦片30克，白砂糖10克。

做法：①粳米洗净，用冷水浸泡半小时，捞出，沥干水分。

②坐锅点火，加入600克高汤煮沸后，再转入小火熬煮成粥。

③在粥中冲入鲜牛奶，用中火煮沸。

④加入麦片及白糖，搅拌均匀，出锅装碗即可。

用法：可作早餐、中餐、晚餐、晚餐。

功效：高血压调理、脑血栓调理。

营养分析：燕麦可作为一种普通的粮食作物，营养价值很高，有预防心脑血管疾病、降糖、减肥、改善血液循环促进伤口愈合、防止贫血等功效；燕麦中含有极其丰富的亚油酸，对脂肪肝、糖尿病、浮肿、便秘等也有辅助疗效，对老年人增强体力，延年益寿也是大有裨益的。

禁忌：牛奶不宜与果汁、醋、白酒、米汤、韭菜、菜花一起食用；在喝牛奶前后1小时左右，不宜吃橘子；牛奶与生鱼同食会中毒。

**【冬菇云耳瘦肉粥】**

原料：猪肉（瘦）60克，粳米60克，香菇（鲜）15克，木耳（水发）15克，盐2克。

做法：①将冬菇、云耳（木耳）剪去蒂脚，用清水浸软，切丝备用。

②猪瘦肉洗净，切丝，腌制备用。

③粳米洗净。

④把粳米、冬菇、云耳一齐放入锅内加清水适量，文火煮成稀粥，再加入猪瘦肉煮熟，调味即可，随量食用。

用法：可作早餐、中餐、晚餐、晚餐。

功效：高脂血症调理、脑血栓调理。

营养分析：猪肉含有丰富的优质蛋白质和必需的脂肪酸，并提供血红素（有机铁）和促进铁吸收的半胱氨酸，能改善缺铁性贫血；具有补肾养血，滋阴润燥的功效；猪精肉相对其他部位的猪肉，其含有丰富优质蛋白，脂肪、胆固醇较少，一般人群均可适量食用。

禁忌：猪肉不宜与乌梅、甘草、鲫鱼、虾、鸽肉、田螺、杏仁、驴肉、羊肝、芫荽、甲鱼、菱角、荞麦、鹌鹑肉、牛肉同食。食用猪肉后不宜大量饮茶。

**【茄子粥】**

原料：粳米 100 克，茄子 200 克，盐 1 克。

做法：①将茄子冲洗干净，去蒂去皮，切成丁。

②粳米淘洗干净，浸泡半小时后捞出，沥干水分备用。

③锅中加入约 1500 毫升冷水，放入粳米。

④先用旺火煮沸后，加入茄子丁。

⑤再改用小火煮至成粥，用盐调味即可。

用法：可作早餐、中餐、晚餐、晚餐。

功效：贫血调理、高血压调理、脑血栓调理。

营养分析：茄子是为数不多的紫色蔬菜，也是餐桌上十分常见的家常蔬菜，它的紫皮中含有丰富的维生素 E 和维生素 P，这是其他蔬菜所不能比的，维生素 P 可软化微细血管，防止小血管出血，对高血压、动脉硬化、咯血及坏血病患者均有益。茄子中所含的维生素 C 和皂草甙，具有降低胆固醇的功效。此外，茄子所含的 B 族维生素对痛经、慢性胃炎及肾炎水肿等有一定辅助治疗作用。

禁忌：茄子不宜与黑鱼同食，会损伤肠胃。

**【鹌鹑萝卜粥】**

原料：白萝卜 100 克，粳米 100 克，鹌鹑肉 240 克，大葱 3 克，姜 2 克，料酒 9 克，盐 3 克，味精 1 克。

做法：①将鹌鹑宰杀，整理干净，用冷水略泡，去掉血污，放入碗中。

②加入葱（切末）、姜（切末）、盐、料酒稍腌。

③将碗放入笼里，用旺火蒸半小时。

④待鹌鹑肉熟烂后拆去骨头。

⑤萝卜洗净，去皮，切成细丝。

⑥萝卜丝放入沸水锅中烫一分钟，再捞出凉水中过凉，备用。

⑦粳米淘洗干净，浸泡半小时后捞出。

⑧粳米放入锅中，加入约1000毫升冷水，用旺火烧沸，再用小火熬煮。

⑨待米花汤浓时放入鹌鹑肉和萝卜丝，加盐、味精调好味，再煮片刻，即可盛起食用。

用法：可作早餐、中餐、晚餐。

功效：营养不良调理、脑血栓调理。

营养分析：白萝卜是老百姓餐桌上最常见的一道美食，含有丰富的维生素A、维生素C、淀粉酶、氧化酶、锰等元素。另外，所含的糖化酶素，可以分解其他食物中的致癌物亚硝胺，从而起到抗癌作用。对于胸闷气喘，食欲减退、咳嗽痰多等都有食疗作用。

禁忌：白萝卜忌与胡萝卜、橘子、柿子、人参、西洋参同食。

**【豆腐乳粥】**

原料：稻米200克，腐乳（白）30克，大葱5克，芫荽5克。

做法：①白米淘洗干净；葱、芫荽择洗干净，葱切成丝，芫荽切成小段。

②锅中倒入适量的水，放入洗净的白米同煮，开锅后改用小火，直到白米糜烂。

③把做好的粥盛在大碗中，上面放上芫荽和豆腐乳。

④撒上葱丝就可以了。

用法：可作早餐、中餐、晚餐、零食。

功效：脑血栓调理。

营养分析：大米具有很高营养功效，是补充营养的基础食物；大米可提供丰富B族维生素；大米具有补中益气、健脾养胃、益精强志、和五脏、通血脉、聪耳明目、止烦、止渴、止泻的功效。

禁忌：大米不宜与马肉、蜂蜜、苍耳同食。

**【麻婆西施粥】**

原料：对虾50克，甜豆10克，稻米100克，豆腐50克，大葱5克，姜3克，大蒜2克，番茄酱5克，豆瓣辣酱5克，白砂糖3克，味精3克，香油5克。

做法：①大米淘洗干净加水煮成稠粥；大虾剔去肠泥洗净，放入稠粥里煮熟。

②把粥倒入大盘中，大虾放在盘子中央做装饰。

③锅烧热，加入一些油，放入葱、姜、蒜爆香，再倒入高汤30毫升、豆腐丁、甜豆仁和所有的调味料（番茄酱、辣豆瓣酱、白糖、味精、香油）一起煮成芡汁。

④把煮好的芡汁淋在大虾身上就可以了。

用法：可作早餐、中餐、晚餐、零食。

功效：骨质疏松调理、脑血栓调理。

营养分析：虾营养丰富，且肉质松软，易消化，对身体虚弱以及病后需要调养的人是极好的食物；虾中含有丰富的镁，能很好地保护心血管系统，它可减少血液中胆固醇含量，防止动脉硬化，同时还能扩张冠状动脉，有利于预防高血压及心肌梗死；虾肉还有补肾壮阳、通乳抗毒、养血固精、化淤解毒、益气滋阳、通络止痛、开胃化痰等功效。

禁忌：虾忌与狗肉、鸡肉、獐肉、鹿肉、南瓜同食。

**【燕麦粳米粥】**

原料：粳米100克，燕麦片30克，白砂糖10克。

做法：①将燕麦磨粉；粳米淘洗干净，用冷水浸泡半小时，捞起，沥干水分。

②将粳米放入锅内，加入约1000毫升冷水，先用旺火烧沸，然后改用小火熬煮。

③粥熬至半熟时，将燕麦粉用冷开水调匀，放入锅内，搅拌均匀，待粳米烂熟以后，加白糖调味，即可盛起食用。

用法：可作早餐、中餐、晚餐、零食。

功效：脑血栓调理。

营养分析：燕麦可作为一种普通的粮食作物，营养价值很高，有预防心脑血管疾病、降糖、减肥、改善血液循环、促进伤口愈合、防止贫血等功效；燕麦中含有极其丰富的亚油酸，对脂肪肝、糖尿病、浮肿、便秘等也有辅助疗效，对老年人增强体力，延年益寿也是大有裨益的。

禁忌：粳米不宜与马肉、蜂蜜同食；不可与苍耳同食，否则会导致心痛。

**【何首乌红枣粥】**

原料：粳米100克，何首乌50克，枣（干）5克，冰糖30克。

做法：①先将何首乌以砂锅煎取浓汁，去渣备用。

②何首乌汁与淘洗干净的粳米、红枣一同入锅，加水适量，先用旺火烧开，再转用文火熬煮成稀粥。

用法：每日服 1 剂，分数次食用。

功效：脑血栓调理、便秘调理。

营养分析：粳米能提高人体免疫功能，促进血液循环，从而减少患高血压的机会；粳米能预防糖尿病、脚气病、老年斑和便秘等疾病；粳米米糠层的粗纤维分子，有助胃肠蠕动，对胃病、便秘、痔疮等疗效很好。

禁忌：粳米不宜与马肉、蜂蜜同食；不可与苍耳同食，否则会导致心痛。

**【发菜蚝豉粥】**

原料：粳米 100 克，发菜（干）3 克，蚝豉 60 克，猪肉（瘦）60 克。

做法：①先将发菜、蚝豉洗净，猪瘦肉剁烂，制成肉丸。

②用砂锅加适量清水煮沸，放入粳米、发菜、蚝豉，一同煮至粳米开花，再加入肉丸同煮至粥成。

用法：每日服 1 剂，分数次食用。

功效：脑血栓调理、高血压调理。

营养分析：蚝豉中所含的蛋白质中有多种优良的氨基酸，这些氨基酸有解毒作用，可以除去体内的有毒物质，其中的氨基乙磺酸又有降低血胆固醇浓度的作用，因此可预防动脉硬化；蚝豉还含有维生素 $B_{12}$，具有活跃造血功能的作用；蚝豉中所含丰富的牛磺酸有明显的保肝利胆作用；蚝豉又是补钙的良好食品。蚝豉肉味咸、涩，性微寒；归肝、心、肾经；具有滋阴，养血，补五脏，活血，充饥之功效。

禁忌：蚝豉不宜与糖同食。

**【何首乌粥】**

原料：何首乌 50 克，粳米 100 克，枣（干）10 克，冰糖 30 克。

做法：①将何首乌放入砂锅中煎煮浓缩后，去渣取汁。

②粳米和大枣与药汁同入砂锅煮粥。

③粥将熟时，加入红糖或冰糖少许调味，再煮一二即可食用。

用法：每日分成 2~3 次，趁微温时服用。

功效：脑血栓调理、便秘调理。

营养分析：枣含有维生素 A、C、E、P，生物素，胡萝卜素，磷、钾、镁等矿物质，叶酸、泛酸、烟酸等。它有提高人体免疫力，防治骨质疏松和贫血，软化血管，安心宁神等作用。中老年人更年期骨质疏松、青少年生长发育高峰期缺钙、女性易贫血缺铁等，食用枣类食品都会有很好的食疗效果，病后体虚的人食用枣类也有很好的滋补作用。

禁忌：枣不易与虾皮、葱、鳝鱼、海鲜、动物肝脏、黄瓜、萝卜同食。

**【桂花白薯粥】**

原料：甘薯 50 克，稻米 20 克，糖桂花 5 克，白砂糖 8 克。

做法：①将大米淘洗干净加水适量熬煮成大米粥。

②将白薯隔水蒸热，去皮、筋后碾成白薯泥。

③将白薯泥调入大米粥中，加白糖后高火 5 分钟，撒上糖桂花即成。

用法：可作早餐、中餐、晚餐。

功效：脑血栓调理、防癌抗癌调理、便秘调理。

营养分析：大米具有很高营养功效，是补充营养的基础食物；大米可提供丰富的 B 族维生素；大米具有补中益气、健脾养胃、益精强志、和五脏、通血脉、聪耳明目、止烦、止渴、止泻的功效。

禁忌：大米不宜与马肉、蜂蜜、苍耳同食。

**【木耳粥】**

原料：木耳（水发）100 克，籼米 100 克，白菜 50 克，猪肉（瘦）50 克，虾米 25 克，盐 7 克，味精 2 克，香油 25 克。

做法：①先将猪肉洗净切末；白菜洗净取心；再将黑木耳、白菜心洗净，切细丝；虾米洗净。

②炒锅上火，下香油，入白菜心、猪肉末、黑木耳煸炒，调入盐和味精，盛入碗中；籼米淘洗干净，入锅，加水煮粥，粥成后加入碗中的各料，调和即成。

用法：每日服 1 剂，分数次食用。

功效：脑血栓调理。

营养分析：黑木耳中铁的含量极为丰富，故常吃木耳能养血养颜，令人肌肤红润，容光焕发，并可防治缺铁性贫血；黑木耳含有维生素 K，能减少血液凝块，预防血栓症的发生，有防治动脉粥样硬化和冠心病的作用；木耳中的胶质可把残留在人体消化系统内的灰尘、杂质吸附集中起来排出体外，从而起到清胃涤肠的作用，它对胆结石、肾结石等内源性异物也有比较显著的化解功能；黑木耳含有抗肿瘤活性物质，能增强机体免疫力，经常食用可防癌抗癌。

禁忌：木耳忌与田螺、野鸡、野鸭同食。

**【鹌鹑生姜赤豆粥】**

原料：鹌鹑肉 250 克，赤小豆 50 克，姜 5 克。

做法：①先将鹌鹑宰杀，去毛及内脏，洗净，切成小块。

②将赤小豆、生姜（切片）洗净，与鹌鹑块一同入锅，加水适量，煮至肉熟豆烂，弃去生姜即成。

用法：每日服1剂，连服数天。

功效：脑血栓调理。

营养分析：鹌鹑肉适宜与营养不良、体虚乏力、头晕、肾炎浮肿、泻痢、肥胖症、动脉硬化症等患者食用。所含丰富的卵磷，可生成溶血磷脂，抑制血小板凝聚的作用，可阻止血栓形成，保护血管壁，阻止动脉硬化。磷脂是高级神经活动不可缺少的营养物质，具有健脑作用。常食鹌鹑肉，可治疗肥胖型高血压、糖尿病、贫血、胃病、肝大、肝硬化、腹水等多种疾病。一般人都可食用，是老幼病弱者、高血压患者、肥胖症患者的上佳补品。

禁忌：鹌鹑不宜与猪肉、猪肝、菌类食物同食，否则令人面生黑子或产生痔疮。

**【枸杞叶芹菜粥】**

原料：枸杞叶30克，粳米75克，芹菜60克，盐2克。

做法：①将新鲜芹菜洗净切碎。枸杞叶洗净。

②将芹菜、枸杞叶与粳米放入砂锅内，加水适量，煮为菜粥，放入调味品即成。

用法：可作早餐、中餐、晚餐。

功效：脑血栓调理、补虚养身调理。

营养分析：芹菜是常用蔬菜之一，既可热炒，又能凉拌，深受人们喜爱。近年来诸多研究表明，这是一种具有很好药用价值的植物。丰富的铁、锌等微量元素，有平肝降压、安神镇静、抗癌防癌、利尿消肿、增进食欲的作用。近年来的研究还表明，多吃芹菜还可以增强人体的抗病能力。国外科学家发现，由于芹菜中富含水分和纤维素，并含有一种能使脂肪加速分解、消失的化学物质，因此是减肥的最佳食品。

禁忌：枸杞叶与乳制品相克。

**【芹菜粥】**

原料：粳米150克，芹菜100克，盐2克，味精1克。

做法：①将芹菜洗净，切成2厘米长的段，备用。

②粳米淘洗干净，用冷水浸泡好，放入锅中，加入约1500毫升冷水，用旺火煮沸。

③将芹菜段加入锅中，改小火熬煮至汤浓，加盐、味精调匀即可。

用法：可作早餐、中餐、晚餐、零食。

功效：脑血栓调理、贫血调理、肝调养调理。

营养分析：粳米能提高人体免疫功能，促进血液循环，从而减少患高血压的机会；粳米能预防糖尿病、脚气病、老年斑和便秘等疾病；粳米米糠层的粗纤维分子，有助胃肠蠕动，对胃病、便秘、痔疮等疗效很好。

禁忌：粳米不宜与马肉、蜂蜜同食；不可与苍耳同食，否则会导致心痛。

**【番薯麦米粥】**

原料：甘薯250克，小麦15克，稻米15克，冰糖20克。

制作：番薯去皮洗净切细粒；麦米、白米洗净先用清水浸泡3小时，将麦米及白米加进一锅水煮滚，改慢火煮约15分钟至米粒爆开，加入番薯粒，文火煮约15分钟，加入适量冰糖（按个人口味而定）煮至冰糖溶解，便可进食。

用法：可作早餐、中餐、晚餐。

功效：脑血栓调理、延缓衰老调理。

营养分析：红薯味道甜美，营养丰富，又易于消化，可供大量热能，有的地区把它作为主食。红薯含有独特的生物类黄酮成分，这种物质既防癌又益寿，它能有效抑制乳腺癌和结肠癌的发生。并且红薯对人体器官黏膜有特殊的保护作用，可抑制胆固醇的沉积，保持血管弹性，防止肝肾中的结缔组织萎缩，防止胶原病的发生。同时它还是一种理想的减肥食品。它的热量比大米低，而且因为其富含膳食纤维，而具有阻止糖分转化为脂肪的特殊功能。

禁忌：红薯忌与柿子、西红柿、白酒、螃蟹、香蕉同食。

## 汤类

**【独脚金榧子鹌鹑瘦肉汤】**

原料：猪肉（瘦）120克，鹌鹑肉300克，独脚金40克，榧子20克，蜜枣40克，陈皮10克，盐3克。

做法：①独脚金用水洗净，晾干。

②榧子去壳，取仁，去掉异味、霉烂者，用水洗净。

③蜜枣、陈皮和瘦猪肉用水洗净。

④将鹌鹑刮洗，去毛，去内脏，斩去脚爪。

⑤加水于瓦煲内煲至水滚。

⑥放入独脚金、榧子、蜜枣、陈皮、鹌鹑、瘦猪肉，候水滚起。

⑦用中火煲 3 小时。

⑧以细盐调味，即可饮用。

用法：可作早餐、中餐、晚餐。

功效：健脾开胃调理、脑血栓调理、益智补脑调理。

营养分析：鹌鹑肉适宜与营养不良、体虚乏力、头晕、肾炎浮肿、泻痢、肥胖症、动脉硬化症等患者食用。所含丰富的卵磷，可生成溶血磷脂，抑制血小板凝聚的作用，可阻止血栓形成，保护血管壁，阻止动脉硬化。磷脂是高级神经活动不可缺少的营养物质，具有健脑作用。常食鹌鹑肉，可治疗肥胖型高血压、糖尿病、贫血、胃病、肝大、肝硬化、腹水等多种疾病。一般人都可食用，是老幼病弱者、高血压患者、肥胖症患者的上佳补品。

禁忌：鹌鹑不宜与猪肉、猪肝、菌类食物同食，否则令人面生黑子或发生痔疮。

**【腐竹汤】**

原料：腐竹 50 克，虾米 5 克，鸡蛋 50 克，盐 5 克，味精 2 克，胡椒粉 2 克，淀粉（玉米）3 克。

做法：①腐竹、海米（虾米）泡好。

②腐竹切成细粒或细丝。

③鸡蛋搅打匀。

④将干淀粉加水搅匀成湿淀粉待用。

⑤锅上火，倒入清水煮开。

⑥锅内倒入腐竹、海米煮至腐竹软散。

⑦加入少许盐，搅匀蛋液，加入味精、胡椒粉、湿淀粉勾薄芡即可。

用法：可作中餐、晚餐。

功效：脑血栓调理、贫血调理、骨质疏松调理。

营养分析：腐竹中含有丰富蛋白质，营养价值较高；其含有的卵磷脂可除掉附在血管壁上的胆固醇，防止血管硬化，预防心血管疾病，保护心脏；含有多种矿物质，补充钙质，防止因缺钙引起的骨质疏松，促进骨骼发育，对小儿、老人的骨骼生长极为有利；还含有丰富的铁，而且易被人体吸收，对缺铁性贫血有一定疗效。

禁忌：鸡蛋不宜与糖同煮；与糖精、红糖同食会中毒；与鹅肉同食损伤脾胃；与兔肉、柿子同食导致腹泻；同时不宜与甲鱼、鲤鱼、豆浆、茶同食。

**【绿豆海带汤】**

原料：海带（鲜）200克，绿豆60克，稻米30克，陈皮6克，赤砂糖60克。

做法：①把海带洗净切成细丝，用开水烫一下。

②捞出，控净水。

③大米、绿豆、陈皮分别洗净。

④砂锅内倒入清水1000毫，加入大米、绿豆、海带、陈皮，用旺火烧开。

⑤改用慢火煮至绿豆开花，放红糖可食。

用法：可作早餐、中餐、晚餐。

功效：甲状腺疾病调理、清热去火调理、清热解毒调理、脑血栓调理。

营养分析：绿豆味甘，性凉，入心、胃经；具有清热解毒，消暑除烦，止渴健胃，利水消肿之功效；主治暑热烦渴、湿热泄泻、水肿腹胀、疮疡肿毒、丹毒疖肿、痄腮、痘疹以及金石砒霜草木中毒者。绿豆性寒，身体虚寒者不宜多食或久食，脾胃虚寒泄泻者慎食。

禁忌：海带不宜与柿子、茶、酸涩的水果同食。绿豆与鲤鱼、狗肉、榧子壳，不可同食。

大米不宜与马肉、蜂蜜、苍耳同食。陈皮不宜与半夏、南星同用；不宜与温热香燥药同用。

**【高丽菜汤】**

原料：圆白菜50克，盐2克。

做法：①高丽菜清洗干净，切成7至8毫米的方块。

②高丽菜块放入锅中，加入高汤1杯，盖过高丽菜，煮开滚开，开锅后再转用小火熬8分钟。

③用盐调味即可。

用法：可作早餐、中餐、晚餐、零食。

功效：防癌抗癌调理、脑血栓调理。

营养分析：圆白菜中含有大量人体必需营养素，如多种氨基酸、胡萝卜素等，其维生素C含量尤多，这些营养都具有提高人体免疫功能的作用，同时其中含有维生素U样因子，比人工合成的维生素U的效果要好，能促进胃、十二指肠溃疡的愈合，新鲜菜汁对胃病有治疗作用。其中还含有较多的微量元素钼，能抑制亚硝酸胺的合成，具有一定的抗癌作用。此外，圆白菜中的果胶及大量粗纤维能够结合并阻止肠内吸收毒素，促进排便，达到防癌的目的。

禁忌：无。

**【蔬菜汤】**

原料：圆白菜20克，洋葱30克，红萝卜20克，胡萝卜50克。

做法：①红萝卜、胡萝卜分别洗净后去皮。

②将所有的材料切成不规则的形状。

③锅中倒入适量的水，放入切好的蔬菜煮约15分钟左右。

④用网筛筛去蔬菜，只留菜汤即可。

用法：可作早餐、中餐、晚餐、零食。

功效：减肥瘦身调理、冠心病调理、脑血栓调理。

营养分析：萝卜所含热量较少，纤维素较多，吃后易产生饱胀感，这些都有助于减肥。萝卜能诱导人体自身产生干扰素，增加机体免疫力，并能抑制癌细胞的生长，对防癌、抗癌有重要作用。萝卜中的芥子油和精纤维可促进胃肠蠕动，有助于体内废物的排出。常吃萝卜可降低血脂、软化血管、稳定血压，预防冠心病、动脉硬化、胆石症等疾病。萝卜还是一味中药，其性凉味辛甘，可消积滞、化痰清热、下气宽中、解毒。

禁忌：服用人参、西洋参时不要同吃萝卜，以免药效相反，起不到补益作用。

**【粉葛鲮鱼汤】**

原料：粉葛500克，鲮鱼500克，蜜枣30克，姜5克，盐5克。

做法：①将粉葛洗净，去皮，切大件。

②蜜枣去核，略洗。

③鲮鱼去鳞、鳃、肠杂，洗净滴干水。

④起油锅，爆香姜，下鲮鱼煎至表面微黄，取出。

⑤把粉葛、鲮鱼、姜、枣一同放入锅内，加清水适量，武火煮沸后，文火煲三小时，汤成调味即可。

用法：可作中餐、晚餐。

功效：清热去火调理、糖尿病调理、高血压调理、脑血栓调理。

营养分析：枣含有维生素A、维生素C、维生素E、维生素P，生物素，胡萝卜素，磷、钾、镁等矿物质，叶酸，泛酸，烟酸等。它有提高人体免疲力、防治骨质疏松和贫血、软化血管、安心宁神等作用。中老年人更年期骨质疏松、青少年生长发育高峰期缺钙、女性易贫血缺铁等，食用枣类食品都会有很好的食疗效果，病后体虚的人食用枣类也有很好的滋补作用。红枣适宜慢性肝炎，肝硬化之人服食，也可减少其他药物对肝脏的损害。红枣中含环磷酸腺甙，可扩张血管，增强心肌收缩力，改善心肌营养，对防治心血管疾病有一定好处。

禁忌：枣忌与虾皮、葱、鳝鱼、海鲜、动物肝脏、黄瓜、萝卜同食。

**【海参鲜蘑菇汤】**

原料：海蚌 200 克，蘑菇（鲜蘑）80 克，青豆 40 克，花生油 10 克，味精 2 克，料酒 3 克，酱油 3 克，盐 2 克，大葱 5 克，姜 3 克，香油 5 克。

做法：①将水发海参洗净切成方丁。鲜蘑菇洗净去蒂，蘑菇切开。葱和姜煮切碎待用。

②清水用旺火煮开，分别将海参、鲜蘑菇、青豆烫透捞出。

③炒锅烧热，放入油，油六成热时，下葱、姜末起锅，加盐，烹入料酒，放入酱油，加清水，煮沸后，下入海参，青豆，鲜蘑菇，再煮开淋入香油即成。

用法：可作早餐、中餐、晚餐。

功效：减肥瘦身调理、脑血栓调理、高脂血症调理。

营养分析：青豆富含不饱和脂肪酸和大豆磷脂，有保持血管弹性、健脑和防止脂肪肝形成的作用；青豆中富含皂角苷、蛋白酶抑制剂、异黄酮、钼、硒等抗癌成分，对前列腺癌、皮肤癌、肠癌、食道癌等几乎所有的癌症都有抑制作用。

禁忌：无。

**【山楂决明荷叶瘦肉汤】**

原料：猪肉（瘦）250 克，山楂 30 克，决明子 30 克，荷叶 30 克，枣（干）20 克。

做法：①将山楂子、决明子、红枣洗净，鲜荷叶洗净，切片，猪瘦肉洗净。

②把全部用料一同放入锅内，加清水适量，武火煮沸后，文火煮一小时，调味即可。

用法：可作中餐、晚餐。

功效：脑血栓调理、高血压调理、高脂血症调理。

营养分析：猪肉含有丰富的优质蛋白质和必需的脂肪酸，并提供血红素（有机铁）和促进铁吸收的半胱氨酸，能改善缺铁性贫血；具有补肾养血，滋阴润燥的功效；猪精肉相对其他部位的猪肉，其含有丰富优质蛋白，脂肪、胆固醇较少，一般人群均可适量食用。

禁忌：猪肉不宜与乌梅、甘草、鲫鱼、虾、鸽肉、田螺、杏仁、驴肉、羊肝、芫荽、甲鱼、菱角、荞麦、鹌鹑肉、牛肉同食。食用猪肉后不宜大量饮茶。

**【豆腐紫菜兔肉汤】**

原料：豆腐200克，兔肉60克，紫菜（干）15克，大葱5克，盐3克，味精1克。

做法：①将兔肉洗净，切薄片，加盐、黄酒、芡粉拌匀。

②紫菜撕成小片，洗净。

③豆腐切厚片。

④锅内加适量清水，先下豆腐，武火煮沸后，再下兔肉煮五分钟，然后下紫菜、葱花，稍煮，调味即可。

用法：可作中餐、晚餐。

功效：高血压调理、脑血栓调理。

营养分析：豆腐的蛋白质含量丰富，而且豆腐蛋白属完全蛋白，不仅含有人体必需的八种氨基酸，而且比例也接近人体需要，营养价值较高；有降低血脂，保护血管细胞，预防心血管疾病的作用。此外，豆腐对病后调养、减肥、细腻肌肤亦很有好处。

禁忌：豆腐不宜与菠菜、香葱一起烹调，会生成容易形成结石的草酸钙；豆腐忌与蜂蜜、茭白、竹笋、猪肝同食。

**【营养鲜蘑菇竹笙汤】**

原料：竹笙（干）16克，蘑菇（干）300克，胡椒粉2克，花生油10克，盐2克，大葱3克，姜3克。

做法：①买新鲜蘑菇，洗净后撕成条状，竹笙（竹荪）先浸洗至捻后切段。

②生油起锅炒香蘑菇，后下竹笙加适量水焖捻，并加胡椒粉以驱寒，菇肉鲜嫩，竹笙脆爽，烩成一道清甜无比的汤。

用法：可作早餐、中餐、晚餐、零食。

功效：高血压调理、脑血栓调理、冠心病调理。

营养分析：竹荪含有丰富的多种氨基酸、维生素、无机盐等。具有滋补强壮、益气补脑、宁神健体的功效。竹荪的有效成分可补充人体必需的营养物质，提高机体的免疫抗病能力。

禁忌：无。

【鲜蘑豆腐汤】

原料：蘑菇（鲜蘑）100 克，豆腐 200 克，青蒜 25 克，虾米 25 克，盐 3 克，味精 1 克，香油 1 克，胡椒粉 1 克，醋 2 克。

做法：①把蘑菇、豆腐切成小片；青蒜切成段。

②锅内添清汤，放入豆腐、鲜蘑菇、泡洗好的海米、精盐烧开，撇去浮沫，加入胡椒粉、醋，淋入麻油，放少许味精，出锅，放少许洗净的蒜苗即成。

用法：可作早餐、中餐、晚餐、零食。

功效：冠心病调理、脑血栓调理、防癌抗癌调理。

营养分析：蘑菇的有效成分可增强 T 淋巴细胞功能，从而提高机体抵御各种疾病的免疫力；巴西某研究从蘑菇中提取到一种物质具有镇痛、镇静的功效，据说其镇痛效果可代替吗啡；蘑菇提取液用动物实验，发现其有明显的镇咳、稀化痰液的作用；蘑菇中含有人体难以消化的粗纤维、半粗纤维和木质素，可保持肠内水分平衡，还可吸收余下的胆固醇、糖分，将其排出体外，对预防便秘、肠癌、动脉硬化、糖尿病等都十分有利；蘑菇含有酪氨酸酶，对降低血压有明显效果。

禁忌：豆腐不宜与菠菜、香葱一起烹调，会生成容易形成结石的草酸钙；豆腐忌与蜂蜜、茭白、竹笋、猪肝同食。

【笋菇素鸡酸菜汤】

原料：香菇（干）20 克，竹笋 50 克，素鸡 300 克，酸白菜 160 克，豌豆苗 100 克，红萝卜 120 克，味精 2 克，盐 4 克，香油 10 克。

做法：①鲜笋、红萝卜去皮洗净，煮半熟捞起，冲冷水，切丝备用。

②冬菇泡好去蒂，留 1 朵，其余切丝，酸菜洗净与煮鸡切丝。

③冬菇 1 朵，切成花状，放扣碗中央，再将其余切丝的材料，依次排满扣碗，入笼蒸 10 分钟，拿出倒扣玻璃盅内。

④起炒锅，放 6 碗上汤，加调味料煮开，倒入玻璃盅里，再放豆苗，淋麻油，即可上桌。

用法：可作早餐、中餐、晚餐、零食。

功效：高血压调理、高脂血症调理、脑血栓调理。

营养分析：香菇具有高蛋白、低脂肪、多糖、多种氨基酸和多种维生素的营养特点；香菇中有一种一般蔬菜缺乏的麦淄醇，它可转化为维生素

D，促进体内钙的吸收，并可增强人体抵抗疾病的能力。正常人吃香菇能起到防癌作用。癌症患者多吃香菇能抑制肿瘤细胞的生长；香菇食疗对腹壁脂肪较厚的患者有一定的减肥效果。

禁忌：酸菜不宜与柿子同食，会导致胃石症。

**【五味降压汤】**

原料：紫菜（干）20克，芹菜60克，番茄100克，荸荠100克，洋葱60克，盐2克，味精1克，胡椒粉1克。

做法：①将紫菜浸软去沙；芹菜切段；西红柿切片；荸荠去皮切成小块；洋葱切丝留用。

②用适量清水，材料一起放进锅内，煮滚后调味即可。

用法：可作早餐、中餐、晚餐。

功效：高脂血症调理、脑血栓调理。

营养分析：紫菜营养丰富，含碘量很高，可用于治疗因缺碘引起的“甲状腺肿大”；紫菜有软坚散结功能，对其他郁结积块也有用途；富含胆碱和钙、铁、能增强记忆，治疗妇幼贫血，促进骨骼，牙齿的生长和保健；含有一定量的甘露醇，可作为治疗水肿的辅助食品；紫菜所含的多糖具有明显增强细胞免疫和体液免疫功能，可促进淋巴细胞转化，提高机体的免疫力；可显著降低进血清胆固醇的总含量；紫菜的有效成分对艾氏癌的抑制率为53.2%，有助于脑肿瘤、乳腺癌、甲状腺癌、恶性淋巴瘤等肿瘤的防治。

禁忌：紫菜不宜与柿子同食；不宜与酸涩的水果共同食用，易造成胃肠不适。

**【丝瓜豆腐瘦肉汤】**

原料：丝瓜250克，猪肉（瘦）60克，豆腐100克，芡粉5克，大葱5克，盐3克。

做法：①将丝瓜去皮，洗净，切成厚片。

②豆腐切成块，猪瘦肉洗净，切成薄片，加精盐、糖、芡粉拌匀。

③锅内加清水三大碗，武火煮沸，先下豆腐、肉片煮沸后，放入丝瓜，煮几分钟，至丝瓜，肉片刚熟，加葱花，调味即可，随量饮汤食菜、肉。

用法：可作中餐、晚餐。

功效：脑血栓调理、高血压调理、高脂血症调理。

营养分析：猪肉含有丰富的优质蛋白质和必需的脂肪酸，并提供血红素（有机铁）和促进铁吸收的半胱氨酸，能改善缺铁性贫血；具有补肾养血，滋阴润燥的功效；猪精肉相对其他部位的猪肉，含有丰富优质蛋白，脂肪、胆固醇较少，一般人群均可适量食用。

禁忌：猪肉不宜与乌梅、甘草、鲫鱼、虾、鸽肉、田螺、杏仁、驴肉、羊肝、芫荽、甲鱼、菱角、荞麦、鹌鹑肉、牛肉同食。食用猪肉后不宜大量饮茶。

**【洋葱椰菜红萝卜土豆汤】**

原料：土豆320克，红萝卜320克，番茄320克，菜花160克，洋葱80克，青椒80克，姜4克，胡椒粉2克，盐4克。

做法：①土豆和红萝卜均去皮，洗净切粒。

②洋葱去衣，洗净，切丝。

③番茄洗净，切片去核。

④椰菜（菜花）洗净，切丝。

⑤姜去皮，洗净，拍松。

⑥青椒洗净，开边去粒，切粗条。

⑦烧热锅，下油爆香姜，再下洋葱炒香，然后放下椰菜炒软，铲起。

⑧水适量煲开，放下土豆、红萝卜、番茄、椰菜、洋葱，慢火煲开，加胡椒粉及盐调味，即可盛碗上桌。

用法：可作中餐、晚餐。

功效：糖尿病调理、养颜美容调理、脑血栓调理。

营养分析：萝卜所含热量较少，纤维素较多，吃后易产生饱胀感，这些都有助于减肥。萝卜能诱导人体自身产生干扰素，增加机体免疫力，并能抑制癌细胞的生长，对防癌、抗癌有重要作用。萝卜中的芥子油和精纤维可促进胃肠蠕动，有助于体内废物的排出。常吃萝卜可降低血脂、软化血管、稳定血压，预防冠心病、动脉硬化、胆石症等疾病。萝卜还是一味中药，其性凉味辛甘，可消积滞、化痰清热、下气宽中、解毒。

禁忌：服用人参、西洋参时不要同吃萝卜，以免药效相反，起不到补益作用。

**【芙蓉豆腐汤】**

原料：豆腐400克，香菇（鲜）25克，莴笋50克，豌豆尖30克，蘑菇（鲜蘑）25克，牛奶100克，盐15克，白砂糖20克，淀粉（玉米）4克，胡椒粉5克，味精5克。

做法：①淀粉放碗内加水调制成湿淀粉备用。

②将豆腐去皮用刀背剁茸放碗内和牛奶拌匀，加精盐、味精、水淀粉调匀上笼用旺火蒸。

③上气后改用小火蒸10分钟，起笼入碟内。

④将香菇、鲜蘑菇、莴笋、豌豆尖洗净。

⑤将蘑菇切薄片，莴笋切菱形片。

⑥净炒锅放油烧热，下素汤200毫升，香菇、蘑菇、莴笋，烧开煮熟。

⑦捞出摆于豆腐糕四周，汤里加盐、胡椒粉、白糖、味精，推转，勾芡，浇于豆腐糕上即成。

用法：可作中餐、晚餐。

功效：脑血栓调理、骨质疏松调理。

营养分析：香菇具有高蛋白、低脂肪、多糖、多种氨基酸和多种维生素的营养特点；香菇中有一种一般蔬菜缺乏的麦淄醇，它可转化为维生素D，促进体内钙的吸收，并可增强人体抵抗疾病的能力。正常人吃香菇能起到防癌作用。癌症患者多吃香菇能抑制肿瘤细胞的生长；香菇食疗对腹壁脂肪较厚的患者，有一定的减肥效果。

禁忌：莴笋忌与蜂蜜同食。

**【马蹄海带粟米须汤】**

原料：马蹄40克，海带（鲜）40克，小米40克，盐2克，味精2克。

制作：用粟米须煮水后，取出，剩下的煎水备用；把新鲜的马蹄（荸荠）洗净去皮切成片；海带洗净后切成丝，与马蹄同放入砂锅内，再加粟米须煎出的清液，加盐等作料，以慢火炖熟后调入少许味精即成。

用法：可作早餐、中餐、晚餐。

功效：脑血栓调理、清热解毒调理。

营养分析：海带含碘量极高，是体内合成甲状腺素的主要原料，常食可令秀发润泽乌黑。海带具有一定的药用价值，因为海带中含有大量的碘，碘是甲状腺合成的主要物质，如果人体缺少碘，就会患“粗脖子病”，即甲状腺机能减退症，所以，海带是甲状腺机能低下者的最佳食品。海带中还含有大量的甘露醇，而甘露醇具有利尿消肿的作用，可防治肾功能衰竭、老年性水肿、药物中毒等。甘露醇与碘、钾、烟酸等协同作用，对防治动脉硬化、高血压、慢性气管炎、慢性肝炎、贫血、水肿等疾病，都有较好的效果。

禁忌：海带不宜与柿子、茶、酸涩的水果同食。

**【冬瓜薏苡仁兔肉汤】**

原料：兔肉250克，冬瓜500克，薏米30克，姜5克，盐5克。

做法：①将冬瓜去皮去瓤，洗净，切成大块。

②生薏苡仁洗净。

③兔肉洗净，切块，去肥脂，用开水拖去血水。

④把全部用料一起放入锅内，加清水适量，武火煮沸后，文火煲2小时，调味即可。

用法：可作中餐、晚餐。

功效：高脂血症调理、脑血栓调理。

营养分析：兔肉质地细嫩，味道鲜美，营养丰富，富含大脑和其他器官发育不可缺少的卵磷脂，有健脑益智的功效。经常食用可保护血管壁，阻止血栓形成，对高血压、冠心病、糖尿病患者有益处，并增强体质，健美肌肉，它还能保护皮肤细胞活性，维护皮肤弹性。

禁忌：兔肉不能与鸭肉、鸡蛋、鸡肉、甲鱼、芹菜、橘皮、半夏、苦参、甘草同食。

**【芫荽冬笋红萝卜汤】**

原料：冬笋120克，红萝卜120克，芫荽160克，花椒3克，盐3克，味精2克，花生油5克。

做法：①将红萝卜，冬笋洗净切块，芫荽洗净切段。

②炒勺置中火上，加上素汤，放入红萝卜，冬笋煲至半熟，加入芫荽，再加调味即成。此菜色泽鲜艳，入口鲜香清脆。

用法：可作早餐、中餐、晚餐、零食。

功效：脑血栓调理。

营养分析：芫荽中含有许多挥发油，其特殊的香气就是挥发油散发出来的。它能祛除肉类的腥膻味，因此在一些菜肴中加些芫荽，即能起到祛腥膻、增味道的独特功效。芫荽提取液具有显著的发汗清热透疹的功能，其特殊香味能刺激汗腺分泌，促使机体发汗，透疹。另具和胃调中的功效，是因芫荽辛香升散，能促进胃肠蠕动，具有开胃醒脾的作用。

禁忌：服用补药和中药白术、丹皮时，不宜服用芫荽，以免降低补药的疗效。

**【木耳芦笋蘑菇汤】**

原料：芦笋320克，蘑菇（鲜蘑）160克，木耳（干）50克，酱油5克，盐3克，味精2克，胡椒粉3克，香油10克。

做法：①芦笋切去老部再切薄片。蘑菇去泥沙放入锅中，用开水烫一下冲冷，切片。木耳切同芦笋一样的薄片。

②炒锅放上汤加盐，味精，胡椒粉煮开，再入芦笋、蘑菇、木耳同煮2分钟，倒入碗内酱油，麻油即可。

用法：可作早餐、中餐、晚餐、零食。

功效：脑血栓调理。

营养分析：芦笋是一种高档而名贵的蔬菜，含有多种维生素和微量元素的质量优于普通蔬菜，其蛋白质组成具有人体所必需的各种氨基酸，含量比例恰当，无机盐元素中有较多的硒、钼、镁、锰等微量元素，还含有大量以天门冬酰胺为主体的非蛋白质含氮物质和天门冬氨酸。经常食用对心脏病、高血压、心率过速、疲劳症、水肿、膀胱炎、排尿困难等病症有一定的疗效。同时芦笋对心血管病、血管硬化、肾炎、胆结石、肝功能障碍和肥胖均有益。而且芦笋对于淋巴腺癌、膀胱癌、肺癌、肾结石、皮肤癌，以及其他癌症、白血症等也有很好效果。

禁忌：木耳忌与田螺、野鸡、野鸭同食。

**【蜜枣芋笋雪耳粟米汤】**

原料：竹笋320克，粟米10克，蜜枣20克，木耳（水发）20克，陈皮5克，姜3克，盐3克。

做法：①陈皮浸软去瓤洗净，蜜枣洗净；粟米洗净，起肉，心留用；竹笋去皮洗净，切厚片；雪耳（木耳）浸发大，洗净，滚煮5分钟，捞起滴干水，然后用油爆香姜，下雪耳炒数下铲起。

②水适量煲开，再放入全部用料煲开，慢火煲3小时，拣去粟米心，下盐调味即成。

用法：可作早餐、中餐、晚餐、零食。

功效：脑血栓调理。

营养分析：粟米有清热解渴、健胃除湿、和胃安眠等功效，还具有滋阴养血的功能，可以使产妇虚寒的体质得到调养；粟米中含有丰富B族维生素，具有防止消化不良及口角生疮的功效。

禁忌：粟米忌与杏仁同食。

**【蘑菇冬瓜汤】**

原料：蘑菇（鲜蘑）100克，冬瓜50克，番茄50克，粉丝50克，番茄酱15克，大葱5克，姜3克，盐5克，味精3克，香油5克。

做法：①将蘑菇去蒂洗净后切成薄片；冬瓜去皮后切片；西红柿洗净后切片；葱姜分别洗净，葱切葱花，姜切末。

②汤锅架火上，放入素汤500毫升烧沸，投入冬瓜、葱花和姜末，烧滚后加粉丝、蘑菇、西红柿和精盐，煮熟后再加入番茄酱和味精，淋入麻油即成。

用法：可作早餐、中餐、晚餐、零食。

功效：祛痰调理、脑血栓调理。

营养分析：冬瓜含有多种维生素和人体必需的微量元素，可调节人体的代谢平衡。冬瓜性寒，能养胃生津、清降胃火，使人食量减少，促使体内淀粉、糖转化为热能，而不变成脂肪。因此，冬瓜是肥胖者的理想蔬菜。同时冬瓜有抗衰老的作用，久食可保持皮肤洁白如玉，润泽光滑，并可保持形体健美。此外冬瓜还有良好的清热解暑功效。

夏季多吃些冬瓜，不但解渴消暑、利尿，还可使人免生疔疮。因其利尿，且含钠极少，所以是慢性肾炎水肿、营养不良性水肿、孕妇水肿的消肿佳品。

禁忌：冬瓜忌与鲫鱼、滋补药同食。

**【薄荷番茄汤】**

原料：番茄 100 克，薄荷 100 克，白砂糖 50 克，淀粉（豌豆）10 克。

做法：①将薄荷洗净，切成 1 厘米长的段。西红柿洗净，入开水中稍烫，去皮、蒂，切成 1 厘米见方的丁。

②汤锅置旺火上，加水 600 克，烧开后加入西红柿丁、薄荷、白糖，开后用湿淀粉 20 克（淀粉 10 克加水 10 克）勾芡，再开后倒入大汤碗即可。

用法：可作早餐、中餐、晚餐。

功效：脑血栓调理。

营养分析：西红柿现在已是不少人餐桌上的美味。西红柿富含丰富的胡萝卜素、B 族维生素和维生素 C，其中的维生素 P 含量是蔬菜之冠，对心血管具有保护作用，可减少心脏病的发作。丰富的番茄红素能清除自由基，预防前列腺癌；尼克酸可维持胃液的正常分泌，促进红血球的形成，利于保持血管壁的弹性和保护皮肤。西红柿多汁，可以利尿，肾炎病人也宜食用。同时多吃番茄还具有抗衰老作用，能使皮肤保持白皙。

禁忌：西红柿忌与石榴、螃蟹、冰棒、红薯、白酒、猪肝、鱼肉同食。

## 其他类

**【雪花蛤士蟆】**

原料：蛤士蟆 10 克，鸡蛋清 100 克，金糕 25 克，香精 2 克，黄酒 10 克，冰糖 15 克。

做法：①把蛤士蟆放入清水及黄酒中，蒸 2 小时。

②取下换水，撕去其中黑丝膜，再加清水和黄酒，再蒸 2 小时，此时油粒涨开，粒粒涨开如小花朵。

③捞出后，再加清水和冰糖，上笼用大火蒸 1 小时，再放入大汤碗中，滴 2 滴薄荷香精。

④把蛋清用方竹筷数根连续搅打，直至起泡成雪花状，再用蒸汽迅速地刺激一下，或放在热水锅中一氽捞出，使蛋泡表面蛋质凝结，不易萎瘪，然后放在汤碗中漂浮着。

⑤撒上山楂糕（金糕）小粒子，即可放进冰箱冷藏室中镇冷待食。

用法：可作中餐、晚餐。

功效：动脉硬化调理、延缓衰老调理。

营养分析：鸡蛋清富含蛋白质和人体所必需的八种氨基酸和少量醋酸，可以增强皮肤的润滑作用，保护皮肤的微酸性，以防细菌感染；此外，鸡蛋清还具有清热解毒作用；我国中医还认为，鸡蛋清性微寒而气清，能易津补气、润肺利咽、清热解毒，有助于延缓衰老。

禁忌：鸡蛋清不能与白糖、豆浆、兔肉同食。

**【百香青木瓜】**

原料：木瓜 200 克，西番莲 600 克，橄榄 50 克，白砂糖 150 克。

做法：①西番莲切开，取出果肉，放在小锅子中，用小火加热，放入糖，煮滚至糖融化，熄火后加入橄榄，拌匀后静置待凉备用。

②煮滚一锅水，再另外准备一盆冰块水，备用。

③青木瓜去皮、籽后切薄片，分次放入滚水中氽烫，只要变色后立即捞出，泡入冰块水中，将所有青木瓜片处理好。

④等青木瓜片完全变凉后，捞出沥干水分，再和调好的酱汁拌匀，放入冰箱冷藏 5 天后，每次取适量食用即可。

用法：可作早餐、中餐、晚餐、零食。

功效：健脾开胃调理、脑血栓调理。

营养分析：西番莲的果实甜酸可口，风味浓郁，芳香怡人，含有丰富的营养物质，具有极高的保健作用，加工制成的果汁馨香四溢，醇浓可口，有生津止渴、提神醒脑、帮助消化、化痰止咳、治肾亏、滋补强身等功能，是国内外畅销的高级保健饮料，有“果汁之王”的美誉。

禁忌：无。

**【酱香耳卷】**

原料：猪耳 300 克，猪舌 280 克，甜面酱 30 克，盐 8 克，味精 2 克，白砂糖 3 克，姜 10 克，大蒜 25 克。

做法：①将猪耳、猪舌洗净，去掉边角料。

②用猪耳裹住猪舌，以麻绳缠紧。

③锅内炒酱，加鲜汤吃味。

④放入猪舌、耳卷，卤至软入味时，捞起晾冷。

⑤将猪舌，耳卷对剖，切片，装盘，淋上酱汁即可。

用法：可作中餐、晚餐。

功效：脑血栓调理、滋阴调理。

营养分析：猪舌含有丰富的蛋白质、维生素 A、烟酸、铁、硒等营养元素，有滋阴润燥的功效。

禁忌：无。

**【香菇菜包】**

原料：大白菜（青口）400 克，小麦面粉 350 克，香菇（鲜）30 克，黄花菜 20 克，发酵粉 8 克，豆腐干 30 克，盐 5 克，味精 5 克，大葱 10 克，香油 15 克。

做法：①青菜洗净，沸水中烫一下捞起，切碎沥干。香菇、黄花菜沸水泡开后洗净切碎，香干切碎。将调料与青菜、香菇、香干、黄花菜一起拌和。

②发酵粉和面粉用水揉成面团，放 15 分钟。

③将面制成馒头放 30 分钟。

④用大盒放上纱布一块，摆上馒头，再盖上一块湿纱布。高火 9 分钟即可食用。

用法：可作早餐、中餐、晚餐、零食。

功效：防癌抗癌调理、便秘调理、脑血栓调理。

营养分析：面粉富含蛋白质、碳水化合物、维生素，以及钙、铁、磷、钾、镁等矿物质，有养心益肾、健脾厚肠、除热止渴的功效，主治脏燥、烦热、消渴、泄痢、痈肿、外伤出血及烫伤等。

禁忌：豆腐干中富含钙质，不宜与含有大量草酸的菠菜、葱同食。

**【蘑菇炒面】**

原料：面条（标准粉）200 克，香菇（干）30 克，白菜 120 克，盐 3 克，味精 2 克，酱油 25 克，花生油 75 克。

做法：①将香菇放入碗内，倒入沸水泡软，取出，去蒂洗净（泡汁滤清备用），切成指甲大小的薄片；白菜洗净，取菜心或嫩帮，切成小长方片。

②将面条煮至七八成熟，用冷水漂清，捞出控水晾凉，装入盘内。

③将炒锅内倒入花生油，烧至七成热时放入香菇片、白菜片，炒至嫩熟，放入酱油、滤清的泡香菇汁和鲜汤，烧沸后翻炒均匀，加入精盐和味精，调好口味，盛出香菇片和菜片。

④锅内留汤汁，再烧开时放入面条，用筷子划散，炒约2分钟，至汤汁被面条吸收、入味后，再放入香菇片、菜片，盖在面条上，稍焖一下，即可食用。

用法：可作早餐、中餐、晚餐、零食。

功效：健脾开胃调理、脑血栓调理。

营养分析：面条的主要营养成分有蛋白质、脂肪、碳水化合物等；面条易于消化吸收，有改善贫血、增强免疫力、平衡营养吸收等功效。

禁忌：无。

**【茯苓板栗鲤鱼】**

原料：鲤鱼750克，栗子（鲜）350克，茯苓20克，黄酒10克，盐3克，酱油5克，姜10克，大葱10克，大蒜10克，赤砂糖3克，味精1克。

做法：①鲤鱼去鳞、鳃、内脏，洗净，两边各划四刀。

②茯苓洗净，切片。

③板栗煮熟，去壳及皮。

④葱切段，姜切片。

⑤用黄酒、盐、酱油、姜片、葱段、大蒜、红糖把鱼腌20分钟。

⑥鱼腹中塞入大蒜、姜片、葱段，下油锅炸黄捞起。

⑦板栗入油锅炸2分钟，注入清水，烧沸。

⑧放入鱼、茯苓，用文火烧熟后加味精即可。

用法：可作中餐、晚餐。

功效：骨质疏松调理、脑血栓调理、健脾开胃调理。

营养分析：鲤鱼含丰富优质蛋白，人体消化吸收率可达96%，并能供给人体必需的氨基酸、矿物质、维生素A和维生素D；鲤鱼的脂肪多为不饱和脂肪酸，能很好地降低胆固醇，可以防治动脉硬化、冠心病，因此，多吃鱼可以健康长寿。鲤鱼味甘、性平，具有滋补健胃、利水消肿、通乳、清热解毒、止咳嗽下气之功效，对各种水肿、浮肿、腹胀、少尿、黄疸、乳汁不通皆有益。

禁忌：鲤鱼忌与绿豆、芋头、牛羊油、猪肝、鸡肉、荆芥、甘草、南瓜、赤小豆和狗肉同食，也忌与中药中的朱砂同服；鲤鱼与咸菜相克，可引起消化道癌肿。

**【酱拌干丝】**

原料：干豆腐250克，大葱5克，盐3克，味精3克，香油20克，酱油20克。

制作：将豆腐干切成细丝，用开水焯一下，沥干；将葱切成寸（约3.3厘米）长斜丝，与香油，精盐，味精，鲜酱油一起加入豆腐丝中拌匀即可。

用法：可作早餐、中餐、晚餐、零食。

功效：脑血栓调理、骨质疏松调理。

营养分析：豆腐丝中含有丰富蛋白质，而且豆腐蛋白属完全蛋白，含有人体必需的八种氨基酸，营养价值较高；其含有的卵磷脂可除掉附在血管壁上的胆固醇，防止血管硬化，预防心血管疾病，保护心脏；并含有多种矿物质，补充钙质，防止因缺钙引起的骨质疏松，促进骨骼发育，对小儿、老人的骨骼生长极为有利。

禁忌：豆腐不宜与菠菜、香葱一起烹调，会生成容易形成结石的草酸钙；豆腐忌与蜂蜜、茭白、竹笋、猪肝同食。

**【银耳桔梗苗】**

原料：桔梗250克，银耳（干）50克，大葱5克，姜5克，盐2克，味精1克，植物油15克。

做法：①取用桔梗的嫩苗去杂洗净。水发银耳洗净。

②炒锅烧热放油，油热投入葱、姜末，煸香，再投入主料和调料，急速翻炒，断生入味即成。

用法：可作早餐、中餐、晚餐。

功效：防癌抗癌调理、脑血栓调理。

营养分析：银耳能提高肝脏解毒能力，起保肝作用；银耳对老年慢性支气管炎、肺源性心脏病有一定疗效；银耳富含维生素D，能防止钙的流失，对生长发育十分有益；因富含硒等微量元素，它可以增强机体抗肿瘤的免疫力；银耳富有天然植物性胶质，加上它的滋阴作用，长期服用可以润肤，并有祛除脸部黄褐斑、雀斑的功效；银耳中的有效成分酸性多糖类物质，能增强人体的免疫力，调动淋巴细胞，加强白细胞的吞噬能力，兴奋骨髓造血功能。

禁忌：无。

# 下 篇

# 高血脂宜忌与调养

# 第一章　高血脂的基础知识

## 高脂血症的概念

血脂是人体血液中所含各类脂质的总称，高脂血症（俗称高血脂）是指血液（正确地说应该是血清）中脂质成分过剩的状态。主要的脂质为胆固醇和中性脂肪（三酰甘油）。胆固醇分别被称为恶性胆固醇的LDL（低密度脂蛋白）和良性胆固醇的HDL（高密度脂蛋白）。前者呈高值时，可在血管壁沉积，引起动脉硬化，故称为恶性胆固醇。后者则有抑制动脉硬化的作用，故称为良性胆固醇。中性脂肪可以在脂肪组织中蓄积，在必要时可作为能量的来源而利用。但过分的中性脂肪积蓄则成为肥胖。

引起高脂血症的原因有二：一是遗传因素，父母、兄弟、姐妹中有胆固醇或中性脂肪中的一项或两项都高的情况称为家族性高脂血症；二是患有易引起高脂血症的疾病，这种情况被称为继发性高脂血症。

## 血脂的来源

血脂的来源主要有两部分：一部分来自富含胆固醇的食物，如蛋黄、奶油、脑组织、内脏（特别是肝）及脂肪丰富的鱼肉类，称为外源性血脂；另一部分由自身体内合成，称为内源性血脂。

食物中的脂肪在胃中经过加温软化后，进入小肠。胆囊在食物和胃肠道一些特殊激素的作用下，发生收缩，将胆汁排入肠道内。胆汁中含有胆盐，可以将脂肪乳化，形成微小的脂滴分散于水溶液中。这时，从胰腺分泌出来的脂肪酶，就可以更有效地把脂肪分解成甘油和脂肪酸。随后胆汁中的胆酸又可与之结合，形成水溶性复合物促进其在小肠的吸收。

内源性胆固醇或三酰甘油主要在肝脏和小肠合成，占内源性血脂的90%。

上述两种来源的血脂是可以相互制约的。正常情况下，当摄入食物中的脂肪、胆固醇含量增高时，肠道吸收增加，血脂浓度上升，同时肝脏的合成受抑制。反之，限制摄入时，肝脏合成将加速，同时清除也加速，故最终血脂浓度保持相对平衡。但是当肝脏代谢紊乱时，便不能正常地调节脂质代谢。此时，若继续进食高脂食物，必然会导致血脂浓度持续增高，久之则可能造成血管系统及其他脏器的严重病变。

## 血脂的分类与特点

我们通常所说的血脂主要包含胆固醇、三酰甘油（三酰甘油，也就是中性脂肪）、磷脂、脂肪酸等。它们是血液中的正常成分，分别具有重要的生理功能。因为血脂像我们通常见到的油脂一样，也是不溶于水的，因而在血液中它们必须和一类特殊的蛋白质相结合，形成易溶于水的复合物，这种复合物就叫做脂蛋白。换句话说，脂蛋白是脂质在血液中的存在形式。而与脂质相结合的特殊蛋白质就好比运送货物的载体，因而称作载脂蛋白。脂蛋白与人体健康有着十分密切的关系。经过多年研究，人们发现不同的脂蛋白分子中蛋白质的含量、各种脂质成分所占的比例及分子的大小均不相同，从而具有不同的密度和电泳特性（在电流作用下定向泳动的速度）。科学家于是用超速离心的方法将脂蛋白分为以下几类：

（1）高密度脂蛋白（简称HDL）。有多种来源，除肝脏、小肠合成外，乳糜微粒和极低密度脂蛋白分子在代谢过程中其表面物质可形成新的高密度脂蛋白颗粒。这种脂蛋白分子体积最小，比重最大，其主要成分是蛋白质（占45%），其次为胆固醇和磷脂（各占25%）。电泳时高密度脂蛋白跑在最前面，形成的电泳带被称为-带，所以也叫-脂蛋白。它是心血管的保护因子。

生理功能：高密度脂蛋白（HDL）主要在肝脏和小肠合成，也可来自乳糜微粒（CM）和极低密度脂蛋白（VLDL）的分解产物。机体细胞可以摄取胆固醇，也可释放胆固醇。一方面，HDL可以使血浆中的胆固醇转移到肝脏，部分转化为胆汁酸而排出体外；另一方面，HDL颗粒小，结构致密，能自由进出动脉壁，可以清除积存于血管壁内的胆固醇，且不向组织释放胆固醇，具有将组织中胆固醇转移出来的功能。所以它被认为是抗动脉粥样硬化的保护因子，高密度脂蛋白-胆固醇（HDL-胆固醇）被认为是“好”的胆固醇。

研究表明：人群中 HDL-胆固醇含量<0.9 毫摩尔/升者，冠心病的发病率是>1.69 毫摩尔/升者的 8 倍。HDL-胆固醇含量每降低 0.026 毫摩尔/升，患冠心病的危险性就会增加 2%～3%。有 40%的冠心病病人胆固醇水平并不高，而 HDL 含量却大大低于正常人。绝经期接受雌激素治疗的妇女，血中 HDL 可以增高，冠心病的发生率随之降低，因此 HDL 浓度上升对人体是有益的。

（2）低密度脂蛋白（简称 LDL）。主要由极低密度脂蛋白代谢演变而成，含内源性胆固醇 50%，其含量增高时，血清不浑浊。电泳时低密度脂蛋白位于 p-带，所以又叫 p-脂蛋白。它是导致动脉粥样硬化的元凶之一。

生理功能：低密度脂蛋白（LDL）是由极低密度脂蛋白（VLDL）转变而来的。LDL 的主要功能是把肝脏合成的胆固醇运输到全身各处细胞。每种脂蛋白都携带有一定量的胆固醇，但体内携带胆固醇最多的脂蛋白是 LDL。体内 2/3 的 LDL 是通过受体介导途径吸收到肝和肝外组织，经代谢而清除的。而余下的 1/3 是通过一条“清扫者”通路而被清除的，在这一非受体通路中，巨噬细胞与 LDL 结合，吸收 LDL 中的胆固醇，这样胆固醇就留在细胞内，变成“泡沫”细胞。因此，LDL 能够进入动脉壁细胞，并带入胆固醇。故 LDL 水平过高能导致动脉粥样硬化，使个体处于易患冠心病的危险中。

（3）极低密度脂蛋白（简称 VLDL）。主要由肝脏合成，含内源性三酰甘油 60%，血清中极低密度脂蛋白含量增高时，外观可显浑浊，但不上浮成盖。电泳时位于前 p-带，因而称为前 p-脂蛋白。

生理功能：极低密度脂蛋白（VLDL）的主要功能是运输肝脏中合成的内源性三酰甘油。无论是血液运输到肝细胞的脂肪酸，或是糖代谢转变而形成的脂肪酸，在肝细胞中均可合成三酰甘油。在肝细胞内，三酰甘油与 APOB100、胆固醇等结合，形成 VLDL 并释放入血。在低脂饮食时，肠黏膜也可分泌一些 VLDL 入血。VLDL 入血后的代谢，大部分变成低密度脂蛋白（LDL）。由于 VLDL 在血中代谢较慢，半衰期为 6～12 小时，故空腹血中仍有一定含量的 VLDL。VLDL 由于携带的胆固醇相对较少，且它们的颗粒相对较大，故不易透过动脉内膜。因此，正常的 VLDL 一般没有导致动脉粥样硬化的作用。但由于 VLDL 中三酰甘油占 50%～70%，胆固醇占 8%～12%，所以一旦 VLDL 水平明显增高时，血浆中除三酰甘油升高外，胆固醇水平也随之增高。

（4）乳糜微粒（简称 CM）。这种脂蛋白分子主要来源于食物脂肪，其体积最大、密度最低，含外源性脂肪达 95%。其颗粒大，能使光发生散射，可使血清外观呈现浑浊，放置于 4℃冰箱里过夜可形成奶油样盖。乳糜微粒的成分 90%是中性脂肪，因而电泳时位于原点不动。因为乳糜微粒在血液中代谢较快，所以它在动脉粥样硬化形成过程中是否起重要作用目前仍有争议。

CM 的主要功能是运输外源性三酰甘油。从消化道吸收的三酰甘油等脂类，在小肠黏膜上皮细胞内合成 CM，通过淋巴进入血液。CM 中的三酰甘油的释出依赖于脂蛋白脂酶（LPL）的催化，该酶使三酰甘油分解成脂肪酸后进入脂肪组织，并重新合成三酰甘油而储存。

正常人进食后血中 CM 很快升高，但 CM 半衰期短，仅为 5~15 分钟，在血浆中降低也很快，因而正常人进食后血浆可呈短暂混浊，一般于进食后 6 小时内 CM 被清除而血浆又澄清，清晨空腹时血中并无 CM 存在。如空腹时血浆中出现 CM，则见于工型和 V 型高脂蛋白血症病人。由于 CM 颗粒大，不能进入动脉壁，一般不会导致动脉粥样硬化的发生。但近来的研究发现，其中间代谢产物即极低密度脂蛋白是一种异常的脂蛋白，可能与动脉粥样硬化有关，故不可轻视。

以上四种脂蛋白也不是均一的颗粒，用适当的方法如电泳、超速离心等技术，还可将它们细分成许多亚组分。目前在老年医学领域及心脑血管疾病中研究最多的是以上几类脂蛋白。

脂类在人体中有许多重要的生理功能，但大家更关注血脂异常会给身体带来什么危害及如何进行有效的防治。这也正是我们后面要讨论的中心话题。

## 高脂血症对人体有什么危害

冠心病日益严重地威胁着人类的健康和生命，在欧美等发达国家冠心病病死率已超过所有癌症病人病死率的总和，占总病死率的 27.4%。如果再加上脑卒中病人的病死率，则以动脉粥样硬化为基础病变而导致的病死率将更高。在我国虽然农村地区冠心病发病率较低，但在北京、上海等许多大城市，冠心病发病率越来越接近欧美国家。

高脂蛋白血症（简称高脂血症）是引起冠心病最主要的危险因素之一。当血清总胆固醇高于 5.72 毫摩尔/升时，随胆固醇浓度的升高，冠心病发病率呈直线上升。对许多大范围的人群调查研究，持续随访观察 20 年，发现血清胆固醇增高或总胆固醇/高密度脂蛋白比值或者低密度脂蛋白/高密度脂蛋白比值增高，均显著与冠心病的发生有关。研究还揭示，如果三酰甘油高于 1.03 毫摩尔/升，而高密度脂蛋白水平<1.04 毫摩尔/升，则冠心病发生率明显增高。许多大范围的研究也都揭示同样的结果。

因为人的血脂浓度受到许多因素的影响，如性别、年龄、家族史、生活方式尤其是饮食习惯、某些疾病等。所以用一个规定的正常值范围难以客观地反映血脂增高的危险程度。欧美国家目前根据血脂到达某一水平对冠心病发展的影响，确定了高血脂和高脂蛋白血症的危险性界限，便于采取相应的预防和治疗措施。

以下这些人易患高血脂：

①有高血脂家族史的人。

②身体超重者。

③中老年人。

④35 岁以上长期高脂、高糖饮食者。

⑤绝经后的妇女。

⑥长期吸烟、酗酒者。

⑦不爱运动者。

⑧患有糖尿病、高血压、脂肪肝者。

⑨生活无规律、情绪易激动、精神长期处于紧张状态者。

## 高脂血症的三级预防

高脂血症的三级预防可分为人群预防和个人预防。在此我们主要讨论有关高脂血症的个人预防。

1. 一级预防

（1）定期进行健康体检。对于高危人群一定要定期监测血脂水平。高危人群包括：中老年男性，绝经后的妇女，有高脂血症、冠心病、脑血管病家族史的健康人，各种黄色瘤病人以及超重或肥胖者。

（2）高危人群要注意自我保健。注意学习保健知识，积极参加体育锻炼，改善饮食结构，控制热能摄入，已经肥胖的人要注意积极而科学地减肥。

（3）积极治疗可引起高脂血症的疾病。如肾病综合征、糖尿病、肝胆疾病、甲状腺功能减退等。

2. 二级预防

（1）饮食治疗。所有的高脂血症病人都应首先进行饮食治疗。大多数轻度或中度病人都可以通过饮食治疗得到很好的控制。重症高脂血症病人或经过半年饮食治疗无效者，则应联合药物治疗。

（2）药物治疗。近年来，无论西药还是中药都有不少进展。本书有专门章节进行讨论，在此不作详述。

（3）适当锻炼。在进行饮食治疗和药物治疗的同时，我们不能忘记坚持有规律的体育锻炼。

3. 三级预防

针对冠心病、胰腺炎、脑血管病等并发症一定要进行积极预防和治疗。

## 胆固醇对人体有什么作用

由于现代医学证实了胆固醇是造成当今人类头号杀手——动脉粥样硬化、冠心病的元凶，人们视其犹如瘟神。但是许多人都还不知道，胆固醇是维持生命活动的守护神，如果没有它，生命活动就无法正常进行。

我们都知道，蛋黄中含有大量的胆固醇。好多怕得冠心病的人只吃蛋清，不吃蛋黄。但是一个受精的鸡蛋，不需要任何外来的营养就可以孵出一只活蹦乱跳的小鸡来，它所依靠的就是鸡蛋内部的营养物质，而胆固醇便是不可缺少的一种。即便在人的生殖细胞中，胆固醇也扮演着极其重要的角色。

胆固醇是一种动物性甾醇。像动物油脂、中药牛黄、蟾酥等，以及人的神经组织、皮肤细胞、肾上腺、性腺和上面提到的动物卵黄中都含有大量胆固醇。动物体内几乎所有细胞都能合成胆固醇，尤以肝脏合成速度最快、数量最多。血浆胆固醇60%~80%由肝脏合成，其次是小肠等器官。

胆固醇是体内许多重要激素的原料，它在体内经代谢后转化成孕醇酮，再由孕醇酮进一步合成皮质激素、孕酮、雄性激素及雌性激素等。人体每天约有250毫克胆固醇用于合成上述激素。而这些激素调节三大物质——糖、脂肪、蛋白质及水和电解质的代谢，对应激反应、免疫功能均有重要影响。

孕酮和孕醇酮是主要的孕激素，如果胎盘不能正常地分泌孕酮，就容易发生流产。雄性激素和雌性激素不仅促进和维持生殖细胞成熟和性发育，还对糖、蛋白质、胆固醇的代谢有明显作用，其重要性不言而喻。

## 胆固醇过高或过低均不利健康

正常成人血中胆固醇含量变化较大，正常参考值为2.82~5.95毫摩尔/升。

世界上大多数心血管病专家认为：血中胆固醇含量在此范围内的人，

冠心病发病率低，健康状况良好，较少死于心血管病，预期寿命较长。若胆固醇浓度高于这一范围，则对机体造成危害，应采取积极的防治措施。

一方面，胆固醇过高的最大危害是，可能引起动脉粥样硬化症和冠心病，这是我们为什么要强调防治高脂血症的原因。

另一方面，血中胆固醇水平过低也不利于身体健康。造成低胆固醇的原因很多：最常见的是营养不良，包括长期素食、偏食，使热能、蛋白质和其他必需营养成分摄入不足；其次是慢性消耗性疾病引起的恶病质，使体内蛋白质合成障碍以及消耗增加；第三种情况见于慢性肝病，尤其是肝硬化病人，由于肝细胞损害以致脂蛋白合成显著减少，因而总胆固醇降低。此外，还与病毒性流感、肺炎、风湿病以及甲状腺功能亢进等疾病有关。因此，低胆固醇血症也应积极的防治。

由此可见，保持血中胆固醇水平的平衡状态非常重要，任何片面的观点和措施，如贪吃或忌口等都是不可取的。

## 三酰甘油对人体的重要性

三酰甘油广泛地存在于人体各个组织器官及体液中，但脂肪组织中储存的三酰甘油约占总量的98%以上，主要分布于皮下和腹腔内。三酰甘油主要有两种生理功能：

（1）机体重要的能量来源。人体脂肪在体温条件下呈液态，这样有利于脂肪的储存和动员。氧化1克脂肪所释放的能量为37.7千焦（9千卡），比氧化1克糖所提供的能量16.72千焦（4千卡）多1倍多。当人体的基本燃料（糖）耗尽时，三酰甘油能提供备用的能量。当人们空腹时，体内储存的脂肪氧化可供给50%以上的能量需要。如果1~3日不吃任何东西，那么能量的85%来自脂肪。

（2）防止热量散失和保护机体。人体内的脂肪组织分布于皮下、内脏周围，起着隔热垫和保护垫的作用。因为脂肪不易导热，故可以防止热量散失而保持体温，并且这种以液态脂肪为主要成分的脂肪组织好比软垫，可以在机体受到机械撞击时起缓冲作用而保护内脏和肌肉。

## 三酰甘油的理想水平是多少

高三酰甘油血症是否为冠心病的独立危险因素，一直存在争议。最近的研究表明，高三酰甘油血症与冠心病病人死亡或心血管疾病（心绞痛、心肌梗死）之间直接相关，或者在伴有低 HDLI 胆固醇水平时直接相关，或者在伴有低 HDLI 胆固醇水平时使这一相关性加强。

高三酰甘油血症是脂蛋白代谢异常的一种反映，往往伴有 HDL 水平下降和小的致密的 LDL 水平升高。小的致密的 LDL 有更强的致动脉粥样硬化作用。此外，高三酰甘油血症时，往往还伴有高胰岛素血症、胰岛素抵抗和高凝状态。研究结果表明，用氯贝丁酯和烟酸治疗高三酰甘油血症后，冠心病死亡率的降低与血液中三酰甘油水平的下降呈显著相关。另一项降低胆固醇和动脉粥样硬化的研究也表明，用考来替泊和烟酸治疗 3 年后，血管造影证实的冠状动脉粥样硬化进展的延缓，仅见于三酰甘油显著降低的高三酰甘油血症治疗组。≥4.1 毫摩尔/升为低密度脂蛋白胆固醇高危水平。我国目前尚未建立统一的高脂血症防治标准，但基本上采用以上标准分级。医学专家正在研究制定适合本国和东方人特点的高脂血症标准和临床措施。

## 糖对血脂有何影响

如蔗糖、果糖等可使血清三酰甘油含量增高，特别是肥胖或已有三酰甘油增高的个体更为明显。在一些脂肪摄入较高的国家和地区，当碳水化合物的用量增加时，冠心病的发病率也增高。有关报道提示，冠心病病人中因摄糖过多引起的高脂血症最为多见。动物实验和人体观察表明，当蛋白缺乏时，摄入过量的糖极易在肝脏中转化为三酰甘油而堆积起来，最终形成脂肪肝。临床上还可见到不少肝病病人，由于长期营养不当，如进食低蛋白、高糖、高脂肪饮食，导致严重的高三酰甘油血症（多数为高脂蛋白血症Ⅳ型，少数可为 V 型）和冠心病。

总热量的摄入也是一个重要的因素，从冠心病病人的体检中可以见到，其中不少是肥胖的或超重型的，说明这类病人的热量经常相对过多。这些人的血胆固醇含量有时不一定增高，但三酰甘油增高者则较多见。其机制可能是由于肥大的脂肪细胞对胰岛素的反应缺乏敏感性，因而使葡萄糖的吸收和利用受到限制（胰岛素抵抗）；但是为了维持葡萄糖在体内的稳定状态，胰腺必须分泌更多的胰岛素，造成了高胰岛素血症，后者将促使肝脏更快地合成内源性三酰甘油，终致高三酰甘油血症。新近的研究还表明，由于热量摄入过多引起的肥胖，尚可使血中 HDLI 胆固醇含量显著降低。通过限制热量摄入或增加消耗而使体重降低时，血脂异常的情况也可得到改善。

# 第二章　高脂血症的就医知识

## 诊断高脂血症的标准

目前，国内一般以成年人空腹血清总胆固醇超过5.72毫摩尔/升，三酰甘油超过1.70毫摩尔/升，作为诊断高血脂的指标。将总胆固醇在5.2~5.7毫摩尔/升者称为边缘性升高。

根据血清总胆固醇、三酰甘油和高密度脂蛋白｜胆固醇的测定结果，通常将高脂血症分为以下四种类型：

（1）高胆固醇血症。血清总胆固醇含量增高，超过5.72毫摩尔/升，而三酰甘油含量正常，即三酰甘油低于1.70毫摩尔/升。

（2）高三酰甘油血症。血清三酰甘油含量增高，超过1.70毫摩尔/升，而总胆固醇含量正常，即总胆固醇低于5.72毫摩尔/升。

（3）混合型高脂血症。血清总胆固醇和三酰甘油含量均增高，即总胆固醇超过5.72毫摩尔/升，三酰甘油超过1.70毫摩尔/升。

（4）低高密度脂蛋白血症。血清高密度脂蛋白｜胆固醇（HDL｜胆固醇）含量降低，低于0.90毫摩尔/升。

## 不同类型高脂血症的临床表现

除家族性高胆固醇血症外，早期高脂血症几乎没有任何不适。但当血脂增高到一定水平可以出现一些临床症状。高脂血症大致分为5型，各型的临床特点如下：

（1）高乳糜微粒血症“工型”。禁食12小时后，抽取的血清出现乳糜微粒，放置于4℃冰箱里过夜，血清外观见乳糜盖，下层清或微混，血清三酰甘油含量可达17~58毫摩尔/升，总胆固醇可正常或轻度增高。这类病人多见于青少年，10 岁以内病人进食高脂肪的食品后常有急性腹痛发作，这是由于高浓度的三酰甘油诱发急性胰腺炎所致；另外还可引起臀、背、膝、肘部皮疹状黄色瘤较早出现。肝脾中度肿大并可随三酰甘油的水平变化而改变，当三酰甘油大于 22 毫摩尔/升时，有脂血症视网膜出现。有些病人在出生时即有皮疹状黄色瘤，可被立刻发现有脂蛋白代谢异常；但也有些病人直到急性胰腺炎发作或血液检查发现高脂血症时，才被确诊。因此，此病可长期延误直到中年才被确诊。这种疾病的发生目前认为有以下几种原因：

①家族性脂蛋白脂酶缺陷，使血浆中乳糜微粒和极低密度脂蛋白无法分解代谢而滞留于血液循环中。

②家族性载脂蛋白 C－Ⅱ缺陷，是脂蛋白脂酶的激活剂缺陷，常诱发高脂蛋白血症，临床表现与脂蛋白脂酶缺乏相似，只是多数在成年期才成立诊断。

③家族性脂蛋白脂酶抑制，这类病人血液中存在一种不能透析而对热稳定的脂蛋白脂酶抑制剂。

继发性工型高脂蛋白血症很少见，未控制的工型糖尿病、异常球蛋白血症和系统性红斑狼疮可诱发本病。

（2）Ⅱa 型高胆固醇血症（Ⅱa 型）。可以由基因不正常引起，也可以是继发性的。家族性高胆固醇血症可见眼睑黄色瘤、肌腱黄色瘤、皮下结节状黄色瘤、青年角膜炎、早发（<40 岁）动脉粥样硬化，且发展较快。

（3）宽 p-脂蛋白血症（Ⅲ型）。常于 30～40 岁时出现扁平状黄色瘤、肌腱黄色瘤、结节性疹状黄色瘤、早发冠状动脉及周围动脉粥样硬化，病情进展快，常伴有肥胖症。

（4）高前 p-脂蛋白血症（Ⅳ型）。常见于 20 岁以后的病人，有肌腱及眼睑黄色瘤、脂血症视网膜、早发及迅速发展的动脉粥样硬化，可伴发胰腺炎、糖尿病。

（5）混合型高脂蛋白血症（V 型）。常伴有肥胖症、糖尿病、急性腹痛发作（急性胰腺炎）、肝脾肿大、进展快的动脉粥样硬化、脂血症视网膜，可伴皮疹状黄色瘤。

## 检查血脂应注意什么

因为血脂水平易受许多因素的影响，饮食和代谢的特点又可出现昼夜变化，所以到医院检查血脂时务必注意以下几点：

（1）应于空腹12小时以后晨间抽取静脉血为标准。抽血前进食会使血脂，尤其是三酰甘油含量增高。

（2）采血前应维持原来的饮食习惯至少2周，并保持体重恒定。若抽血前大鱼大肉地吃喝或有意素食3天，则所测得的结果并不代表平时的基础水平。

（3）应在生理和病理比较稳定的情况下抽血，4~6周内应无急性病发作。急性感染、发热、急性心肌梗死、妇女月经期和妊娠、应激状态、创伤以及服用某些药物等，均可影响血清脂质和脂蛋白含量，应尽量避免在有上述情况时检查血脂。

## 高脂血症有哪些危害

高血脂与许多因素如吸烟、高血压、糖尿病、缺乏运动、遗传缺陷等长期相互作用，最终可以导致动脉粥样硬化，形成的粥样斑块可使动脉管腔狭窄，甚至完全阻塞，造成供血部位缺血性损害。最易受动脉粥样硬化侵害并产生临床症状的部位是冠状动脉、髂动脉、股动脉、颈动脉和脑动脉，因为这些部位的血管阻塞后难以形成侧支循环，一旦阻塞后果严重。

冠状动脉粥样硬化引起冠心病已为大家所熟知。轻则发生心绞痛，影响劳动，重则发生心肌梗死，甚至危及生命。

动脉粥样硬化引起脑动脉逐渐狭窄造成慢性脑供血不足，是老年性痴呆的重要原因。而脑动脉急性闭塞即可导致脑卒中，若动脉瘤破裂则引起脑出血，造成病人偏瘫、劳动力丧失，甚至死亡。

当肾动脉发生硬化狭窄时，可造成肾性高血压。若肾内小动脉硬化则不仅造成高血压，还影响肾功能，最终造成肾衰竭。

外周动脉粥样硬化有症状者多为下肢动脉。股动脉或下肢远端动脉狭窄可造成间歇跛行、腿痛。足部末梢动脉闭塞可引起足趾干性坏死；严重时整个脚可发生坏死，造成残疾。

## 高脂血症与高血压有何关系

高血压病是中老年人的常见病和多发病，它的发生发展与高脂血症和冠心病密切相关。大量研究结果显示，许多高血压病人常并发脂质代谢异常，表现为胆固醇和三酰甘油含量较正常人显著增高，而高密度脂蛋白-胆固醇显著降低。并且许多高脂血症也常合并有高血压。两者何因何果，目前尚不清楚，但已证实，高血压病人的血清脂质和脂蛋白代谢紊乱，与动脉粥样硬化的发生发展直接相关。高血压和高脂血症均属冠心病的主要易患因素，而且当两者同时并存时，则冠心病的发病率仅存在一项者为高，提示它们具有协同的作用。因此，积极防治高脂血症，对高血压和冠心病的防治极为重要。

## 高脂血症与糖尿病有关吗

糖尿病病人常伴有脂代谢紊乱。非胰岛素依赖型糖尿病（NIDDM）病人由于周围组织胰岛素受体的敏感性降低和数量减少，发生胰岛素抵抗血清胰岛素水平增高，但由于脂肪细胞膜上受体不敏感，对脂肪分解作用的抑制减弱，非酯化脂肪酸生成增多，进入肝脏转化为三酰甘油增多；胰岛素促进脂肪合成，导致血中极低密度脂蛋白（VLDL）及三酰甘油增多。

胰岛素依赖型糖尿病（IDDM）病人胰岛素绝对缺乏，导致脂肪分解加速、加强，非酯化脂肪酸进入肝脏而生成三酰甘油和酮体，毛细血管壁脂蛋白脂酶活性减低，于是乳糜微粒及 VLDL 分解减弱而在血中浓度增高。

糖尿病性脂代谢紊乱，以血清三酰甘油增高最明显，胆固醇轻度增高。有研究者认为 NIDDM 病人的血浆高密度脂蛋白（HDL）水平降低，HDL 颗粒从周围组织摄取胆固醇的能力降低，导致胆固醇在这些部位的大量积聚，这可能是 NIDDM 病人动脉粥样硬化发病的重要因素。

## 什么是家族性高胆固醇血症

家族性高胆固醇血症，也称Ⅱ型高 p-脂蛋白血症。本病可从父母亲那里遗传，据国外报道，每 150～200 个存活的新生儿中即可发现 1 例Ⅱ型病儿。我国也已发现不少此类病人，其中部分属近亲结婚。其血中大量增加的胆固醇与低密度脂蛋白沉积于动脉壁、心内膜、肌腱、角膜等处，造成病理损害。临床上主要有以下几种表现：

（1）黄色瘤。可发生于眼睑部，表现为眼周围的一种黄色瘤斑，称为眼睑黄色瘤。若发生于肌腱则称为肌腱黄色瘤。此外，还可见皮下结节状黄色瘤，好发于皮肤易受压迫处，如膝、肘关节的伸侧和臀部。

（2）动脉粥样硬化。约60%以上的病例在40岁以前即有心绞痛等动脉粥样硬化的表现。

（3）老年环。常在40岁以前眼角膜上即可出现典型的老年环，形如鸽子的眼睛。

本症在临床上比较多见，除家族性之外，更多的还是由于其他原因，如饮食不当、缺乏运动等引起。因此，相当多的病人临床表现并不典型，对治疗反应尚比较理想。

## 什么是血液去脂疗法

血液去脂治疗，是直接将血浆中脂类去除一部分，以达到降脂的目的。这种疗法对于家族性高胆固醇血症和其他用口服药物也难以奏效的高脂血症及需要迅速降低血脂的病人，是一种非常有效的措施。

（1）血浆交换法。是取出病人的静脉血300~500毫升，经机器分离出血浆后，把血中的有形成分回输体内。本方法操作方便安全，疗效肯定。缺点是血中的高密度脂蛋白也同时丢失，而且费用昂贵。

（2）选择性低密度脂蛋白祛除法。包括肝素-琼脂糖珠吸附法、低密度脂蛋白抗体琼脂糖亲和层析、双膜过滤装置法及硫酸葡萄糖吸附法等。其中以双膜过滤装置法对降低胆固醇更为显著。这些方法具有安全、简便和易于处理等优点，但费用极其昂贵，病人难以承受。

（3）磁光氧快速去脂降黏疗法。大型血液磁光氧快速去脂降黏治疗机是目前国内外最新高科技心脑血管疾病治疗设备。在全电脑控制下集光、核磁（包括核磁、顺磁）、紫外光、离子氧等高科技为一体，采用分子生物学、分子物理学等高新科学手段，运用去脂转化技术、磁共振技术、射频光辐照技术、离子氧合技术，直接从血液中将多余的脂类、胆固醇、纤维蛋白原、低密度脂蛋白及衰老、死亡的红细胞除去，防止脂类物质及纤维蛋白原在血管内沉积，消除了引起动脉粥样硬化发生的诸多因素，控制了动脉硬化的发生和发展。不仅对高脂血症、高血黏度、高血压所导致的冠心病、脑动脉硬化、脑梗死、脂肪肝、糖尿病及相关病症有明显的预防治疗作用，同时防治脑梗死、冠心病的复发，总有效率达98%。

## 心理因素对血脂有何影响

国内流行病学调查发现，一些有高脂血症的病人，离退休后血脂浓度却明显下降甚至逐渐恢复正常，且血脂下降特点是稳定、持久的，而并不是短暂的波动。

有人对30名高脂血症的老年人进行了离退休前后的对比观察，发现离退休后，这些老年人在习惯地延续了原来的生活规律和药物治疗的情况下，临床上经过最近三年3~5次血脂复查，其血脂浓度平均值大幅度下降，随着时间的延长，大部分趋于正常范围。而离退休前，这些病人均经过三年以上的药物治疗，效果均不理想。显然其血脂浓度下降与离退休密切相关。

国内外冠心病普查资料表明，长期睡眠不佳、精神经常紧张、忧虑及时间紧迫均能影响血脂代谢。而离退休病人脱离了紧张的工作环境，血脂代谢障碍有可能得到了纠正。情绪紧张、争吵、激动、悲伤时均可增加儿茶酚胺的分泌，非酯化脂肪酸增多，而促使血清胆固醇（TC）、三酰甘油（TG）水平升高。抑郁会使高密度脂蛋白-胆固醇（HDL-C）降低。在动物实验中也观察到，对已形成高三酰甘油血症的动物，每天给予安慰及抚摸，结果其动脉粥样硬化病变形成范围均有明显减小。

# 第三章　高脂血症的用药知识

## 高脂血症的用药原则

近年来，通过科研人员的努力，在血脂代谢、高脂血症的发病机制及新型药物的开发方面都取得了很大进展，涌现出一批降脂新药。但由于高脂血症是多种因素长期综合作用导致代谢紊乱的结果，所以到目前为止，还没有一种药物能达到一劳永逸的效果，而需要较长期服用才能维持降脂效果，这样就不可避免地带来一些副作用，所以科学的治疗原则是：首先经过数月运动及饮食疗法，如果无效或收效不大，则可根据高脂血症的不同分型选择适当的药物。

在进行药物治疗的同时，应继续遵循以下原则：

（1）服用药物的同时继续坚持运动锻炼和饮食疗法。

（2）从较小剂量开始，逐渐加大剂量直到降脂效果最好、副作用最小为止。

（3）对于严重的高胆固醇血症病人，宜联合用药以提高疗效。

（4）不少降脂药有损害肝、肾功能的副作用，而多数老年人脏器功能又有不同程度的退化。因此，老年高脂血症病人长期应用降脂药物时，一定要注意定期检查肝、肾功能。

（5）积极采用中医中药调治。

## 高脂血症病人为什么要慎用维生素 E

人体生理学研究表明，血清中维生素水平过低或过高对人体健康都是有害的。一般认为，体内缺乏维生素并不可怕，只要改善饮食或补充维生素类药物，即可使体内缺乏维生素的问题得到改善，而体内维生素含量过高却是比较难对付的医疗难题。

近年来，老年病病人大多服用维生素药物，许多心血管病病人都服用维生素C和维生素E。实际上，多数老年病病人无须补充维生素E，高脂血症病人更不需要补充维生素E。研究人员发现，血脂较高的老年人如果额外补充维生素E，不但没有任何降血脂作用，还会出现胸闷、憋气、腹泻、血栓性静脉炎、乳腺增生等不良反应，老年男性病人每天补充0.1克维生素E，就可能因乳腺增生而呈现乳房女性化。对高脂血症病人来说，还是不补充维生素E为好。

## 用谷维素降血脂有什么特点

谷维素在临床上通常用于调节自主神经功能，减轻内分泌紊乱，改善精神神经失调。近年来有的医生将此药试验用于治疗高脂血症，收到了较好效果，其降胆固醇的效果与传统降脂药物烟酸肌醇相当，而降三酰甘油的效果明显高于烟酸肌醇。此药疗程短，没有副作用，克服了多数降脂药对肝脏有损害作用的缺点，还能防止动脉粥样硬化的发生与发展。

用于治疗高脂血症时，谷维素用量比常规剂量大得多，每次100毫克，每日3次，2周为1个疗程。降胆固醇的总有效率为73%。对三酰甘油中、重度增高者效果最佳，有效率分别达到80%~97%。对轻度三酰甘油升高者效果较差。

谷维素中的三萜烯醇可抑制肠道对胆固醇的吸收，而阿魏酸则可抑制过氧化脂质增高，调节脂代谢。此外，谷维素还能抑制血小板聚集等，因而对冠心病防治亦有意义。因为本药对肝、肾无损害，所以对高脂血症伴有肝、肾功能不全的病人尤为适宜。

## 中医治疗高脂血症的原则是什么

祖国医学认为，人到40岁以后，肾气渐衰，肾阳肾阴皆虚，肝火易妄动，导致肝阳上亢，甚则化火，木旺则克土，引起胃脾功能失调，实热郁结，痰湿内生、浊阻而引起高脂血症。进一步发展到痰湿浊阻愈甚，最终导致经脉阻塞而出现胸痹心痛等冠心病症状。因而祖国医学多采用滋阴补肾、清热化痰、健脾利湿的原则治疗高脂血症。

（1）滋阴补肾。若高脂血症病人伴有年迈体衰、腰膝酸软、耳鸣眼花、舌苔薄、舌质红、脉细沉，则属虚证，可用制首乌（大便干燥者用生首乌）、桐根、麦冬、生地（大便稀溏者去除）、黑芝麻各10~12克，沙参、菟丝子、桑寄生、黄精、杜仲各10~15克。煎服，每日1剂，分早、晚2次服。

（2）祛湿除痰。老年高脂血症病人伴有四肢倦怠、腹胀食欲不振、咳嗽多痰、大便溏泻、脉滑、舌苔腻者，可以用陈皮、半夏、竹茹、茯苓、胆南星、白金丸（包煎）、杏仁、沙参各10克，全瓜蒌15~20克煎服。

（3）清肝泻火。若老年高脂血症病人同时又有面红目赤、心烦易怒、口干舌燥、大便干、脉弦、舌苔黄腻，这类病人多并发高血压，应用泻法。常用钩藤、葛根、草决明、黄芩、菊花各10~15克，大黄、生地各10~12克煎服。

（4）活血化淤。如果病人血脂增高且有心痛胸闷、痛处固定、脉弦、舌苔薄、舌质紫暗，说明病人气滞血淤并有冠心病可能。可选用丹参、生蒲黄、红花、茺蔚子、赤芍各10~15克，川芎10~12克煎服。

应当指出的是，在临床上，老年高脂血症常较复杂，病人可兼有多种症状，医生应灵活掌握。

## 中药降血脂的机理有哪几方面

中草药中有降脂作用的很多，总的来说它们从三个方面起作用：

（1）调节血脂代谢。人参对人体许多功能具有双向的调节作用，能调节多种组织细胞中的环磷腺苷（cAMP）的含量，环磷腺苷可以促进脂类分解代谢，减少脂质在血管壁内的沉积。灵芝则通过抑制脂质的结合转化作用，使血脂降低。首乌不仅能抑制胆固醇的吸收，还能阻止脂质在血清中滞留或渗透到动脉壁中去。蜂王浆、泽泻均能提高高密度脂蛋白的水平，促进胆固醇的转运和清除。

（2）抑制胆固醇吸收。泽泻等含有三萜类化合物，能影响脂肪分解，使合成胆固醇的原料减少，从而具有降血脂、防治动脉粥样硬化和脂肪肝的功效。豆类、蒲黄、海藻等多含有谷甾醇、豆甾醇、菜油甾醇等植物甾醇。植物甾醇与动物性固醇的化学本质是一样的，因而可以在肠道进行竞争，从而减少胆固醇吸收。何首乌、草决明、大黄含有能促进肠蠕动、导致轻泻的酮类化合物。植物药中所含的纤维素、琼脂、果胶等能减少胆固醇吸收。番茄果胶能加速食物通过消化道，减少胆固醇吸收。

(3) 促进胆固醇的排泄。胆固醇被脂蛋白转运到肝脏后，90%转化成胆汁酸，排入肠道，其中大部分被重吸收（这一过程叫肝肠循环），小部分随粪便排泄出体外。柴胡、姜黄、茵陈等均有增加胆汁排泄的功效。

## 高血脂病人怎样科学进补

一般来说，多数中药补品不但不会使血脂升高，反而有降血脂的作用，人参还有双向调节血脂构成的作用，只有极少数补品，如饴糖、蜂蜜、鸡蛋黄等对高血脂病人不利。

既有补益作用又能降血脂的中药至少有10余种，除人参外，还有如黄芪、当归、灵芝、制首乌、杜仲、桑寄生、枸杞子、黄精、玉竹、芡实、金樱子、昆布、女贞子等。

“补”的目的除为了补充人体必需的营养成分外，还应包括调整人体脏器功能及物质代谢平衡，所以对高脂血症病人来说，凡能减少脂质吸收或能促进脂质清除的药物均有一定补益作用。首乌含有酮类物质，能促进肠蠕动，因而有通便作用，可以减少胆固醇在肠道中的吸收，从而使血浆胆固醇下降。其他如瓜蒌、决明子也有类似的作用。它们均起到补益机体的效果，对血脂增高合并有便秘的病人更为适宜。后两种药虽不属补药，但属于中医的“以通为补”之类。

患有高脂血症的病人可以服用首乌片，每次5片，每日3次；瓜蒌片，每次5片，每日3次；灵芝片，每次5片，每日3次。也可用决明子、茶叶等冲水喝。在饮食中要注意多吃些植物油，如豆油、芝麻油、玉米油等，少吃动物油脂。多吃新鲜水果及蔬菜。此外，大蒜、圆葱、胡萝卜、豆芽、甲鱼都有良好的降低胆固醇的作用。

## 常用降血脂的中药有哪些

(1) 灵芝。药用其子实体，性温，味甘淡。灵芝含甾醇、生物碱、蛋白质、多糖、氨基酸、酶类等。具有益精气、强筋骨之功效。主治精神疲乏、心悸失眠、高血压、高胆固醇血症、脑血管硬化等。

（2）人参。药用其干燥根，味甘微苦，性微温，归脾、肺二经。人参含有多种药用元素，人参中的人参甙能抑制动物高胆固醇血症的发生；当高胆固醇血症发生时，能使胆固醇降低。注意：人参为补虚证之药，实证慎用，收缩压>24千帕（180毫米汞柱）者不宜使用，发热时不用，防其助火，可佐以凉润的麦冬、天门冬等，小剂量使用对中枢有兴奋作用，大剂量使用则起麻痹作用，本品习惯上不与藜芦同用。

（3）首乌。药用其干燥块根。气味苦寒、甘、涩，性温，归肝、肾二经。首乌含丰富的卵磷脂（4%~4.2%）、淀粉等，有助于脂肪运转。首乌含蒽酯衍生物，主要为大黄酚及大黄泻素，其次为大黄酸、大黄素甲醚等，能使肠蠕动增强和抑制胆固醇吸收。首乌还能阻止胆固醇在肝内沉积、在血清中滞留或渗透到动脉内膜中，以减缓动脉粥样硬化形成。血脂下降可能与首乌有效成分与胆固醇结合有关。首乌配银杏叶、钩藤等治疗心脑血管病，能消除或改善症状。注意：首乌对个别病人有引起腹泻的副作用。另外，首乌浸出液可能含有肾上腺皮质激素类似物。临床常用何首乌片口服，每次5片，每日3次，连用1~3个月，有效率可达89%。何首乌有补肝肾、益精血、通便泻下等功效，尤其适用于老年高脂血症兼有肝肾阴虚、大便秘结的病人。上海、新疆等地以首乌治疗高胆固醇血症208例，有效率分别为86.7%、61.8%。

（4）银杏叶。为银杏科落叶乔木植物银杏树的干燥叶，含莽草酸、白果双黄酮、异白果双黄酮、甾醇等成分。实验研究和临床证明，有降低血清胆固醇、扩张冠状动脉的作用。对治疗高血压，高脂血症及冠心病心绞痛有一定作用。单用或配川芎、红花，如银川红片，用量每日5~10克。

（5）茵陈。天津等地以茵陈代茶饮或片剂治疗高胆固醇血症共104例，发现本品有明显的降低血胆固醇作用。茵陈中所含的香豆素类有降脂活性，可降低动物血清胆固醇，使主动脉硬化减轻。

（6）柴胡。药用部分为柴胡的根或全草，味苦，性微寒，入肝、肾二经。主要含柴胡酮、植物甾醇、脂肪酸、柴胡皂苷。具有疏气、解郁、散火之功效，柴胡皂苷具有降血脂作用。

（7）大黄。药用其干燥根茎，味苦性寒，归脾、胃、大肠、肝、心包五经。泻热通便、破积行淤、清湿热功能。大黄主要含2种成分：

①蒽醌衍生物，约为2%~4%，包括大黄素、大黄酚、大黄酸、芦荟大黄素等。

②大黄鞣苷类，主要为葡萄糖没食子鞣苷。此外，还含有非酯化没食

子酸。大黄配枳实、白术等，能消食行滞。蒽醌衍生物在体内易于吸收，口服后血中浓度2~3小时达高峰，其后慢慢下降，最后由胆汁、粪便排出。同时，大黄能引起肠管收缩，分泌增多而产生泻下作用。大黄有降血压、降胆固醇作用。

（8）姜黄。药用其根茎，味苦辛，性温，归肝、脾二经。主要成分含挥发油，例如姜黄精、去氢姜黄精、姜烯等。姜黄能宣通血中之气，使气行而血不壅滞，且有通经止痛之功效。姜黄能增加胆汁形成和分泌，使粪便中排泄的胆酸和胆固醇增加。虽然姜黄促进胆汁分泌的作用较弱，但较持久。姜黄还能增加纤维蛋白的溶解活性，有抗血栓形成的作用。注意：据药理研究发现，姜黄有兴奋子宫的作用，能使子宫收缩，怀孕妇女慎用。

（9）蒲黄。为香蒲科水生草本植物水烛蒲黄的花粉，性平味甘，含有谷甾醇、豆甾醇、菜油甾醇等植物甾醇，能抑制肠道吸收外源性胆固醇，从而起到降低血脂的作用。但只有生蒲黄有作用，蒲黄油及残渣无此药效，对三酰甘油的作用较不明显。临床上所用片剂或冲剂，每日量相当于生蒲黄30克，1~2个月为1个疗程，有显著的降胆固醇作用。

（10）决明子。药用其干燥成熟的种子。决明子味甘苦，性微寒，归肝、胆、肾三经，具清热、明目、润肠之功效。决明子含有蒽甙类物质，分解后产生大黄素、大黄素甲醚、大黄酸、大黄酚及葡萄糖等，还含有维生素A类物质。实验证明，决明子具有降血压、降血脂、抗菌等作用，对高脂血症有一定疗效。临床上常用草决明50克，加水适量，煎后分2次服用。连服1个月，可使胆固醇逐渐降至正常水平。据报道有用决明子煎剂、糖浆片剂治疗高胆固醇血症100例，总有效率为98%。实验证明决明子具有抑制血胆固醇升高和动脉粥样硬化斑块形成的作用。其降脂作用可能与决明子所含芦荟大黄素、大黄素等促进肠管运动、抑制胆固醇吸收有关。注意：有大便泄泻与低血压者慎用决明子制剂。

（11）红花。为菊科二年生草本植物红花的花，味辛而性温，含有红花甙、红花油，红花黄色素、亚油酸等，其有扩张冠状动脉、降低血压以及降低血清总胆固醇和三酰甘油的作用。临床上常用量每次20毫升，每日3次，口服，连续服用4~5个月，降胆固醇有效率为72%。

（12）虎杖。药用其根，性微温，具有活血通经、利湿功能，传统用于治疗风湿、痹痛、黄疸、闭经、痛经等。据现代药理研究证明，虎杖含蒽醌类化合物和黄酮类多种成分，从其根茎中可提取具有降血脂成分的白藜芦醇苷等。有关实验证明，虎杖有降低胆固醇和三酰甘油的作用。

(13) 泽泻。药用部分为干燥的块茎，味甘咸，性寒，归肾、膀胱二经。主要成分为挥发油，内含糠醛，其乙醇提液含生物碱、植物甾醇及天门冬素，其水及苯提取物有抗脂肪肝成分。

(14) 山楂。药用其干燥成熟果实。味酸甘，性微温。山楂果实含山楂酸、苹果酸、枸橼酸、咖啡酸、内脂、脂肪、金丝桃苷、解脂酶、鞣质、蛋白质、槲皮素、维生素 $B_2$、胡萝卜素、碳水化合物及维生素类等多种成分。药理研究发现，家兔连服山楂制剂 3 周后，血清胆固醇显著下降。山楂与菊花、丹参、延胡索、金银花、红花、麦芽等配伍，可用于治疗高脂血症、高血压、冠心病所致的胸闷隐痛。

(15) 大麦根。有降三酰甘油作用，对降低胆固醇也有一定的作用。

(16) 花粉。能提高 HDL 及降低胆固醇。

(17) 茺蔚子。有降三酰甘油和胆固醇作用。

(18) 丹参。活血通经，可降低肝脏脂类的含量。

(19) 没药。有降低血中胆固醇作用。

(20) 三七。通经益气，有降胆固醇作用。

## 常用降血脂的中成药有哪些

(1) 脂可清胶囊。主要成分为葶苈子、黄芩、茵陈蒿、山楂、泽泻、大黄、木香等。服用量每次 2~3 粒，每日 3 次，1 个月为 1 个疗程。可使胆固醇、三酰甘油和低密度脂蛋白明显降低。306 例临床观察显示，总显效率为 70.9%，总有效率高达 94.1%。

(2) 降脂平。主要成分为平菇多糖（每片含平菇多糖 9.5 毫克），口服量每次 4 片，每日 3 次，连服 45 日。有明显的降胆固醇、降三酰甘油作用，并可使低密度脂蛋白下降，高密度脂蛋白上升。未见毒副作用。

(3) 大黄醇片。每片含大黄醇 0.25 克，口服量每日 3 片，空腹 1 次服用，3 周为 1 个疗程。可使胆固醇、低密度脂蛋白、三酰甘油降低。

(4) 消补减肥片。主要成分为黄芪、蛇床子、白术、大黄、香附、姜黄等，每片 0.5 克。口服每次 6~8 片，每日 3 次，饭前半小时服用，疗程为 1 个月。结果显示，消补减肥片对血清三酰甘油、低密度脂蛋白及总胆固醇有明显降低作用，有效率 87%。还能明显地降低载脂蛋白 B。除此之外，消补减肥片还可明显改善症状，降低体重。

## 常用降血脂的中药方剂有哪些

常用的降脂中药方剂有：

（1）消脂方。黄芪 15 克，党参 15 克，防己 15 克，白术 15 克，首乌 30 克，泽泻 60 克，山楂 30 克，茵陈 30 克，水牛角 30 克，仙灵脾 30 克，大黄 10 克。每日 1 剂，水煎分 2 次服。适用于高脂血症及单纯性肥胖症。

（2）清消饮。荷叶 12 克，泽泻 15 克，茯苓 15 克，草决明 15 克，薏米 15 克，防己 15 克，白术 12 克，陈皮 10 克。每日 1 剂，分 3 次服。适用于高脂血症，证属脾虚痰浊者。

（3）茵陈降脂汤。茵陈 30 克，生山楂 15 克，生麦芽 15 克。加工成口服糖浆，每瓶 500 毫升，口服每日 3 次，每次 30 毫升，连服 2000 毫升。适用于高脂血症早期病人。服药 1 周少数病人有不同程度胃部不适，胃纳减少，甚则轻度腹胀、泛恶感，至第 2 周逐渐适应。

（4）加味防己黄芪汤。黄芪 30 克，防己 12 克，白术 10 克，甘草 4 克，生姜 10 克，大枣 3 枚，草决明 20 克，黄芩 10 克。每日 1 剂，分 2 次服。适用于高脂血症，证属脾虚、湿热并重者。

（5）桑寄生首乌降脂汤。桑寄生 18 克，制首乌 20 克，制黄精 20 克。水煎服，每日 1 剂。适用于高脂血症，症见头晕目眩，心悸气短，心前区疼等。

# 第四章　高脂血症的运动调养

## 运动与血脂有什么关系

经常运动和不运动对血脂的影响有显著的差异。改善饮食结构、控制体重、参加体育锻炼是治疗高脂血症的最基本措施。

运动可以增加高密度脂蛋白-胆固醇和减少低密度脂蛋白-胆固醇。

运动对于减少高脂血症病人的冠心病危险因素具有十分重要的意义。体育锻炼可以降低血压，降低糖尿病的危险性，改善脂蛋白状况。大量研究表明，运动和体力劳动一方面可以使血清胆固醇和三酰甘油以及低密度脂蛋白和极低密度脂蛋白含量降低；另一方面又能使抗动脉粥样硬化的高密度脂蛋白含量升高。这一作用与体育锻炼能提高脂蛋白酯酶的活性，加速脂质的运转、分解和排泄过程有关。运动和体力活动可以使热量的消耗大大增加，有利于预防肥胖、高脂血症和冠心病。

体育锻炼可以改善机体的血细胞凝集状态，改善血小板功能，降低血液黏稠度。这对处于高凝状态的高脂血症和冠心病病人起到了保护作用。

体育锻炼可以改善心肌功能，增强心肌细胞代谢，促进冠状动脉侧支循环的建立，对于预防心肌梗死的发生和发展起到了十分积极的作用。因此，急性心肌梗死病人，若无严重的并发症，早期应适当进行体育锻炼，以促进冠状动脉侧支循环的建立。

研究还表明，体育锻炼可以改善葡萄糖代谢，增强细胞对胰岛素的敏感性，从而降低血糖和减少病人对胰岛素的需要量。由于糖尿病病人常常合并高脂血症，而且糖尿病本身又是冠心病的危险因素之一。因此体育锻炼对高脂血症和糖尿病的治疗均有非常重要的意义。

## 经常活动对优化血脂状态有何益处

运动尤其是较剧烈运动能显著升高高密度脂蛋白-胆固醇与降低冠心病的危险因素。例如，在 41 名 35~59 岁男性长跑运动员中，其平均高密度脂蛋白-胆固醇要比同龄不活动的男性高 0.52 毫摩尔/升，低密度脂蛋白-胆固醇低 0.36 毫摩尔/升。有人发现经过 4 个月运动耐力训练后，能降低血三酰甘油、低密度脂蛋白-胆固醇与升高高密度脂蛋白-胆固醇。42 名划船运动员，每周进行 24 小时的训练，能使高密度脂蛋白-胆固醇升高 0.22 毫摩尔/升，低密度脂蛋白-胆固醇降低 0.52 毫摩尔/升。很多试验都证明，每周进行 4 次运动，每次半小时，如长跑、骑自行车、游泳能在健康人中降低血三酰甘油、低密度脂蛋白-胆固醇与升高高密度脂蛋白-胆固醇。降低低密度脂蛋白-胆固醇的生化机制，尚不十分清楚。但有人发现，运动后，肌肉和脂肪组织中的脂蛋白脂酶水平升高。

## 哪些高脂血症病人不宜进行体育运动

无严重并发症的高脂血症病人、低 HDL-胆固醇血症病人均可参加一般的体育锻炼。合并有轻度高血压、糖尿病和无症状性冠心病及肥胖的病人，可在医生指导下，进行适度的体育锻炼。

当高脂血症病人合并下列疾病时，禁止进行体育锻炼：

（1）急性心肌梗死急性期。

（2）不稳定型心绞痛。

（3）充血性心力衰竭。

（4）严重的室性和室上性心律失常。

（5）重度高血压。

（6）严重糖尿病。

（7）肝、肾功能不全。

高脂血症病人合并下列疾病时，应尽量减小运动量，并在医疗监护下进行体育锻炼：

（1）频发室性早搏和心房颤动。

（2）室壁瘤。

(3) 肥厚型梗阻性心肌病、扩张型心肌病和明显的心脏肥大。

(4) 未能控制的糖尿病。

(5) 甲状腺功能亢进。

(6) 肝、肾功能损害。

## 运动方式忌过于剧烈

体育锻炼对调节血脂好处很多，但运动量也不是越大越好。过度的剧烈运动，反而会抑制机体免疫系统的功能，加速体内某些器官（特别是心脏）的劳损，从而诱发疾病或发生意外。

有位学者曾把3000多名男女的运动量分成5个等级，并进行了为期5年的调查研究。结果发现，死亡率最低的不是那些热衷于体育锻炼的运动健将，而是那些从事低强度运动的人群。

从锻炼身体的意义上看，要使身体每个部位都得到有效的锻炼，每天只需室外锻炼20~40分钟。即使比较轻度的运动锻炼，如此平时走路以快1/4的速度走20~30分钟，也可以使心脏得到有效的锻炼。常见的低强度运动方式有：散步、慢跑、打太极拳、爬楼梯、扭秧歌、骑自行车和跳慢步舞等。老年高脂血症病人应避免打网球、打篮球、赛跑和踢足球等运动，以免发生意外。

## 掌握合适的运动强度

前面我们讲到，运动时心率至少要达到最高心率的70%并持续20~40分钟才能起到促进代谢的作用，而且受损伤的危险性很小。运动达到40~60分钟时可明显减少体重，改善脂质及碳水化合物代谢，当运动心率接近最大心率的80%时，运动时限应相应缩短。

从热能消耗的观点看，每次锻炼最好消耗1255千焦（300千卡）热能（相当快步走或慢跑4.8千米），而每周运动耗能至少达到4184千焦（1000千卡）。对于平时不运动的人，尤其是老年人，要从最大心率的60%、每次运动10分钟开始，用几星期至几个月的时间达到要求的强度和时间。

运动的频度可因人而异，但至少每周运动3次，最好渐渐达到每周5次，这样可使运动效果更好，继续增加运动次数意义不大。

## 老年人运动锻炼要循序渐进

运动虽然可以给人们带来许许多多的好处，但是运动不当仍然有潜在危险，对于平时不运动的老年人来说更是如此。大肌肉群动态运动可以降血脂，防止冠心病，但运动前必须做好必要的准备活动，运动强度要由小渐大。过于剧烈的运动可使肌肉及其附属结构受到严重损伤。更有甚者，个别平时没有明显心脏病史的人，可能在运动时或运动后发生猝死。这多是由于过度或不正常的体力活动所致。有冠心病史的病人运动时发生猝死多是由于继发性心律失常所致。而科学的运动训练可降低交感神经系统活性和儿茶酚胺分泌对运动的反应，从而减少致死性心律失常的发生。

老年人进行运动锻炼之前，要先请医生全面检查一下，尤其应注意心肺功能状况。有可能时，应进行阶梯运动心电图试验，然后在医生指导下制定一个运动锻炼计划。

对于老年人我们再次强调：第一必须参加运动；第二运动必须循序渐进。用几周或几个月的时间缓慢地逐渐达到标准运动量。

## 什么时候锻炼最利于健康

下午4~6点，是体内与代谢有关的激素分泌最活跃的时候，此时大脑皮质的兴奋性集中，机体对外界刺激的应激反应能力最强，肌肉活动的协调性和敏感性也最好，故能达到最佳的健身效果。

相反，在清晨，由于人们刚从睡眠中醒来，机体的反应能力较差，加上早晨气温较低，如进行长时间、大运动量的锻炼，就极易诱发心肌梗死、脑卒中、低血糖反应、肺部感染和骨折等病症。

因此，老年人应将主要锻炼时间放在傍晚。选择公园和草地等环境适宜的地方进行锻炼，这样才能收到良好的健身效果。

## 什么是揉腹降脂法

高血脂病人可利用早上起床前和晚上睡觉前的时间，平躺在床。右手在下、左手在上绕肚脐顺时针揉，稍用点力揉60次；然后左手在下、右手在上逆时针揉60次。范围是顺时针时由中间向外至整个腹部，逆时针时再由外向中间揉。每次揉完一般会感到头上出汗，脚心发热，很舒服。通常，经过持续2个月的揉腹可以见到较为明显的效果。

## 什么是循经摩擦拍打降脂法

采用循经摩擦、拍打，握捻手足肩臂脂肪堆积处皮肤的方法，以达到消除脂肪的目的。

（1）用鬃毛刷、毛巾或手掌在脂肪丰厚处摩擦，时间不限。

（2）用毛刷或手掌沿足少阴肾经——大小腿内侧至足心部位，来回做5次螺旋状摩擦。再由小腹向胸部沿肾经支脉循行部位摩擦。支脉循行线由会阴上经腹（正中线旁开1.5厘米），走胸（正中线旁开2厘米），止于俞府穴。

（3）将左手甩到背后用手背拍打右肩10次，再用右手背拍打左肩10次，用左手从右臂内侧拍打至颈部10次，再用右手拍打左臂内侧至颈部10次。可消除肩臂部脂肪。

（4）用左手握、捻右肩、臂脂肪丰满处10次，再用右手握、捻左侧10次。然后向前、向后旋转双肩各10次。可消除肩臂部脂肪。

## 怎样做降脂操

健美操除了一般体操对肌肉关节的锻炼作用外，还有一种保持形体美的特殊作用。本操是针对中老年高脂血症病人（及肥胖症者）伴有颈肩退行性变，胸腹部脂肪堆积，腰髋部活动不灵等编制的，目的在于消耗体内多余的脂肪（及脂质），提高新陈代谢率，改善身体素质，消除精神压力，保持健美体形，达到降脂减肥与健体强身的双重目标。

选择适宜的降脂健美操与运动强度应根据个人的年龄、性别、工作、生活条件、环境、体力以及原有的运动基础综合判断和制订具体计划，具体实施中逐渐增加运动量，每次运动时间也要逐渐增加到30分钟以上，才能获得较为满意的效果。

做本套降脂健美操时，一般以消耗1344千焦热量的强度最为合适。若做操时出现头晕、心慌等不适反应，应停止操练。对中老年高脂血症病人伴有严重心、肺、脑疾病的病人及年老体弱者不宜做降脂健美操。具体操练如下：

（1）转体运动。两脚开立，与肩同宽，两手叉腰，上体向左转动至最大限度，还原。依此法再向右转动至最大限度，还原。连续转体 20~40 次。

（2）手摸脚踝。两脚开立，比肩略宽，上体前屈，两臂侧伸展，与地面平行，转肩左手摸右脚外侧（踝部）；转肩右手摸左脚外侧（踝部）。重复 10 次。

（3）下蹲起立。两脚开立与肩宽，下蹲，膝关节尽量屈曲，起立，再下蹲。连续做 20 次。

（4）仰卧起坐。仰卧位，两手上举向前，带动身体向上坐起，还原，再坐起。连续做 20 次。

（5）对墙俯卧撑。面对墙站立，距墙 80 厘米左右，两手掌贴墙做双臂屈伸练习。连续做 20 次。

（6）原地高抬腿。两脚并立，两臂下垂，掌心紧贴同侧大腿外侧面，先将左脚高抬至尽可能高位，下踩，再将右脚高抬至尽可能高位。交叉连续做 20 次。

以上锻炼的量根据个人体力情况而定，开始时次数可少些，以后逐渐增加次数，操练中感到全身温热、自觉有汗为度。做操的同时，还应控制饮食，减少热量摄入，这样才能取得满意的降脂减肥效果。

# 第五章　高脂血症的饮食知识

## 高脂血症饮食治疗的主要内容和目的

饮食治疗高脂血症总的目标是：通过调整饮食结构和尽量降低已升高的血脂，维持营养上的合理要求，同时保持体重在标准范围内。饮食治疗的主要内容和目的是：逐步减少饱和脂肪酸和胆固醇的摄入，通过减少总热能的摄入和增加有氧锻炼以减轻体重。医学家推荐，日常饮食中脂肪成分不超过总热能的30%（甚至20%），饱和脂肪酸摄入量必须低于总热能的10%（甚至6%~8%），多不饱和脂肪酸摄入量每天应限制在250~300毫克（有的病人限制在150~200毫克），增加食物中的纤维素成分，每天达到356克，食物蛋白质、维生素、无机盐应在合理范围内。对于各种不同类型的高脂血症，尚有一些特殊要求。

## 日常的饮食与高脂血症有什么关系

动物实验证明，饲以高胆固醇和高脂肪的膳食，可引起多种动物血脂升高而发生实验性动脉粥样硬化，撤除高脂膳食后，动脉粥样硬化即行消退。大量的人群调查也观察到，食入动物性脂肪（主要含饱和脂肪酸），可使血胆固醇和低密度脂蛋白含量增高，但高密度脂蛋白-胆固醇则降低；而食入植物性脂肪（主要含不饱和脂肪酸）、植物纤维及植物蛋白等则可使血脂下降。美国学者通过对846名男子（其中大部分有临床动脉粥样硬化疾病的证据）作为实验组进行研究，给予大量低饱和脂肪酸和低胆固醇膳食，并增加了膳食中不饱和脂肪酸的含量，发现血浆总胆固醇、三酰甘油水平均下降，而高密度脂蛋白-胆固醇并不降低，随访八年半后，发现致命性动脉粥样硬化疾病发作总数明显降低（包括冠心病猝死、脑血管意外等），与对照组比较，病死数减少 31.4%；非致命性和致命性动脉粥样硬化疾病的总发病率也明显减少，与对照组比较减少 31.3%。可见个体日常的饮食习惯和营养状况，直接影响着血脂和脂蛋白的含量，并与动脉粥样硬化的发生和发展有着密切的关系。了解了这方面的知识，可自觉地养成良好的饮食习惯，达到预防高脂血症的目的。

## 预防高脂血症在饮食方面有哪些原则

健康人不必禁食高胆固醇、高三酰甘油食品，但也不要过多食用肉类和奶油等制品，要维持饱和脂肪酸（主要存在于肉类和乳制品中）和不饱和脂肪酸（主要存在于植物性脂肪和鱼油中）的平衡。预防高脂血症的饮食除了控制胆固醇以外，主要是预防其他不良生活习惯所致的疾病。健康饮食的基本原则：

（1）必需摄取的能量，可根据标准体重来制定。

（2）主食要好好摄取，副食要注意营养平衡。

（3）不要偏食，每餐注意品种多样化。

（4）以 1 周为单位，变化食谱。

（5）一日三餐要有规律。

（6）每餐的能量要均衡，特别注意晚上不要吃得过饱。

（7）细嚼慢咽，保持心情愉快。

（8）不要边吃饭边做事。

（9）必须充分摄取的食品。蔬菜，特别是绿色蔬菜；鱼贝类，尤其是背部发青的鱼类（沙丁鱼、青花鱼、秋刀鱼、竹英国等）；豆类制品；牛奶和乳制品（不包括黄油和奶油）；富含膳食纤维的食品（蔬菜、海藻、蘑菇等）。

（10）应该尽量避免食用的食品。动物性脂肪；点心类，特别是含有动物脂肪的点心；含盐量过高的食品。

## 防治高脂血症怎样调整膳食结构

（1）每日保持热量的均衡分配，饥饱不宜过度，不要偏食，切忌暴饮暴食，改变早餐单一、晚餐丰盛和入睡前吃夜宵的习惯。

（2）主食应以谷类为主，粗细搭配，粗粮中可适量增加玉米、莜面、燕麦等成分，保持碳水化合物供热量占总热量的55%以上。

（3）增加豆类食品，提高蛋白质利用率，以干豆计算，平均每日应摄入30克以上，或豆腐干45克，或豆腐75~150克。

（4）在动物性食物的结构中，增加含脂肪较低而蛋白质较高的动物性食物，如鱼、禽、瘦肉等，减少陆生动物脂肪，最终使动物性蛋白质的摄入量占每日蛋白质总摄入量的20%，每日总脂肪供热量不超过总热量的30%。

（5）食用油以植物油为主，每人每日用量以25~30克为宜。

（6）膳食成分中应减少饱和脂肪酸，增加不饱和脂肪酸（如以人造奶油代替黄油，以脱脂奶代替全脂奶），使饱和脂肪酸供热不超过总热量的10%，单不饱和脂肪酸占总热量10%~15%，多不饱和脂肪酸占总热量7%~10%。

（7）提高多不饱和脂肪酸与饱和脂肪酸的比值。西方膳食推荐达到比值为0.5~0.7，我国传统膳食中因脂肪含量低，多不饱和脂肪酸与饱和脂肪酸的比值一般在1以上。

（8）膳食中胆固醇含量不宜超过每日300毫克。

（9）保证每人每日摄入的新鲜水果及蔬菜达到400克以上，并注意增加深色或绿色蔬菜比例。

（10）减少精制米、面、糖果、甜糕点的摄入，以防摄入热量过多。

（11）膳食成分中应含有足够的维生素、矿物质、植物纤维及微量元素，但应适当减少食盐摄入量。

（12）少饮酒，最好不饮。

（13）少饮含糖多的饮料，多喝茶；咖啡可刺激胃液分泌并增进食欲，但也不宜多饮。

## 高脂血症病人的饮食原则是什么

高脂血症的治疗应采取综合措施，其中膳食控制是最重要的防治措施之一，对于减缓高血脂的发展，阻止动脉粥样硬化的发生，具有十分重要的意义。从选择膳食入手，应遵循以下原则：

（1）控制糖的摄入量。碳水化合物以占总热能的45%~60%为宜。由于碳水化合物在体内能转变为脂肪，故老年人及高血脂病人应控制饮食，每餐不要吃得过饱，尤其是晚餐，因为夜间睡眠时能量消耗低，多余的糖易于转化为脂肪而使血脂升高。

（2）控制脂肪的摄入。饮食对血中的三酰甘油的影响很大，正常人食用脂肪后，血中外源性脂肪产生乳糜微粒，其高峰在进食后3~5小时出现，消失时间约需10小时，对于患高脂血症者来说，其反应更加显著，持续时间更长，危害性增强。故要求在整个膳食中，老年人的脂肪摄入量在总热量中不要超过20%。应少食高脂肪食物，如牛、羊、猪肉及纯脂肪、奶油等。

（3）减少膳食中胆固醇的摄入。老年人每日胆固醇摄入量应控制在300毫克以下，血胆固醇中度以上升高者应控制在200毫克以下。忌食胆固醇含量高的食物，如动物脑、肾、肝、鱼子、蟹黄等。每个鸡蛋约含有200毫克胆固醇，但鸡蛋黄含有丰富的卵磷脂，卵磷脂可使血液中的胆固醇和脂肪颗粒变小，呈悬浮状态，从而阻止胆固醇和脂肪颗粒在血管壁上沉积，对心血管疾病有较好的防治作用。故建议冠心病、高血压、高脂血症病人每日应食鸡蛋1个，不宜多食，也不可不吃。

（4）增加不饱和脂肪酸的摄入。营养学家认为，膳食中饱和脂肪酸、单不饱和脂肪酸和多不饱和脂肪酸的比例以1∶1∶1为佳，对中老年人健康十分有益。海鱼中含有大量高级不饱和脂肪酸，对降血胆固醇有利，渔民冠心病发病率明显低于内陆居民就是强有力的证据。植物油也含有较多人体必需的不饱和脂肪酸，能降低血液中总胆固醇的含量，其中以芝麻油、玉米油、花生油的降脂作用最为明显。

（5）宜多食豆类及豆制品。大豆及其制品含有丰富的不饱和脂肪酸、卵磷脂及维生素E，三者均有降低血中胆固醇的作用。有学者研究发现，每天吃115克豆类，一段时间后血胆固醇可降低20%。这是因为食用豆类食品可以使导致动脉粥样硬化形成的低密度脂蛋白明显降低。

（6）多食具有降脂作用的食物。每日膳食中应有富含纤维素的食物，如蔬菜、水果、粗粮等。因纤维素可促进胆固醇排泄，减少胆固醇的合成，能降低血液中胆固醇。此外，大蒜、洋葱、茄子、海带、香菇、木耳、山楂等食物，均具有降低血脂，预防动脉粥样硬化的作用。

## 高脂血症如何进行饮食控制

高脂血症饮食调节的主要内容是降低饱和脂肪酸和胆固醇的摄入量、

控制总热量和增加体力活动来达到热量平衡。这是治疗高脂血症的第一步，同时也要贯彻在降脂治疗的全过程。简而言之，就是降脂先管住“口”。由《中华心血管病杂志》编委会血脂异常防治对策专题组建议的高脂血症饮食控制方案。

高脂血症病人的饮食有哪些禁忌

（1）忌就餐次数少。有人认为，空腹时间越长，体内脂肪积聚的可能性越大。国外一组调查发现，每日就餐3次或3次以下者，患肥胖病者占57.2%，胆固醇增高占51.2%；每日就餐5次以上者，患肥胖病者占28.8%，胆固醇偏高者仅占17.9%。

（2）忌晚餐时间太晚。有人研究，晚餐时间晚，吃厚味和难以消化的食物，会促进胆固醇在动脉壁上沉积，促进动脉硬化的发生。因此，许多学者都主张晚餐时间应早点，吃得清淡些。

（3）要避免烟酒。据观察，吸烟者中高密度脂蛋白低于正常人，而高密度脂蛋白不仅能使胆固醇不易在动脉中沉积，还可以动员和运走动脉壁中的胆固醇，送到肝脏分解，促使动脉硬化斑块的消退。酒能够抑制脂蛋白酶，可促进内源性胆固醇和三酰甘油的合成，导致血脂升高。长期饮酒者也可诱发血脂升高，心肌中脂肪增加，心脏功能减退，心脏肥大。特别是长期大量饮啤酒的人，心脏更容易出现这种变化，医学上称“啤酒心”。

（4）忌晚餐过量。晚间人的基础代谢率高，消化酶的分泌增多，食物容易消化和吸收；同时晚上的活动量少，能量消耗少。若进食过多，可转化成脂肪，使人发胖。因此，主张晚餐摄入的热量应不超过全天总量的30%。

（5）忌不限制总热量。凡体重不超过常人，并有三酰甘油升高的病人，应限制膳食中的总热量。从事一般工作的成年人，每日摄入10376千焦（2480千卡）的热量已足够。有些人不吃荤腥油腻，但饭量大也会发胖，因为肝脏能把碳水化合物转变成脂肪储存起来。

（6）忌偏食。提倡混合饮食，以广泛吸收维生素及微量元素。维生素C、维生素$B_6$、维生素$B_{12}$、泛酸、硫酸锌，对预防和治疗冠心病有辅助作用。在全谷类、豆类及坚果中，含有铬、锰，能预防动脉硬化。碘能防止脂质在动脉壁上沉着，多吃海带对预防冠心病有好处。大蒜、洋葱等有良好的降血脂作用。因此，切忌挑食及单吃加工精制的食品。

（7）忌盲目节食。长期限制饮食，体内缺糖，葡萄糖转变成仪-磷酸甘油不足，使肝脏和脂肪中的仪-磷酸甘油下降，导致磷酸甘油合成减少，因而血中含量也降低；而胆固醇并不受糖代谢的影响，仍然升高。故病人盲目过量节食或限制饮食，反而可造成营养不良，从而使病情加重或损害身体。

（8）忌多饮咖啡。过多饮用咖啡的人，血中胆固醇的浓度比不喝咖啡的人高 5%。

（9）忌过饮浓茶。喝茶好处很多，常饮浓茶却有害，会加重病情。故高脂血症病人只能适量饮茶，不宜太浓。

## 预防高脂血症宜平衡饮食

人们一生的健康依靠每日从外界获取营养物质，这些营养物质来源于各种各样的食物。因此，要保持身体健康就必须营养全面，做到平衡饮食。所谓平衡饮食，是指饮食中各种营养素，包括蛋白质、脂肪、碳水化合物、无机盐和维生素等，要种类齐全，数量充足，比例适当。任何一种过多或过少都会给健康带来危害。

我们可以将日常生活中的食物分为 4 大类：主食类、蛋白类、蔬菜水果类、油脂类。

（1）主食类。国人的主食为谷物，是热能的主要来源，应占食物热能的 60%左右。由于各种谷物中所含营养成分不尽相同，而且经过精加工的食品虽然口味较好，但营养素损失很多，因而对于粮食的摄入原则应该是粗细搭配，并尽可能吃新鲜粮食。每天进食量的多少，可根据活动量而有所不同。一般以 400～600 克为宜。其余热能由鱼、肉、蛋、奶等副食品提供。但总热能不能超过标准，否则将引起体重超重。

（2）蛋白类。鱼、瘦肉、蛋、乳制品、豆制品都含有丰富的蛋白质。那么哪种食物含的蛋白质较高？我们每天吃多少为宜呢？我们不仅要看食物中蛋白质含量的高低，而且要看它是否容易被人体消化吸收和利用。蛋、奶类不仅蛋白质含量高而且非常容易被消化吸收，因而是很好的蛋白质来源。但是蛋、奶不能代替肉类，因为动物肌肉中的血红蛋白型铁容易被人体吸收利用，因而从补铁的角度说，吃瘦肉的意义很大。豆类含有丰富的蛋白质，其蛋白质的氨基酸比例接近人体需要，是高质量的蛋白质，而且豆类还含有不饱和脂肪酸，对降低血脂有一定作用。总的来说，蛋白质的来源应该广泛，不可偏食。

蛋白质是人体必需的营养素，但也不可食之过量。营养学家建议，正常人每日应摄入50~100克禽畜瘦肉或鱼肉、50~100克豆制品、1~2个鸡蛋及1杯牛奶。

（3）蔬菜、水果类。人体中的维生素、无机盐、微量元素和纤维素主要来自蔬菜和水果。新鲜蔬菜含有大量人体必需的营养成分，但各种蔬菜的成分及其含量各有不同，所以要经常换吃不同菜种或几种菜炒在一起吃，可以使营养素相互补充。

水果含有丰富的有机酸和各种蛋白酶类，有助于消化。其中所含的果胶、纤维素等还可促进肠蠕动，减少胆固醇的吸收，有降胆固醇的作用。正常人每天摄入的新鲜蔬菜量应大于400克，水果摄入量应大于200克。水果一般在饭后1小时左右吃比较适宜。

（4）油脂类。有人认为油脂中脂肪、胆固醇含量高，吃了容易得动脉硬化、冠心病，而害怕吃油脂类的食物。这是不对的。油脂有很多重要的生理功能，如给机体提供热能，促进脂溶性维生素的吸收，提供不饱和脂肪酸等。不饱和脂肪酸对改善血脂构成、防止动脉硬化有益。植物油中不饱和脂肪酸含量较高，所以要适当多吃植物油，少吃动物油。油脂每天摄入量按每千克体重1克为宜，其中25克为烹调油。

总之，长期缺乏或过多食用上述任何一类食物都不利于健康。要保持身体的健康，平衡饮食是必要条件，要做到这一点只需记住一句话：充分摄入各种新鲜食品。

## 不同类型高脂血症病人的饮食有什么不同

高脂血症病人一般在治疗的初期，首先应该考虑运动和饮食疗法。那么，如何调整饮食结构呢？

（1）Ⅰ型高脂血症。Ⅰ型高脂血症又称高乳糜微粒血症，这类病人突出特点是血中三酰甘油（TG）浓度极高，常达到56毫摩尔/升以上，而胆固醇则可能是正常的。所以其饮食治疗原则是低脂肪，每日摄入的食物中脂肪含量要低于35克（包括烹调油在内）。脂肪的摄入量应限制到能够减轻和预防腹痛发作及消退黄色瘤等症状的需要量为限度。对蛋白质、胆固醇不限制，尽量减少使用烹调油，多选用蒸、炖、熬、烩、卤、拌等烹调方式，食物应清淡。因低脂饮食易导致铁、脂溶性维生素A、维生素D、维生素 E、维生素 K 等吸收不良，应注意补充。

（2）Ⅱa 型高脂血症。Ⅱa 型高脂血症又称高 p 脂蛋白血症。此型病人临床特点为高胆固醇（TC），有时可高达 26 毫摩尔/升，因此饮食治疗原则自然以降低 TC 为目的。限制胆固醇摄入，每天摄入量应小于 300 毫克（相当于 90 克猪肝、60 克猪肾）。动物脑、蛋类含 TC 最高，其次为鱼子、蟹子等，再次是动物内脏，鱼肉含 TC 最低。另外，要减少饮食中脂肪总量，增加不饱和脂肪酸的比例，使不饱和脂肪酸和饱和脂肪酸的比值大于 1.8，以减少肝脏、小肠等合成胆固醇的原料，抑制内源性胆固醇的生成。由于这种饮食是低胆固醇、低脂的，可使血浆维生素 A、维生素 E 的水平降低，故应注意补充。

（3）Ⅱb 型及Ⅲ型高脂血症。Ⅱb 型及Ⅲ型高脂血症又叫做高 p 兼高前 p 脂蛋白血症。由于Ⅱb 型病人 p 脂蛋白（即低密度脂蛋白）和前 p 脂蛋白（即极低密度脂蛋白）均增高，Ⅲ型病人的血浆三酰甘油可达 1.65~11 毫摩尔/升，因此其饮食治疗原则为限制碳水化合物，限制并调整脂肪、胆固醇。具体内容为：

①限制总热量，控制体重至理想水平。

②限制碳水化合物，特别是蔗糖、蜂蜜、甜食等的摄入，使其小于总热量的 60%。

③控制脂肪和胆固醇摄入。脂肪摄入量应小于总热量的 20%，用植物油代替部分动物脂肪。胆固醇摄入量每日要低于 300 毫克。

④因这种饮食可能会造成缺铁，故应多吃含铁多的食物和蔬菜，如芝麻、大豆制品、芹菜、菠菜、海带、黑木耳等，必要时以药物补充。

（4）Ⅳ型高脂血症。Ⅳ型高脂血症是一种较常见的高脂血症。其特点为血管病发病率很高，糖耐量低，三酰甘油增高，高尿酸，有家族史。检查可发现三酰甘油增高，胆固醇正常，前 p 脂蛋白异常增高，而 p 脂蛋白不升高，无乳糜微粒。饮食治疗原则是控制碳水化合物、脂肪，适当限制胆固醇。具体做法如下：

①控制体重至标准体重。

②控制碳水化合物摄入量占总热量的 50%~60%，或小于 5 克/千克。不吃甜食。

③胆固醇摄入量为每天 300~500 毫克。

④多食用含不饱和脂肪酸的食物，严禁饮酒。

（5）Ⅴ型高脂血症。Ⅴ型高脂血症实际是高前 p 脂蛋白血症兼高乳糜微粒血症，胆固醇可增高或正常。饮食原则为限制脂肪，控制碳水化合物，适当限制胆固醇。其做法：限制摄入食物的总量，保持正常体重；限制脂肪在总热量的20%以下；碳水化合物摄入量占总热量的50%～60%；胆固醇摄入量为每天300～500毫克，蛋白质占总热量的20%～24%；此种饮食可能会出现缺铁，应注意补充。

## 饮食对血脂水平有什么短期影响

我们每一次进餐后，其血清脂质和脂蛋白的成分和含量即可发生某些变化。如果进食脂类食物，则血液可出现乳糜微粒，同时三酰甘油含量也可显著增高。这是一种正常的生理现象，是由于血液中脂蛋白脂酶还来不及对脂类彻底水解的缘故。此时抽取的血液相当混浊，测定血清三酰甘油浓度可为空腹时的数倍乃至数十倍，此现象可持续6～8小时。除乳糜微粒和三酰甘油含量增高外，其他脂质和脂蛋白成分也有变化，一直到12小时以后才慢慢地恢复到原来空腹时的基础水平。即使进食碳水化合物食物，如米饭、馒头、糕点等，也可引起脂质和脂蛋白含量的变化，只是变化的程度不像脂肪那么明显。所以要使血脂检查不发生误差，一定要保证在抽血检查血脂时已经空腹12小时以上。

## 饮食对血脂水平有什么长期影响

动物试验证明，长时间饲以高胆固醇和脂肪的饲料，可引起多种动物血脂持续升高，进而发生实验性动脉粥样硬化；解除高脂饲料后血脂水平逐渐恢复正常，动脉粥样硬化即行消退。大量的人群调查也观察到，食入动物性脂肪（主要含饱和脂肪酸），可使血胆固醇和低密度脂蛋白含量增高，但高密度脂蛋白-胆固醇则降低；而食入植物性脂肪（主要含多不饱和脂肪酸）、食物纤维及植物蛋白等则可使血脂下降。洛杉矶某研究单位通过对846名男子（其中大部分有临床动脉粥样硬化疾病的证据）作为实验组进行研究，给予大量低饱和脂肪酸和低胆固醇膳食，并增加膳食中多不饱和脂肪酸的含量，发现血浆总胆固醇、三酰甘油水平均下降，而高密度脂蛋白-胆固醇并不降低。随访八年半后发现致命性动脉粥样硬化疾病发作总数明显降低（包括冠心病猝死、脑血管意外等），与对照组比较，死亡数减少31.4%。非致命和致命性动脉粥样硬化疾病的总发病率也明显减少，与对照组比较减少31.3%。可见日常的饮食习惯和营养状况直接影响着血脂和脂蛋白的含量，并与动脉粥样硬化的发生和发展有着密切的关系。了解这方面的知识，可自觉地养成良好的饮食习惯，达到养生保健和防病治病的目的。

## 高脂血症病人应怎样选用食用油

我们日常生活中食用的油脂有动物油和植物油两大类。一般说来，多数动物油中饱和脂肪酸的含量较高，而植物油中则是不饱和脂肪酸居多，因此高脂血症和冠心病病人宜食用植物油。植物油分为三类：

（1）饱和油脂。如椰子油和棕榈油，这些油中饱和脂肪酸的含量高，经常食用可以使血胆固醇水平增高，饮食中应减少这类油脂。

（2）单不饱和油脂。包括花生油、菜油和橄榄油，这些油中单不饱和脂肪酸含量较高，它们不改变血胆固醇水平。

（3）多不饱和油脂。如大豆油、玉米油、芝麻油、棉籽油、红花油和葵花子油，这些油中多不饱和脂肪酸含量较高，它们可以降低血胆固醇水平。多不饱和脂肪酸主要有∞－6脂肪酸和∞－3脂肪酸两种类型。∞－6脂肪酸是亚油酸，存在于前面所述的植物油中。∞－3脂肪酸主要存在于一些海鱼中，故而海鱼和鱼油适宜高脂血症病人食用。因此，高胆固醇血症和冠心病病人应选用富含多不饱和脂肪酸的植物油。

要注意的是，油脂所含的热能高，如果过多食用，可以引起体重增加。

## 高脂血症病人的食物烹饪有什么禁忌

（1）尽量选择用油量较少的清蒸、水煮、清炖、凉拌等各种方法烹调食物。

（2）禁用油煎、油炸、烹、过油等烹调方式。

（3）选择瘦肉，应将瘦肉旁附着的油脂全部切除。可食用的肉类有去皮去脂的鸡肉、鱼肉、鸭肉及牛肉、羊肉、猪肉等。

（4）肉类红烧、炖汤时，应于冷藏后将上层的油脂去除，再加热食用。

（5）选用刺激性小的调味品，如糖、醋、香料、葱、蒜等，补充少油烹调的缺点，以促进食欲。

（6）吃火锅时，应选择含脂肪较少的鱼类、瘦肉制品等，并配上白菜、茼蒿、番茄、生菜等蔬菜。火锅汤尽可能少喝，而以喝清汤为宜。西式的浓汤或中式的高汤均不宜食用。

（7）在外进餐时，尽量选择清炖、凉拌的食品，尽量不用餐桌上的调味料，如麻油、沙拉酱等。

（8）甜食的摄入量要在计划之内，应注意不宜过多食用含单碳水化合物的食物、水果或糖果。

（9）因长期食用低油的饮品，应注意脂溶性维生素 A、维生素 D、维生素 E、维生素 K 的补充。

（10）少食多餐。

## 哪些烹调方法适应于高脂血症病人

（1）蒸。是利用水蒸气的高温烹制。具体操作是：将食物拌好调料后，隔水煮熟。有用米粉包蒸的叫粉蒸，有用荷叶或菜叶包蒸的叫包蒸，也有将食物直接放入容器中隔水蒸的小哺蒸。可在食物中加入清水或汤汁，也可不加入清水或汤汁蒸。蒸食的特点是原汁原味，也是饮食保健的烹调中使用最广泛的一种方法。

（2）煮。煮也是最常用的烹制方法之一，将食物下锅加水，先用武火煮沸后，再用文火煮熟。一般适宜于体小易熟的食物制作，煮的时间较炖为短。其食物特点是味道清鲜，食物的有效成分较好地溶解于汤汁中。

（3）炖。将食物洗净切块后下锅，并注入适量清水，放入调料，置武火上烧开，撇去浮沫，再置文火上炖至熟烂。其食物特点是质地软烂，原汁原味。

（4）煨。是指用文火或余热对食物进行较长时间加热的烹制方法。具体操作方法有二：一是将食物置于容器中，加入调料和适量的水，再放置文火中慢慢煨熟至软烂；二是传统的方法，用菜叶、荷叶等将食物包裹扎紧，外敷黄泥糊，再置火灰中，利用火灰的余热将其煨熟。其食物特点是熟酥，味香浓。

（5）熬。熬是在煮的基础上进一步用文火熬至汁稠粑烂，比炖的时间更长。多适用于含胶质重的食物。其食物特点汁稠味浓，粑烂易化，适宜于老弱之人食用。

(6) 凉拌。是生食或近于生食的一种烹制方法。一般将食物清洗干净、切细之后，用开水烫过，再加调料拌匀即可。此种加工方法一般适用于蔬菜类食物，它能较好地保持食物的营养素和有效成分。其特点鲜嫩而脆、清香可口。

高脂血症病人不宜采用的烹饪方法有：焖、炒、炸、烧等。

## 高脂血症病人的最佳饮食有哪些

(1) 每日1瓶奶。每天早餐后或者临睡前1小时补充1瓶牛奶，养成喝牛奶的习惯。牛奶富含钙，有文献报道，动脉粥样硬化、高血压、结肠癌、老年痴呆症等的发生与进展均与缺钙有关。至于乳糖酶缺乏不能喝牛奶的人，可改喝酸奶。

(2) 每日1个鸡蛋。1个约50克重的鸡蛋，蛋黄中所含胆固醇约280毫克，正好适合一个人一天的生理需要。蛋黄中的卵磷脂能降低血液黏稠度，避免胆固醇沉积。蛋类提供的必需氨基酸，其构成比例非常适合人体需要。

(3) 常吃豆类。豆类和豆制品既有助于解决营养不良、补充人体所需蛋白质，又可预防营养过剩，不像吃肉那样会增加胆固醇。大豆是现有农作物中蛋白质含量最高、质量最好的作物。

(4) 多吃海鱼。海鱼鱼油中含有丰富的不饱和脂肪酸，有降血脂作用，其中多烯酯酸与血液中胆固醇结合后，能降低血小板聚集，降低血黏度，有效地消除血管内脂肪沉积，是血管“清道夫”。

(5) 少吃猪肉，多吃禽肉。畜肉、禽肉中的蛋白质是动物蛋白，为人体必需营养物质。但是猪肉含饱和脂肪酸多，所以营养学家赞成多吃鸡肉、鸭肉，少吃一点猪肉，有益健康。

(6) 每天最好吃500克蔬菜（含水果50~100克）。蔬菜水果中除了含有丰富的维生素、矿物质以外，还含有丰富的膳食纤维，既可防止便秘，又可减少粪便中有害物质对肠壁的损害，预防肠癌，还对防止肥胖、改善脂质代谢有益。

(7) 多吃菌菇类食品。香菇、蘑菇、黑木耳等菌菇类食品，含蛋白质较一般蔬菜为高，必需氨基酸比例合适，含有多种微量元素等人体必需物质，长期食用能起到良好的保健作用。

（8）少吃盐。很多研究表明，缺盐不行，但高盐饮食对人体健康更有害。高盐是导致胃溃疡、胃癌的元凶之一，高盐升高血压的作用尤为明显。另外，高盐饮食还会造成钙的丢失。改变“咸则鲜”的不良饮食习惯，努力做到三口之家每月食盐摄入量控制在500克左右。

（9）控制高糖高脂饮食。据生理学家观察，如果每人每天额外增加一汤匙糖（15克）一汤匙油（15克），那么一年就会增加体重10千克。脂肪少了不行，多了有害。一般成人以每人每天2汤匙（30克左右）为宜；肥胖、高脂血症等病人以每人每天1汤匙为度。

（10）吃好主食。目前生活水平提高了，食品品种丰富了，但人均粮食摄入量却越来越少。如果长期热量摄入不足，碳水化合物提供热能低于膳食热量的55%，人体只能将蛋白质充当产热物质，导致孩子生长发育停止；成人有气无力，提不起精神。除了肥胖、糖尿病病人外，成人每天粮食摄入量一般应为300～400克。

## 高脂血症病人为什么应多吃绿色蔬菜

高胆固醇血症和冠心病病人应多选用绿色或黄色蔬菜，因蔬菜是无机盐如钙、磷、钾、镁和微量元素如铁、铜、碘、铝、锌、氟的重要来源，尤以绿叶蔬菜含量最为丰富。而钙在苋菜、荠菜和金针菜中含量最高。蔬菜中的钾、镁含量也很丰富，其中不少比水果中的含量还要高。如果每天能吃上500克蔬菜，那么其中的钾、镁等多种元素基本上可以满足人体的需要。

蔬菜也是多种维生素，尤其是维生素C和胡萝卜素的良好来源。维生素C有利于降低血胆固醇和保护动脉壁，而且由于这类病人常常忌吃动物性食物（尤其是动物内脏）而导致维生素A摄入不足，而黄、绿色蔬菜所含的大量胡萝卜素则可以补充。此外，这类病人应多吃洋葱、大蒜以及苜蓿（金花菜）等具有降脂和特别“保护”作用的蔬菜。

## 为什么高脂血症病人应常喝牛奶

现代研究表明，牛奶能抑制胆固醇的合成，降低血清胆固醇的含量。动物实验表明，牛奶中所含的蛋白质有清除血中过量的钠的作用，所以能防止动脉粥样硬化、高血压的发生；其中的蛋白还有助于保持血管的弹性，延缓动脉粥样硬化。牛奶中所含乳清酸能影响脂肪的代谢。牛奶中还含有一种耐热的低分子化合物，可以抑制胆固醇的合成，牛奶中所含的钙质和胆碱具有促进胆固醇从肠道排泄、减少其吸收的作用。非洲东部玛萨伊部落的人每日都要饮用大量的牛奶，他们没有人患高血压病和冠心病，体内的胆固醇水平低。美国科学家花了两年时间揭示了其中的奥秘。人体内的胆固醇有两个来源：一个是食物带进来的；另一个是人体内肝脏合成的。肝脏合成胆固醇要经过26个环节的反应，而牛奶中的乳清酸能在第二个环节抑制这个反应，它对肝脏合成胆固醇的抑制作用大大超过了牛奶带入人体的胆固醇，这就是以牛奶为主食的玛萨伊人血胆固醇水平低，不会患高血压病和冠心病的奥秘。有人观察，给一些健康人每日喝720毫升牛奶，1周后血清总胆固醇含量显著下降，并在12周以内一直维持在较低水平。非洲有个马西族，习惯每人每天喝数升发酵的全脂牛奶，他们的胆固醇含量都不高，冠心病的发病率也很低。

关于牛奶的吃法很多，可喝鲜奶，也可将牛奶制成酸奶或其他牛奶制品。近年来，科学家发现，酸奶中含有一种特殊的“牛奶因子”，它与牛奶中的钙离子一起，可防止人体对胆固醇的吸收。还有研究发现，这种“牛奶因子”本身就可吸收血液中已经蓄存的胆固醇。有观察表明，给人每日喝700毫升酸奶，1周后血清总胆固醇可下降5%~10%。因此说，常喝酸奶对高脂血症、动脉粥样硬化症、冠心病、高血压病等病人是一种很好的降脂保健食品。至今，民间还流传着“若要长寿不长癌，劝君多喝酸牛奶”的谚语。

## 番薯对降血脂有利吗

番薯在我国有广泛的栽种。北京人将其称之为白薯，河南、陕西一带称之为红薯，山东一带称之为地瓜，河北人则称之为白薯、红薯、地瓜混用。

番薯性平味甘，无毒。中医认为它功用颇多。《本草纲目》记载番薯能“补虚乏，益气力，健脾胃，强肾阴”；《金薯传习录》中则说它能治疗“痢疾下血，酒积热泻，湿热黄疸，遗精淋浊，血在经乱，小儿疳积”等。

番薯含有大量胶原和黏多糖物质，能保持血管弹性，保持关节润滑，防止肝、肾结缔组织萎缩。近代营养学研究还发现，番薯能预防心血管系统的脂质沉积，预防动脉粥样硬化，使皮下脂肪减少，避免出现过度肥胖，是一种有效的长寿保健食品。

## 土豆有降血脂功效吗

土豆学名叫马铃薯，又叫洋番薯、洋山芋、洋芋等。我国各地都有种植，以东北和华北产量最多，是这些地区仅次于大白菜的一种冬贮菜，也是其他地区冬季重要蔬菜之一。马铃薯营养成分比较齐全，每100克中含蛋白质2.3克、脂肪0.1克、碳水化合物16.5克、钙11毫克、磷64毫克、铁1.2毫克、胡萝卜素0.01毫克、维生素$B_1$0.1毫克、维生素$B_2$0.03毫克、烟酸0.4毫克、维生素C16毫克。马铃薯所含的蛋白质为完全蛋白质，赖氨酸含量高。碳水化合物主要以淀粉的形式存在，易为人体消化吸收。除钙、铁外，还含有较多的钾、镁。钾的含量每100克高达502毫克，是少有的高钾蔬菜之一。实验研究证明，马铃薯和全脂奶同用，可提供人体需要的全部营养素，即人们每日只吃全脂牛奶和马铃薯，营养就不会缺乏。马铃薯可用以代替谷类，又具有蔬菜的功用。因此，它是当之无愧的“植物之王”。另外，马铃薯还有重要的保健功能，它所含的热量低于谷类食物，是理想的减肥食物；马铃薯可减缓胆固醇在体内的合成，并促使其排出。所以，马铃薯是非常良好的减肥降脂食物。

## 山楂降脂应怎样科学食用

山楂向来以开胃健脾、增进食欲著称。但你也许还不知道，山楂的许多制剂还具有明显的降脂作用，对降低胆固醇和三酰甘油均有一定效果，是降脂药方中最常见的药物之一。

中医学认为，山楂性微温，味酸、甘，归脾、胃、肝三经，有消食健胃、行气散淤等功效。秋季果实成熟时采收，入药生用或炒用。历代医家对山楂有许多论述，这里摘引部分与防治高脂血症有关的内容，以飨读者。《日用本草》说，山楂“化食积，行结气，健胃宽膈，消血痞气块，活血”。并说，“于每食后嚼二三枚，绝佳”。《本草再新》也说，山楂“治脾虚湿热，消食磨积，利大小便”。清代张锡纯在其所著《医学衷中参西录》中指出：“山楂，味至酸微甘，能补助胃中酸汁，故能消化饮食积聚，以治肉积尤效。其化淤之力，更能蠲除肠中淤滞，下痢脓血，且兼入气分以开气郁痰结，疗心腹疼痛。若以甘药佐之，化淤血而不伤新血，开郁气而不伤正气，其性尤和平也”。这些深刻的阐述，对山楂用于防治高脂血症仍具有指导意义。

现代医学研究表明，科研人员用95%的山楂醇浸膏，可使实验性高脂血症家兔血中胆固醇浓度下降。用山楂总黄酮4毫升/千克体重给健康乳幼白鼠腹腔注射，仅8天即可出现降胆固醇作用。

因为山楂中含有大量酸性物质，有的老年人过多食用之后会引起反酸等胃部不适；还因为山楂可以明显增进食欲，这对体重已经超重的老年人来说并不是期望的结果。所以，对于肥胖或胃酸过多的老年人不宜多吃山楂，但可以用山楂的果实或叶子提取的总黄酮，如北京生产的复心片（主要成分为山楂叶浸膏），每天3次，每次5片。

## 饮茶对高脂血症病人有何作用

茶叶中含有茶碱和鞣质，不仅有兴奋神经、利尿、清暑等功能，更重要的是它还能有效地调整脂代谢紊乱，有去脂去腻、消食减肥的功效；所含儿茶素、茶多酚、维生素C及维生素P，有增加血管弹性、防止脂质沉积的作用。

在各类茶叶中，以云南普洱茶（即沱茶）降脂效果最佳。法国国立健康和医学研究所的研究证明，高脂血症病人饮用普洱茶2个月使血脂下降了22%，并且证明普洱茶质地纯净，不含有害物质，既是日常饮料，又有较高药用价值，符合法国药典要求，因而普洱茶在法国药房也有售。

## 荞麦对血脂有何影响

我国种植、食用荞麦有数千年的历史。在不少土质差的荒寒地区，荞麦是人们日常生活中必不可少的粮食作物。

荞麦面中含有蛋白质7%～13%，比大米、白面含量略高，其必需氨基酸含量，如赖氨酸含量比大米和小麦面粉丰富。据研究，从营养效价来看，小麦面中蛋白质的生物价为59，大米为70，而荞麦面则为80，个别地区出产的荞麦面甚至高达92。荞麦含脂肪2%～3%，这些脂肪有9种脂肪酸，其中最多的是油酸和亚油酸。油酸在人体内可以合成花生四烯酸，它起着降低人体血脂的作用，同时还是人体神经系统重要组成成分，特别是人脑的组成成分。在人体的生理调节中起极大作用的前列腺素，更离不开花生四烯酸的合成。

据科学家的研究，荞麦的胚乳中所含的糖分比一般粮食淀粉更易于消化吸收。荞麦含有的微量元素和维生素等营养物质也是出类拔萃的。有资料表明，荞麦面含有的维生素 $B_1$ 和维生素 $B_2$ 比小麦面粉多 2 倍，比烟酸多 3~4 倍。突出的是荞麦面中还含有其他食品所不具有的芸香苷——即芸香苷成分。烟酸和芸香苷有降低人体血脂和胆固醇的作用，是治疗高血压、心脏病的重要药物。在喜马拉雅山南面山腰的尼泊尔人，不仅大量摄食荞麦面，而且还吃荞麦的茎和叶。据研究，风干的荞麦茎叶中芸香苷成分比荞麦含量大 10 倍。因此，那里很少有人患高血压。

荞麦面中的矿物质高于许多天然食品，含量为精白米和小麦面粉的 2~3 倍。其中铁的含量为小麦面粉的 3~20 倍，它是人体造血和血液循环必不可少的重要成分。镁的含量在荞麦面中也高于其他粮食品种，比大米和小麦面高 1 倍。它能促进人体纤维蛋白溶解，使血管扩张，抑制凝血酶的生成，具有抗血栓形成的作用，也有利于降低血清胆固醇，对于急性贫血性心脏病和高血压都有一定的治疗作用。

## 燕麦是降脂保健食品吗

燕麦性温、味甘，具有补虚止汗的功效，适用于体虚自汗、糖尿病、高血脂等。现代研究表明，燕麦含有极丰富的亚油酸，占全部不饱和脂肪酸的35%~52%，燕麦中的维生素 E 含量也很丰富，燕麦中的甙素可降低血浆胆固醇的浓度。临床观察表明，燕麦确有明显的降低血浆总胆固醇、三酰甘油及 p 脂蛋白的作用，并且能升高血浆高密度脂蛋白，不论对原发性还是继发性高脂血症，都有较好的疗效。燕麦是一种高纤维食物，可增加胃肠蠕动，使脂肪和氮排泄增加，从而降低人体内胆固醇含量，防止动脉粥样硬化的形成。有人观察，以燕麦和大麦做成的麦片，有降低胆固醇的作用，如果坚持食用燕麦片做早餐，可使 70%的高脂血症病人血清总胆固醇和三酰甘油显著降低。这主要是由于燕麦片中含有较丰富的纤维素。有人测定，进食一碗煮好的燕麦片，就可摄取 3 克的可溶性纤维，可使血清总胆固醇下降5%~10%，相当于发生冠心病的危险性降低了10%~20%。

因此，燕麦对高血脂、冠心病、糖尿病、高血压病等病人有很好的药用保健价值。

## 高脂血症病人常食玉米有哪些益处

玉米营养丰富，主要为复合碳水化合物，并含有一定量的蛋白质和脂肪，其脂肪含量可达3.8%左右。另外还含有生物碱、槲皮素、异槲皮甙、果胶、谷胱甘肽以及维生素 $B_1$、维生素 $B_2$、维生素 $B_6$、维生素E和烟酸、泛酸、生物素等，并且含铁、锰、锌、铜、铬、硒等微量元素，所含磷、镁等矿物质的量相当高。而且不论是黄玉米，还是白玉米，其含钾量均很丰富，而含钠量则很低，是优质含钾食物。玉米还含有一定数量的卵磷脂。

现代医学研究证实，玉米不仅有较好的降血脂作用，而且还有较好的降血糖、降血压效果。经研究分析，玉米提取的玉米油是一种富含多不饱和脂肪酸的油脂，是一种胆固醇吸收的抑制剂。近年来，国外学者进行了许多膳食控制实验，结果表明，食用富含多不饱和脂肪酸的油脂，包括玉米油，再限制并减少进食动物内脏及蛋黄等，对预防冠心病的初发及复发均有好处。此外，对年龄较轻而血浆胆固醇浓度已较高的人来说，玉米油降低血浆胆固醇的效果及预防冠心病的效果均较好。

临床应用研究发现，长期食用玉米油，可降低血中胆固醇并软化动脉血管，因其所含的维生素E相当高，因而是高血脂、动脉粥样硬化症、冠心病、高血压病、脂肪肝、肥胖症病人和中老年人的理想食用油。研究中还观察到，凡长期食用玉米油的，伴随血中胆固醇的下降，其临床症状均有显著改善。玉米要含复合碳水化合物，每100克玉米干品，其复合碳水化合物含量可高达66.7克。流行病学调查资料表明，以复合碳水化合物为主食的国家或地区，居民平均血胆固醇含量和冠心病发病率均较低。这可能与玉米等谷类中含有较高的纤维素有关。临床研究还表明，用复合碳水化合物（玉米等谷类）代替单碳水化合物，可使高脂血症病人的三酰甘油含量降低。

## 大豆对高脂血症病人有什么保健功效

大豆按其色泽可分为黄、青、黑、褐和双色大豆5种，其蛋白质含量较高，脂肪中等，碳水化合物较少。我国居民经常食用的主要为黄豆。豆制品的种类繁多，我国居民经常食用的有豆腐、豆浆和豆芽。

大豆类及其制品的营养成分，因品种和种类不同相差较大。蛋白质的含量以大豆为最高，一般可达35%~40%，大豆蛋白质为优质蛋白质，含赖氨酸较多，是谷类蛋白质理想的互补品。有人计算，500克黄豆的蛋白质含量相当于1000克肉或1500克鸡蛋或6千克牛奶中蛋白质的含量。所以，黄豆被人们称之为“植物肉”“绿色的牛乳”等。大豆油中所含人体必需脂肪酸达到了50%以上，又有较强的抗氧化能力，为优质食用油。

大豆类及其制品的蛋白质不仅含量高而且质量也好，氨基酸组成接近人体的需要，其组成比例类似动物蛋白质，所以一般认为大豆蛋白质是优质蛋白。大豆中赖氨酸丰富，若与赖氨酸含量较少的谷类食物混合食用，可相互补充，提高蛋白质的吸收利用率。

大豆类的脂肪组成，以不饱和脂肪酸居多，达86.1%，其中人体必需的脂肪酸占51.7%~57.0%。此外，豆类含有少量的磷脂，故黄豆和豆油常被推荐为防治高血脂、冠心病、高血压病、动脉粥样硬化症的理想食品。

## 为什么高脂血症病人宜食绿豆

我国历代医家都很重视绿豆的食用、药用保健价值。中医学认为，绿豆性凉味甘，归心、胃二经，有清热解毒、消暑利水、止渴明目等功效。唐代药王孙思邈就极赞绿豆，“治寒热、热衷，止泻痢，利小便胀满”。唐代著名食医孟诜说，绿豆“研煮汁饮，治消渴，又去浮风，益气力，润皮肉”。《日华子本草》上说，绿豆“益气，除热毒风，厚肠胃；做枕明目，治头风头痛”。《开宝本草》上也说，绿豆“宜煮食，消肿下气，压热解毒”。李时珍著的《本草纲目》上说，绿豆“补益元气，和调五脏，安精神，行十二经脉，去浮风，润皮肤，宜常食之。煮汁，止消渴”。并说“绿豆粉，气味甘、凉、平，无毒。主治解诸热，益气”。《本草汇言》上称绿豆“清暑热，静地热，润燥热，解毒热”。《会约医镜》上说，绿豆“清火清痰，疗痈肿痘烂”。清代王士雄著的《随息居饮食谱》上说，绿豆“煮食清胆养胃，解毒止渴，润皮肤，消浮肿，利小便，止泻痢，醒酒弭疫”。从以上论述可见，绿豆所具功效、作用，均与当今防治高血脂、肥胖症、高血压病、糖尿病等“富贵病”直接或间接相关。

现代营养学研究表明，绿豆含有丰富的蛋白质和复合碳水化合物，所含膳食纤维也很丰富，而脂肪含量较少。绿豆还含有胡萝卜素以及维生素 $B_1$、维生素 $B_2$、维生素 E 和尼可酸及多种矿物质。绿豆所含蛋白质主要为球蛋白，并含有蛋氨酸、色氨酸、酪氨酸等多种氨基酸。在所含磷脂中有磷脂酰胆碱、磷脂酰乙醇胺、磷脂酰肌醇、磷脂酰甘油、磷脂酰丝氨酸、磷脂酸等成分。

现代医学研究证实，绿豆中含有一种球蛋白和多糖成分，能促进动物体内胆固醇在肝脏分解成胆酸，加速胆汁中胆盐排出和降低小肠对胆固醇的吸收。绿豆中的多糖成分还能增强血清脂蛋白酶活性，使脂蛋白中三酰甘油水解，达到降低血脂的疗效，从而可以防治高血脂、冠心病、心绞痛。现代药理实验与临床研究均证实，绿豆有降胆固醇的作用，医学专家认为，这可能与绿豆所含植物固醇的竞争性抑制外源性胆固醇的吸收、增加胆固醇排泄有关。有学者报道，用发芽绿豆粉可防止实验性高胆固醇大鼠血、肝和主动脉内的脂质升高。

临床上应用绿豆或绿豆粉治疗高脂血症病人，均获得良好的效果。有学者以每日 50 克绿豆煎汤饮用，并连同绿豆一起吃下，3 个月为 1 个疗程，共治疗高胆固醇血症 31 例，胆固醇平均下降 33.93 毫克/分升（每升 0.88 毫摩尔）。另有报道，临床用绿豆粉 20 克，每日 2 次，每次 10 克，口服 1~3 个月，对降低胆固醇、三酰甘油、p-脂蛋白均有一定疗效。

## 高脂血症病人怎样用豆腐调理饮食

我国用于制作豆腐的原料有两种：一是用大豆，二是用豆饼。如果在选豆、榨油和保存豆饼的过程中，注意保持豆饼的质量和清洁，则用这种豆饼制成的豆腐，在感官形状和营养价值上与大豆制成的豆腐差别不大，但蛋白质含量却稍有增加，而脂肪略有降低。南豆腐的原料为大豆，含 90%的水分，质地细嫩，含蛋白质 4.7%，脂肪 1.3%，碳水化合物 2.8%，蛋白质极易被消化、吸收，并含有丰富的钙和其他矿物质及维生素；北豆腐的原料一般为提取脂肪后的大豆饼粕，质地稍粗。其含水量为 85%，蛋白质 6.8%，脂肪 0.8%，碳水化合物 3.4%。

豆腐的制作方法比较简单，据说在两千多年前，中国人就开始制作豆腐了，这是中国人在食品工艺上的一大创造。

在做豆腐时，加在豆浆中的凝固剂，有用石膏的（硫酸钙），有用盐卤的（氯化镁）。最好是用石膏做凝固剂，因为石膏是一种钙盐，可以增加豆腐里的钙质。

在吃豆腐时，可以稍配点动物蛋白质来提高营养价值，例如肉末烧豆腐、鸡蛋烩豆腐、鸡蛋豆腐羹、肉丝豆制品配青菜等，都是利用互补来提高营养价值的经济办法，比单吃肉便宜，而且营养价值还高。

将豆腐进一步压去水分可制成其他豆制品，如豆腐干、豆腐片、豆腐丝；经过油炸处理可制成豆腐泡、千张、素鸡等。总之，用豆腐可制成多种风味的豆制品。

为什么高脂血症病人宜喝豆浆？需要注意什么

豆浆是将大豆用水泡后，磨碎过滤、煮沸而成，是深受人们欢迎的一种食品。它除含钙量比豆腐略低外，其他营养素的含量和豆腐不相上下，蛋白质含量比牛奶略高，含铁量为牛奶的25倍之多，其他营养成分如钙、磷及维生素等比牛奶略少。豆浆还有它的独特之处：一是蛋白质利用率高，可达80%以上；二是豆浆中所含的大豆皂甙，能抑制体内的脂质过氧化、清除自由基等。

在饮用豆浆时，应注意以下事项：要喝煮熟煮透的豆浆。生豆浆里含有胰蛋白酶，喝了未煮透的豆浆，会发生恶心、呕吐、腹泻等症状。因此，煮豆浆时应在煮沸后再继续煮3~5分钟，这样胰蛋白酶抑制物才能被破坏。不宜空腹喝豆浆。

## 高脂血症病人为什么宜食山药

山药中含有的黏液蛋白能预防心血管系统的脂肪沉积，保持血管弹性，防止动脉硬化，减少皮下脂肪沉积，避免肥胖。山药中的多巴胺，具有扩张血管，改善血液循环的功能。另外，山药还能促进蛋白质和淀粉的分解，从而改善人体消化功能，增强体质。过年期间若有消化不良，可以将山药、莲子、芡实加少许红糖共煮食用。

## 海带降脂效果不可忽略

海带味道鲜美，取材方便，不仅是一种有益于健康的食品，也是治病良药。海带中含有一种叫做海带多糖的有效成分，可以降低血清总胆固醇和三酰甘油的含量。有资料报道，海带素、褐藻淀粉和昆布素多糖等具有很好的降脂和抗凝作用，已广泛用于高血脂的治疗，并取得一定的疗效。实验研究也表明，海带中所含的昆布素等多碳水化合物，其低程度的硫酸化物与肝素相似，有清除血脂作用，但无显著的抗凝作用，可用于高血脂、动脉粥样硬化症病人的防治。

动物实验表明，海带多糖能减少实验动物动脉内膜粥样硬化斑块的形成和发展。而且海带多糖还具有抗凝血的作用，可以阻止血管内血栓的形成。此外，海带中还含有纤维素，纤维素可以和胆汁酸结合而排出体外，从而减少胆固醇的合成，防止动脉粥样硬化的发生。海带富含牛磺酸、食物纤维藻酸，能调理肠胃，促进胆固醇的排泄，控制胆固醇的吸收。

人们只要经常在日常膳食中加入一些海带，就会使脂肪在体内的蓄积趋向于皮下和肌肉组织，很少在心脏、血管和肠系膜上积存。同时，血液中的胆固醇含量显著降低。因此，海带在人类防治高脂血症、动脉粥样硬化症、冠心病、高血压病、糖尿病、肥胖症以及防治癌症、艾滋病等方面将会发挥更好的作用。

此外，经常食用海带可以预防夜盲症、干眼症，减少口腔炎症的发生，并有预防骨质疏松症和贫血症的作用。

## 大蒜对高脂血症病人有什么保健作用

大蒜所含营养成分十分丰富，除含有丰富的蛋白质外，还含有约 0.2% 的挥发油。挥发油中含有多种硫醚类化合物及蒜辣素、蒜氨酸、大蒜硫胺素及谷氨酰肽等有机化合物，是人体生理代谢不可缺少的物质。另外，大蒜中所含脂肪极低，但含钾量很高，属高钾食品，且富含硒等微量元素。

研究发现，大蒜及大蒜制剂能有效地降低血清总胆固醇和三酰甘油水平，是防治动脉粥样硬化的重要食物之一。每日含服量相当于 50 克大蒜新鲜蒜汁或大蒜精油，就能防止饮食所引起的血清总胆固醇水平的升高。动物试验也提示，大蒜油可有效地对抗血脂升高，使血清、肝、肾的胆固醇、三酰甘油及肝总脂维持在正常范围。另有研究显示，大蒜的水溶性提取物对高脂实验动物的总胆固醇和低密度脂蛋白（LDL）有非常显著的降低作用。陈大蒜更能有效地防止高胆固醇饮食所引起的家兔血清总胆固醇水平升高，而新大蒜则可延缓脂肪肝的发生。

据报道，大蒜汁或大蒜提取油不但能升高高密度脂蛋白（UDL），而且能降低低密度脂蛋白（LDL）。有人指出，在进食含有高脂肪的饮食时，同时吃些生大蒜，不仅可以解腻，而且对防止血脂的突然升高有益。德国一位教授让高脂血症病人口服含有5克大蒜油的胶囊，结果受试者血清总胆固醇含量明显降低。最近的医学研究资料显示，大蒜精油中可分离出一种1，2，4-烯丙基甲酯三硫的化合物，具有强烈的抑制血小板的作用，为防治高脂血症伴发的高血压病、冠心病、脑梗死等心脑血管疾病增添了一种新的方法。实验结果提示，服大蒜后动物粪便中的胆汁酸盐排出减少，可能与内源性胆固醇合成减少有关。

研究人员曾对30名冠心病病人用大蒜进行治疗，8个月后，这些病人血中胆固醇和三酰甘油的水平明显降低，而对健康有益的高密度脂蛋白则有所增加，因而冠心病的发作危险大为减少。大蒜中的蒜氨酸和环蒜氨酸为其降血脂作用的有效成分。此外，从大蒜中提取的另一种有效成分——甲基烯三硫和二烯丙基二硫，具有很强的抗血小板聚集作用。由于不少冠心病病人除合并高胆固醇血症外，其血液也常处于高凝状态。因此，经常食用大蒜对高血脂和冠心病的防治有良好的作用，并可以预防脑卒中的发作。

大蒜的吃法很多，多吃青蒜、蒜苗、蒜薹等也具有较好的防治高脂血症的功效。吃大蒜必须掌握的要点是：少量吃，空腹不吃，开水氽一下再吃，早餐不吃。

## 洋葱对防治高脂血症有什么作用

洋葱的重要药用价值是它有很好的降脂作用。葱头中含有一种洋葱精油，可降低人体内的胆固醇，并能提高病人体内纤维蛋白溶解的活性，对防治动脉粥样硬化很有益处。现代药理研究表明，健康男性口服60克油煎洋葱就能抑制高脂肪饮食引起的血清总胆固醇升高，并使纤维蛋白溶解活性下降。美国科学家还发现洋葱中含有前列腺素A，能降低人体外周血管阻力，降低血压，对儿茶酚胺等升压物质有对抗作用，并能促进钠盐排泄，对降脂、降压、防治心脑血管疾病有一定疗效。临床试验表明，洋葱的防治效果优于降脂药氯贝丁酯。另外，现代医学研究还发现，洋葱还含有降血糖的物质（甲苯磺丁脲），经常食用，不仅可以降低血脂、降低血压，而且还可以充饥降糖。所以说，洋葱的降脂、降糖、降压等保健强身作用已愈来愈为人们所了解。

## 为什么番茄的降脂效果不可忽略

番茄的营养很丰富，经分离可得到番茄果胶、苹果酸、枸橼酸、腺嘌呤、胡卢巴碱、胆碱和少量的番茄碱；番茄还含有胡萝卜素以及多种维生素如维生素 $B_1$、维生素 $B_2$、维生素 C、维生素 E 及烟酸和维生素 P（芸香苷）等活性成分。番茄还含有丰富的膳食纤维素及矿物质。

现代医学研究结果表明，番茄具有较好的降血脂作用，被称为降血脂的辅助剂。药理实验研究结果表明，口服番茄果胶，可降低喂饲胆固醇大鼠的血清及肝中胆固醇含量。另有资料报道，若将番茄纤维素与体内生物盐结合后，可由消化道排出体外，而体内生物盐需由胆固醇来补充，这样随着体内生物盐的排出，血液中的胆固醇的含量就减少了。

值得一提的是，番茄所含的维生素 C 相当丰富，且具有以下两大特征：一是由于番茄自身有有机酸的保护，在储存和烹调过程中，维生素 C 不易遭到破坏，人体利用率很高；二是与所含的芸香苷成分活性相伴存在，并协同发挥作用，对末梢血管脆弱和高脂血症、动脉粥样硬化症、高血压病、冠心病等均有一定疗效。

现代医学研究还发现，番茄含钾量相当高，而含钠量却很低，以番茄每 100 克可食部分计算，含钾量可达 163 毫克，含钠仅 5 毫克，是优质高钾食物。在一般情况下，以食用 250 克番茄折算，机体可摄入 400 多毫克钾元素，这种源于自然的结合态的活性钾元素成分，不仅有助于防治高血压病，对高脂血症、肥胖症、动脉粥样硬化症、冠心病、心绞痛以及肾病同样有效用。

## 怎样用芹菜来降压降脂

芹菜是一种别具风味的香辛蔬菜，有旱芹和水芹之分，人们经常食用的多为旱芹，常见的旱芹品种有青芹菜、白芹菜和大棵芹菜。芹菜喜凉爽气候，春秋季节种植产量高，品质好。自古以来，芹菜就以其独特的芳香辛味赢得了人们的喜爱和赞赏。芹菜青翠鲜嫩，清香可口，深受人们喜爱。

芹菜入馔，烹法多用炒、炝、拌，或作为一些荤菜的配料，也可用来制作馅心，或腌、酱、泡、渍作小菜。经软化栽培的芹菜的心叶叫芹黄，它色黄，香鲜，肥嫩，炒食味道鲜美。

芹菜的药用保健价值，一直受到我国历代医家的关注和重视。芹菜性凉，味甘苦，具有平肝清热、祛风利湿、醒脑提神，润肺止咳等功效，适用于高脂血症、糖尿病、高血压、失眠、尿血、头风痛、妇女带下、产后出血等症。

芹菜营养丰富，每 100 克中含水分 94.2 克，蛋白质 0.8 克，脂肪 0.1 克，膳食纤维 1.4 克，碳水化合物 2.5 克，胡萝卜素 60 微克，维生素 $B_1$0.01 毫克，维生素 $B_2$0.08 毫克，烟酸 0.4 毫克，维生素 C12 毫克，钙 48 毫克，磷 103 毫克，铁 0.8 毫克。此外，还含有芫荽甙、挥发油、甘露醇、环己六醇等营养物质。

有人将生芹菜去根，用冷水洗净绞汁，加入等量的蜂蜜或糖浆，每次口服 90 毫升，每日 3 次，治疗高血压及高胆固醇血症，治疗 16 例，有效 14 例，有效率 88%。还有人采用芹菜根 10 个，洗净捣烂，加红枣 10 枚，水煎取汁，每日分 2 次服，15~20 日为 1 个疗程，治疗高血压、冠心病、胆固醇大于 5.18 毫摩尔/升者 21 例，其中 14 例胆固醇下降 0.21~1.94 毫摩尔/升，并认为芹菜根以鲜者最好，干者次之，量可适当增减。芹菜降低胆固醇和降低血压的机制目前尚不太清楚，有研究揭示，其降压机制主要是通过主动脉的化学感受器所致。

## 马齿苋对高脂血症有什么保健作用

马齿苋，又名马齿草、安乐菜，为马齿苋科一年生肉质草本植物马齿苋的全草。现代研究表明，马齿苋含有大量的去甲基肾上腺素和多量钾盐，以及二羟基苯乙胺、苹果酸、谷氨酸、天门冬氨酸、葡萄糖、胡萝卜素、多种维生素和微量元素等十几种活性成分。马齿苋对改善动脉脂质代谢紊乱，防止纤维性变，保护心血管，防治高脂血症等具有重要的临床价值。美国科学家小诺曼·赛勒姆发现，马齿苋中含有丰富的 ω-3 脂肪酸，该物质能抑制人体内血清总胆固醇和三酰甘油的生成，并可使血管内皮细胞合成的前列腺素增多，使血栓素 $A_2$（一种强烈的血管收缩剂和血小板凝集剂）减少。因为前列腺素是很强的血小板聚集抑制剂，有较强的扩张血管作用。

所以，经常服食马齿苋可预防高脂血症和血小板聚集，防止冠状动脉痉挛和血栓形成，可有效地防治心脑血管疾病。

地中海一带居民由于经常服用马齿苋，其高脂血症、心脏病和癌症的发病率明显低于其他地区的居民。法国人也喜欢食用马齿苋，其心脏病发病率也很低。因此，马齿苋有“长寿菜”的美称。美国农业部的科学家们发现，马齿苋对降低胆固醇效果显著，对心血管疾病有特殊的预防和治疗作用。国外已有马齿苋罐头和马齿苋粉上市。

马齿苋性偏凉，所以脾胃虚弱、寒凉腹泻者以及孕妇应当慎食或忌食。

## 荠菜的降压降脂作用

我国历代医家十分看重荠菜的药用功效，荠菜性平味甘，入肺、心、胃、肝、肾五经，有和脾利水、止血明目、宣肺豁痰、温中利气等功效。

荠菜含有各种营养成分，其中很多成分比胡萝卜、大白菜、菜豆还要高。荠菜中的膳食纤维也很丰富，并含有维生素 $B_1$、维生素 $B_2$、维生素 C、维生素 E、烟酸等营养素，且含有钙、磷、铁、钠、钾等多种微量元素。其中钙含量很高，每 100 克鲜荠菜含钙量可高达 294 毫克，再加上丰富的纤维素，不仅对防止高血压病有较好的效果，而且对防治高血脂、动脉粥样硬化也有可喜的效果。

荠菜食疗方法很多，可炒、煮、炖、做馅，均鲜嫩可口、风味独特，清香异常，已成为城乡居民常食的蔬菜佳品。如果能够坚持常年食用，对防治高血压病、高血脂等“富贵病”可起到重要作用。

## 高脂血症病人应常吃黄瓜

黄瓜清香多汁，是人们喜爱的一种夏季蔬菜。黄瓜的吃法多样，可当水果生食，入馔多作凉菜，亦能热炒、做汤等，还可制作腌黄瓜等酱菜。

黄瓜所含的营养成分有：多缩戊糖、烟酸、蛋白质、碳水化合物、纤维素、葡萄糖、半乳糖、鼠李糖、精氨酸、芸香碱、多种非酯化氨基酸及多种维生素等。

黄瓜有清热、解渴、利尿的作用。它所含的纤维素能促进肠道排出食物废渣，并能减少胆固醇的吸收。黄瓜中还含有丙醇二酸，可以抑制体内碳水化合物转变成脂肪，有减肥和调整脂质代谢的功效。患有高脂血症且体重超重的人，多吃黄瓜很有好处。还有资料报告，黄瓜汁可以美容，用捣碎的黄瓜擦洗面部可以减少皮肤皱纹。黄瓜的吃法很多，也很随意。

黄瓜叶及藤性微寒，具有清热、利水、除湿、滑肠、镇痛等作用。近年来，临床实践证明，黄瓜藤确有降压效果，并有降低胆固醇的作用，无不良反应。用时采集秋季自然干燥的黄瓜藤，去掉根、叶后，加水 20 倍浸泡，制成每 100 毫升含生药 100 克的煎剂，若用于高血压、高脂血症病人，可见血压、血脂明显下降，证明黄瓜藤具有直接扩张血管和减慢心率的作用。

## 高脂血症病人吃花生好吗

花生是人们十分喜爱的食品，作为一种干果，可炒可煮，也可以加工成糕点、酱菜、糖果等食品；花生仁也可以生食，或者浸泡在香醋中并加入适量的红糖腌渍后服食。由花生制成的各类食品有上百种之多，花生还可以作为原料烹饪制作成精美的菜肴。

花生的营养价值很高。主要是含脂肪酸，每 100 克花生（成熟种仁的干品）含脂肪酸可达 44.3%（即>44 克），并含有蛋白质、碳水化合物以及较丰富的膳食纤维；花生还含有胡萝卜素、多种维生素（如维生素 $B_1$、维生素 $B_2$、维生素 C、维生素 E）与钙、磷、铁、硒、钾、钠、镁等微量元素；还含有三萜类皂甙、豆甾醇、菜油甾醇、胆甾醇以及卵磷脂、生物碱、花生碱、甜菜碱、胆碱等活性成分。

花生所含不饱和脂肪酸具有降低胆固醇的作用。食用花生油可使肝内胆固醇分解为胆汁酸，促使其排泄增强。花生油不仅能降胆固醇，还能预防动脉粥样硬化和冠心病的发生。有人用落花生的外壳煮煎浓缩后食用，其降低胆固醇、防治冠心病、动脉粥样硬化的作用和花生种子的效果一样。用花生外壳中的木质素可制成一种既有甜味又不含糖的新兴食品添加剂木糖醇，是糖尿病病人最理想的营养调味品之一。花生红外衣能抗纤维蛋白的溶解，促进骨髓制造血小板，缩短出血时间，从而起到止血的作用，因而对血小板减少性紫癜、再生障碍性贫血的出血、血友病、类血友病、先天性遗传性毛细血管扩张出血症、血小板无力出血等症有一定的治疗作用。花生壳提取液有明显的降压作用，并有随着剂量的增加和疗程的延长而有增强其作用的趋势，其降压作用，主要是在扩张周围血管，降低周围血管阻力的结果。

需要警惕的是，发霉的花生绝不能食用，因其中所含黄曲霉菌素是很强的致癌物质。

## 高脂血症病人吃核桃有什么益处

在国外，有许多国家将核桃仁列为健康食品。现代研究表明，核桃的脂肪成分主要是亚油酸甘油酯，混有少量亚麻酸及油酸甘油酯。常食核桃不但血胆固醇不会升高，而且还能减少肠道对胆固醇的吸收，对动脉粥样硬化、高血压和冠心病有较好的预防作用。核桃仁中含有丰富的不饱和脂肪酸，其分子中不饱和的双键，具有与其他物质相结合的能力，可以提高大脑功能，并有利于降低胆固醇，防止动脉硬化。常吃核桃仁能促进毛发生长，使人皮肤细腻，提高脑神经功能，有补脑作用。每天早、晚各吃1~2个核桃仁，可以起到滋补、抗衰老的作用。核桃仁中所含有的微量元素锌、锰、铬等与心血管健康及保持内分泌的正常功能和抗衰老等都有密切关系。

适量服食核桃仁对身体有益，但应注意切莫过食，尤其是高三酰甘油和肥胖症病人更应注意，以免增加身体的额外负担。痰火炽热或阴虚火旺者应该忌服。

## 常吃鱼肉能降血脂吗

鱼类品种很多，全世界有2万余种，我国的海洋鱼类和淡水鱼类约2000多种。一般情况下，生活在海洋及咸水湖泊中的鱼类称咸水鱼，生活在河流、湖泊等淡水中的鱼类称淡水鱼。鱼类含有丰富的优质蛋白质和多种维生素以及人体所必需的微量元素，其中许多成分是陆地动植物食品所不能比拟的。越来越多的资料表明，鱼类，尤其是海洋鱼类，是防治高脂血症和冠心病的绿色健康食品。据研究，在人类食用的鱼类中，不论是淡水鱼还是咸水鱼，除了胆固醇含量均较低外，其所含脂肪中的脂肪酸组成十分特殊，主要表现在组成脂肪酸的碳链要比植物油的碳链长得多。一般植物油碳链多为16~18碳结构，而鱼油碳链则长达22碳或更长一些。植物油的双链数目多为2~3个，而鱼油的双链可达4~6个。因此，鱼油降胆固醇的作用要比植物油强得多。鱼油还有一个明显的特征，其脂肪酸具有明显的抗凝血和预防血栓形成的作用，因为鱼油脂肪酸结构就是人们所熟悉的二十碳五烯酸（KPA），这种脂肪酸具有较明显的抗凝、抗血栓形成作用。所以，经常吃鱼可防治高脂血症和冠心病。在某些海鱼中，比如鲐鱼、沙丁鱼、秋刀鱼等，这种脂肪酸的含量更高。

美国学者发现，以海鱼为主食的爱斯基摩人很少患冠心病和缺血性脑卒中。他们大量食用海鱼，从中摄取大量的二十碳五烯酸（EPA）和二十二碳六烯酸（DHA）无疑是一个重要的原因。爱斯基摩人很少食用陆生动物的肉和奶，也很少进食植物性食品，主要的食品是鱼肉、鱼肠、鲸油及鱼的其他部位。进一步的研究发现，爱斯基摩人血中总胆固醇和三酰甘油水平普遍较低，而高密度脂蛋白胆固醇水平则较高，而且爱斯基摩人体内的二十碳五烯酸含量较高。二十碳五烯酸主要来源于食物，少量由体内合成。水生动物如牡蛎、鲭鱼、大马哈鱼、金枪鱼、鲸鱼等海鱼中二十碳五烯酸和二十二碳六烯酸的含量很高。二十碳五烯酸可以有效地降低血脂，抑制血小板的凝集，从而有利于预防冠心病和缺血性脑卒中。但过多进食鱼油会影响凝血功能而引起出血，所以爱斯基摩人患脑出血者较多。二十二碳六烯酸对防止记忆力衰退，预防和治疗老年痴呆症很有益。因此，高脂血症病人经常进食海鱼有益于动脉粥样硬化和冠心病的预防和治疗。

## 蘑菇有降脂作用吗

现代研究表明，蘑菇中脂肪含量少，且以亚油酸为主，所以蘑菇具有很好的降脂保健作用。据日本的铃木博士报道，让老年人食用鲜蘑菇 90 克或干蘑菇 9 克，连服 7 日，可使血清中的胆固醇值平均降低 6%～12%。现代研究表明，膳食纤维具有很好的降脂作用，蘑菇中所含的膳食纤维中纯天然的木质素比例很高，再加上蘑菇是有名的高钾食物，所以蘑菇不仅可以降低血脂，同时兼有降低血压、降低血糖以及减肥的特殊作用。

蘑菇还具有降低血液胆固醇的作用，蘑菇中的解朊酶、酪氨酶具有降血压的功能，因而蘑菇是高血压、心血管病人理想的保健食品。蘑菇具有一定的降血糖作用，糖尿病病人消化不良时宜食用蘑菇，因其含有胰蛋白酶等多种酶类，能分解蛋白质和消化脂肪。药理研究表明，蘑菇培养液还具有抑制金黄色葡萄球菌、伤寒杆菌、大肠杆菌生长的作用。

## 为什么高脂血症病人应常食香菇

现代研究表明，香菇所含不饱和脂肪酸中，亚油酸占 80%以上，18 种氨基酸中有 7 种为人体必需氨基酸。香菇中所含的化学物质香蕈太生等活性成分，有明显的降血脂作用。另外，香菇含有丰富的钾、锌、锰、铁、硒、磷、钙、镁等微量元素。每 100 克香菇（干品）含钾量可高达 464 毫克。香菇中丰富的纤维素可促进胃肠蠕动，不仅可减少对胆固醇的吸收，还可防止便秘，是中老年人保健的绝妙佳品。同时，香菇中所含的香菇嘌呤等核酸类物质，对胆固醇有溶解作用。有报道，其降脂作用比降脂药氯贝丁酯还要强 10 倍。有人给高脂血症病人每日服用香蕈的有效成分（香蕈太生）150~130 毫克，连服 15 周后，其血清三酰甘油、磷脂等均有所下降，且无任何副作用。所以说，香菇是降脂、降压、降糖和防癌的有效保健食品。香菇应经常作为食疗蔬菜中的佳品，用于日常膳食之中，每次用量无需过多，但需每日食用。

香菇宜荤宜素，是烹制珍馔佳肴的绝好原料，既可作主料，又可用作配料，适宜于卤、拌、炝、炒、烹、炸、煎、烧、炖等多种烹调方法，所以可用香菇做出许多美味可口的菜肴，主要用于配制高级荤菜和冷拼、食疗菜肴。香菇肉质嫩滑，味道鲜香。

## 黑木耳能防治高血脂吗

现代研究发现，黑木耳含钾很高，每 100 克干品中含钾量可高达 757 毫克，为优质的高钾食物。黑木耳中所含的高纤维素可促进肠道胆固醇的排泄，丰富的维生素、微量元素和高钾对防治高脂血症及冠心病具有一定的积极作用。因此，经常食用黑木耳对高脂血症合并有冠心病、高血压、动脉粥样硬化病人有很好的防治功效。

黑木耳中的多糖有一定的抗癌作用，可用于肿瘤病人的辅助食疗。黑木耳中的一类核酸物质可显著降低血中胆固醇的含量。黑木耳中胶质的吸附力强，可将残留在人体消化系统内的灰尘杂质等吸附集中起来，排出体外，从而可以清胃涤肠。

## 为什么醋能减肥降血脂

研究人员发现，醋有减肥降血脂作用。因醋中所含的氨基酸除了可使人体内过多的脂肪转变为体能消耗外，还可使摄入的糖与蛋白质等代谢顺利的进行，因而具有良好的减肥作用。如食用醋泡黄豆减肥，更能增加其作用。研究发现，给老鼠喂一定量的醋泡黄豆，老鼠的血压下降了10%~20%，豆子中的皂素能排除贴在血管壁上的脂肪，能减少血液中的胆固醇含量，所以有助于减肥。醋泡黄豆还能预防动脉粥样硬化和脑血栓。

现代医学研究证明，食醋之所以能降低血胆固醇含量，是因为食醋中含有烟酸和维生素C的缘故，它们均是胆固醇的克星。因为食醋中的烟酸能促使胆固醇经肠道随粪便排泄，使血浆和组织中胆固醇含量减少；食醋中的维生素C也具有促进胆固醇排出的效果。据报道，给予高胆固醇的人服用维生素C，不久即可看到血液中胆固醇及中性脂肪降低。食醋还能保护食物中的维生素C不被破坏，长期食用醋还能使体内维生素C不断增加，从而促使人体内胆固醇含量降低。因此，可以说，为了防病治病，天天应食醋。

## 过多进食脂肪有什么危害

虽然脂肪为人体不可或缺，但如果摄入过多可造成以下危害：

（1）使组织缺氧。脂肪进入血液后，围绕已有的物质形成脂肪层，可使红细胞及血小板凝集。当凝集增多时，血循环减慢5%~20%，毛细血管被红细胞填塞，从而使血液向组织提供的氧减少，造成组织缺氧。这种现象可持续9~12小时。例如脑组织获得的氧在吃高脂肪饮食6小时后，仅为正常的68%，而吃无油等热能饮食后，脑组织获得的氧为正常的95%。有心脏病者吃高脂肪饮食后，红细胞凝集，增加心肌缺血，能诱发心绞痛。食入脂肪过多，使血脂升高，因此而产生组织缺氧，是许多退变性疾病共同的基本特征。组织缺氧易导致动脉粥样硬化、心绞痛、老化加速、视野缩小、肿瘤及类风湿性关节炎等。

（2）使血中胆固醇升高，引起动脉粥样硬化，导致冠心病、脑血管病。

（3）可能使尿酸升高引起痛风。

（4）使糖代谢发生紊乱，诱发糖尿病。

## 为什么要限制进食含胆固醇食物

人体每个细胞都含有胆固醇，也能合成胆固醇，以肝细胞合成最多。胆固醇既然在人体内发挥着重要的生理功能，包括物质的代谢及某些激素和维生素的合成，它是生命活动必不可少的重要物质，可是为什么又要限制胆固醇的摄入呢？因为人们除了从膳食中摄取外，还可在体内大量地合成胆固醇，以维持机体的代谢平衡，如果摄入过多，导致血中胆固醇含量过高时，会引起动脉粥样硬化及冠心病等。大量的研究证明，血液中胆固醇过高易在动脉壁沉积为斑块。当斑块过多时，使动脉管腔变窄，阻碍血液通过，靠血液供氧的心肌可因缺氧而坏死，发生心肌梗死；脑组织缺氧则可发生脑卒中。另外，血胆固醇含量过高还可以引起胆石症的发生。而食入低脂、低胆固醇膳食可使动脉斑块消失，使动脉管腔恢复正常。所以我们要限制胆固醇的摄入，以维持体内胆固醇的代谢平衡。这对保障身体健康和预防动脉粥样硬化具有十分重要的意义。

## 高脂血症病人为什么不宜饮咖啡

咖啡既香浓味美又能提神解乏，已成为很多人喜爱的饮品。据测定，咖啡含有蛋白质、脂肪、粗纤维、蔗糖、咖啡因等多种营养成分。但因咖啡的主要成分是咖啡因，它可刺激血脂及血糖增高。1 杯咖啡中约含咖啡因 100~150 毫克。有人研究发现，长期习惯于喝咖啡者，如 1 天喝 2 杯以上，其血胆固醇水平及冠心病发病率比不喝咖啡或每天喝 1 杯以下者明显增高。即使喝咖啡量很小，也可引起血胆固醇成分比例失调。此外，咖啡可帮助消化，可使体重增加，这些对心血管病病人都是不利的。因此，提倡心血管病病人最好不饮咖啡，特别是浓咖啡。

## 高脂血症病人为何不宜吃动物内脏

一些动物的内脏是不少人的膳食所爱，如爆腰花、熘肥肠等。从营养学的角度来说，动物内脏含有比较丰富的营养素如蛋白质、维生素和微量元素。但是，动物的内脏也含有大量的脂肪和胆固醇。以猪肉及其内脏为例，不同部位的猪肉，其胆固醇和脂肪的含量各不相同。一般来说，猪肉越肥，其胆固醇和脂肪含量越高，例如肥猪肉的胆固醇和脂肪比里脊肉高得多，猪内脏器官的胆固醇和脂肪又比猪肉高；猪脑中脂肪比猪肉高得多。经常食用动物内脏很可能引起高脂血症，而如果本来就患有高脂血症，则更是“雪上加霜”。

虽然高脂血症的发病原因很多，但是不合理的饮食习惯、食物选择（例如甘肥厚味）是其发病的主要原因之一。所以，尽管动物内脏的菜肴味道鲜美，但还是要远离为好。

## 高脂血症病人只吃瘦肉好吗

人们都认为肥肉脂肪中含有大量饱和脂肪酸，对人体有害，常食肥肉会使人发胖，使血清胆固醇升高，从而引发高血脂、动脉粥样硬化、脑出血等心脑血管疾病。因此，很多人只吃瘦肉，对肥肉采取完全抵制的态度。

最近，英国皇家研究院布比斯医师经过研究分析表明：多吃瘦肉对人体健康的危害更甚于肥肉，虽然瘦肉脂肪中的饱和脂肪酸低于肥肉的含量是无疑的，但不能笼统地讲瘦肉都是低脂肪的。营养学家对各种动物肉的脂肪进行测定，以100克重量为例：兔肉为0.4克，马肉为0.8克，瘦牛肉为6.2克，瘦羊肉为13.6克，而瘦猪肉却高达28.8克，若把瘦猪肉作为日常膳食结构中主要的食物来源，也会发生高血脂、动脉粥样硬化、脑出血等心脑血管疾病。

另外，因为瘦肉在烹制过程中，会自动产生一种致癌物质——杂环胺。动物实验表明：杂环胺是一种损害基因的物质，会使体内的脱氧核糖核酸（DNA）发生诱变。瘦肉中的杂环胺能被大肠直接吸收进入血液中，西方国家肠癌发病率高于其他国家，这与他们常食瘦肉，尤其喜食大量红色牛排有关。

再有，瘦肉中蛋氨酸含量较高，蛋氨酸是合成人体一些激素和维护表皮健康必需摄取的一种氨基酸，但在一些酶类催化激活下，在热理化处理过程中的蛋氨酸会产生一种叫同型半胱氨酸的有机物。现代医学认为：同型半胱氨酸会直接损害动脉血管壁内的内皮细胞，促使血液中的胆固醇和三酰甘油等脂质沉积并渗入动脉血管壁内，而发生动脉粥样硬化。食瘦肉过多，蛋氨酸就会增多，同型半胱氨酸含量也相应地增加，加速动脉粥样硬化症的发生。

西方营养学家通过研究认为：中国、日本等亚洲国家乳腺癌、直肠癌发病率低于西方国家，这与亚洲国家常食大豆及其豆制品有关。大豆中含有一种抗癌活性物质——异黄酮类，其中2/3为三羟异黄酮类，对强致癌物——苯并（a）芘和甲基苯蒽等均有明显的抗诱变作用，对乳腺癌和大肠癌有较强的抑制作用。因此，他们提倡人们少吃些瘦肉，多吃些大豆及其制品，以维护身体的健康。

## 老年人为什么忌多吃甜食

糖、脂肪和蛋白质是人体不可缺少的三大营养素，人体所需热量的50%以上是由碳水化合物提供的。糖虽然是人体不可缺少的营养素，但不可以多吃，尤其是心血管病人或老年人不宜多吃。

我们传统的饮食结构是以米、面为主食。这类食物中含有大量淀粉。淀粉经消化以后即可转化为人体需要的葡萄糖。从数量上说，通过正常饮食摄入的碳水化合物已足够人体代谢的需要，如果过量地摄入糖会在体内转化成过剩的脂类，造成体脂过多和血脂增高，并进一步引起动脉粥样硬化、冠心病及脑血栓等。

进食过量的糖不仅可使血脂增高，还能加剧老年人的骨骼脱钙和骨质疏松，容易发生骨折。老年人胰腺功能降低，糖耐量下降，过多吃糖可引起糖代谢紊乱，血糖升高，诱发和加重糖尿病。而糖尿病又可加重脂代谢紊乱和加速动脉粥样硬化。所以，要严格限制食糖的摄入。

## 酒对高脂血症病人是敌是友

酒已是人类几千年的“老朋友”，人们无论是在欢快喜庆，还是悲愁苦闷时总忘不了它。但是正如水能载舟亦能覆舟一样，酒对人亦是利害兼有，少饮则有益，多饮则有害。

少量饮酒可以改善脂代谢状态，防止动脉硬化，减少冠心病发病率。美国哈佛大学医学院的研究证明，每天饮酒量不超过50克，可以减少血中低密度脂蛋白，增加高密度脂蛋白，防止脂肪沉积，从而减少冠心病病死率。哈尔滨医科大学心血管病研究所研究定量饮酒对人体脂代谢的影响，发现不论年龄大小，饮酒组高密度脂蛋白水平显著高于非饮酒组，并可降低冠心病的发病率。饮酒量以每月0.55~1.5千克效果最好。当每月饮酒量超过1.5千克时，冠心病病死率增加2倍。

大量饮酒会损害人体的一切细胞。大量饮酒可抑制脂蛋白脂肪酶，使肝脏合成低密度脂蛋白增多，血中低密度脂蛋白清除减慢，三酰甘油浓度升高，加速动脉粥样硬化。大量酒精可以直接损害肝细胞，造成肝硬化；还可刺激胃肠黏膜引起糜烂、出血、癌变。若1次大量饮酒使血液中酒精浓度达到4‰，即可昏迷不醒；严重时有生命危险。所以，只有适量喝酒才对身体有益，纵酒无度，必定贻害无穷。

## 高脂血症病人应怎样吃鸡蛋

鸡蛋价廉味美、营养丰富。1个鸡蛋含蛋白质5~6克，而且绝大部分为清蛋白，是所有食物蛋白中生物价值最高的食品。1个鸡蛋中含脂肪5~6克、钙30毫克、维生素A720国际单位。此外还含有卵磷脂、维生素$B_1$、维生素$B_2$和烟酸等成分，其中的卵磷脂可以有效地预防老年性痴呆症的发生。研究人员指出，蛋黄中含有的卵磷脂不但不会增加血清胆固醇的水平，甚至有轻度降低血清胆固醇的作用。然而由于鸡蛋的蛋黄部分含有较多的胆固醇（平均每个鸡蛋含250~300毫克），因而使得它的食用受到限制，但是也没有必要过分地害怕它。

健康人在日常饮食条件下，每日食用1个鸡蛋，并不会引起血胆固醇含量的明显增高。因此，对血胆固醇含量正常的高三酰甘油血症病人允许适当食用鸡蛋，一般以每周不超过4个为宜。但对于高胆固醇血症病人，尤其是重度病人，则应尽量少吃鸡蛋。

## 吸烟对血脂有何影响

经过多年研究发现，吸烟对血脂有以下几个方面的影响：

（1）升高血清总胆固醇水平。流行病学研究发现，吸烟者血清总胆固醇水平较不吸烟者高，其血中一氧化碳血红蛋白浓度升高达20%左右，推测血清总胆固醇水平高可能与血中一氧化碳浓度有关。

（2）降低血清高密度脂蛋白-胆固醇。许多研究认为，吸烟与血清高密度脂蛋白-胆固醇水平呈负相关关系。无论男、女吸烟者，其血清高密度脂蛋白-胆固醇水平均比不吸烟者低 0.13~0.23 毫摩尔/升（5~9 毫克/分升）。国外有人对 191 例 20~40 岁的绝经期前妇女的调查发现，吸烟者平均血清高密度脂蛋白-胆固醇水平较不吸烟者低 0.18 毫摩尔/升（7 毫克/分升），两组相比有显著差异（$P<0.005$），每天吸烟超过 25 支者平均血清高密度脂蛋白-胆固醇水平又较每天吸烟 1~14 支者低。但吸烟者的血清高密度脂蛋白-胆固醇与三酰甘油水平呈负相关关系。针对吸烟者血清高密度脂蛋白-胆固醇水平低，不能以三酰甘油升高改变解释，其实际机制目前尚不清楚，认为可能与一氧化碳抑制肝细胞线粒体合成低密度脂蛋白-胆固醇有关。

（3）升高血清三酰甘油。香烟中含有大量的尼古丁和一氧化碳，通过刺激交感神经释放儿茶酚胺，使血浆非酯化脂肪酸增加，非酯化脂肪酸最终被脂肪组织摄取而形成三酰甘油，儿茶酚胺又能促进脂质从脂肪组织中释放，这也导致了三酰甘油水平升高。

（4）促进低密度脂蛋白的氧化修饰。近年实验研究发现，暴露于烟雾中的低密度脂蛋白易被氧化修饰形成氧化低密度脂蛋白，提示可能是一氧化碳增加了低密度脂蛋白被氧化修饰的敏感性。氧化修饰形成的氧化低密度脂蛋白是直接导致动脉粥样硬化的主要物质。

# 第六章　高血脂的饮食疗法

**【焙红果】**

原料：山楂（红果）500 克，白糖 250 克，糖桂花 10 克，清水适量。

做法：①将山楂洗净、去核，再淘洗净。

②炒勺置火上，放入清水，下入山楂，煮至五成熟时捞出，剥去皮，待用。

③将炒勺再置火上，放适量清水，加入白糖，熬至溶化，撇去浮沫，放入山楂，用小火焙，待糖汁浓稠时加入糖桂花，轻轻搅匀，倒入盘内晾凉即成。

功效：有消食化积、理气散瘀、止泻等功效，并有降低血压、降胆固醇和强心之疗效。

**【半夏天麻鸡】**

原料：半夏 20 克，漂白术 20 克，陈皮 5 克，明天麻 30 克，鸡肉 500 克，黑木耳 100 克，植物油 60 毫升。黄酒、清汤、精盐、酱油、生姜、味精各适量。

做法：①半夏、白术、陈皮洗净，分两次煎取药汁 100 毫升。

②天麻干蒸切片，木耳洗净，切成小片。

③鸡肉去皮切成块状，放入少许精盐和黄酒搅匀稍腌。

④位置锅内武火烧至七成热时，鸡肉块炒半熟时，下木耳翻炒几遍，放入天麻、生姜、酱油、药汁及清汤，文火慢煮至天麻熟脆，调味即可。

功效：本菜补而不滞，具有清化痰湿，降压醒脑的作用，适宜于痰浊壅盛型高血脂。

**【四喜苹果】**

原料：鲜苹果 4 个，豆沙馅 130 克，瓜子仁 3 克，京糕 15 克，熟芝麻 3 克，糖桂花 3 克，青红丝 5 克，白糖 125 克，水淀粉适量。

做法：①将苹果洗净，选个头一般大的。上边带蒂把的切去一块作盖儿，刻成锯齿形，去籽和一部分肉，内装入豆沙馅，再把瓜子仁、青红丝、京糕切成小丁，同放苹果里，加入糖桂花拌匀，盖上盖码在盘里，上屉蒸5分钟，取出后码放在盘内。

②炒勺置火上，放入清水烧开，下入白糖熬一下，撇去浮沫，用水淀粉勾芡，淋浇在苹果上即成。

功效：有利水除湿、消肿解毒作用，可防癌抗癌，是高血脂、高血脂疾病理想的夏季时令佳肴。

**【酿苹果】**

原料：甜苹果8个（约1000克），糯米100克。桃仁、瓜子仁、瓜条、青梅、橘饼、葡萄干、蜜枣、莲子各25克，京糕50克，白糖250克，水淀粉适量。

做法：①将苹果洗净削去皮，切去顶端的1/3做盖，然后去核，洗净，待用。

②将糯米淘洗净，煮熟，捞出，将以上各果料均切成碎丁，和煮熟的糯米、一半白糖同放碗内，搅成馅。

③把果料馅装入苹果内，盖上盖儿，用竹签插牢，上屉蒸15分钟取出。

④出屉后将苹果码入盘内，用剩余白糖加水溶化，烧开后用水淀粉勾薄芡，浇在苹果上即成。

功效：有生津、润肺、健胃、消炎、止泻等作用，可降血脂，对高血脂有一定疗效。

**【参芪桂皮鱼】**

原料：白参10克，黄芪30克，肉桂3克。鲤鱼750克，花生油60毫升，清汤、精盐、生姜、葱白、红辣丝、水淀粉、味精、胡椒粉各适量。

做法：①将白参、黄芪洗净，平铺于瓷碗底部。

②鲜活鲤鱼先抽出背部小朋，去鳞和内杂，剁成四大块，抹上少许精盐、酱油和肉桂（碾研成粉）、置于瓷盆的药物上，放适量清汤，上笼清蒸。

③下笼后，夹出鱼块另置一盆内，原蒸药鱼汁用碗盛好做汤喝。

④花生油于锅内烧热，将红辣椒丝、生姜翻炒几遍，再入葱白、味精、水淀粉勾汁，趁热淋于鱼块上即可。

功效：本莱补而不腻，适宜于高血脂并心脏病偏于阳虚者。白参，味甘、微苦、性微温，功补元气。

**【八宝梨瓢】**

原料：鸭梨500克，葡萄干25克，瓜条25克，熟瓜子仁25克，核桃仁 25 克，莲子 25 克，白果 25 克，糯米 50 克，京糕 25 克，青梅 10 克，白糖 100 克，花生油 100 克，水淀粉适量。

做法：①将鸭梨去皮去蒂把，洗净；顺切两瓣成瓢形，掏出籽和部分果肉。

②将葡萄干、瓜条洗净；京糕、青梅均切成丁，待用。

③将糯米淘洗干净，上屉蒸熟取出，同其他配料同放碗内，调拌在一起，装入梨瓢内，上屉蒸 10 分钟取出，码摆放在盘内。

④炒勺置火上，加适量清水，放白糖烧开，撇去浮沫，用水淀粉勾芡，撒上京糕、青梅丁，把糖汁淋浇在梨瓢上即成。

功效：有多种人体所需的维生素，是防治高血脂疾病之食品。

**【酿香蕉】**

原料：香蕉 400 克，京糕 150 克，鸡蛋 2 个，淀粉适量，面粉少许，花生油 500 克（约耗 100 克）。

做法：①将香蕉去皮，切成坡刀片，撒匀面粉；京糕切碎挤压成泥，均匀地夹在每两片香蕉片的中间；鸡蛋清放碗内打成雪衣糊，用面粉、淀粉调匀，待用。

②炒勺置火上，放入花生油，烧至七成热，把香蕉盒挂匀糊，逐个下勺炸制，炸透后用漏勺捞出沥油，放在盘内，撒上白糖即成。

功效：有清热凉血、生津止渴、润肠通便、解毒作用，高血脂、冠心病患者常食有理想的疗效。

**【拔丝西瓜】**

原料：西瓜 750 克、鸡蛋 3 个，淀粉、面粉各适量，白糖 200 克，花生油 500 克（约耗 100 克）。

做法：①选用质量好的脆瓤西瓜，横刀切开，再切成 6 厘米厚的大圆片，去净瓜子，再切成 2.5 厘米宽的块，用洁净布搌去水分，待用。

②将鸡蛋清放入碗内，用筷子抽打成白色泡沫（以筷子直立中央不倒为准），加入淀粉搅拌成蛋清糊，把西瓜瓤逐块滚一层面粉，蘸一层蛋清糊，下入七成热的油勺内，炸呈金黄色，捞出沥油。

③勺内留底油少许，放入白糖，待糖化成稀汁且转为黄色时，倒入西瓜块，颠翻均匀，裹匀糖汁，倒入抹一层油的盘内即可。上桌时，随带凉开水一小碗。

功效：有清热降暑、生津止渴、利尿作用，对急慢性肾炎；泌尿系统感染，高血脂疾病有一定的疗效。

**【口蘑炒小白菜】**

原料：嫩小白菜400克，口蘑10克，高汤适量，芝麻油5克，植物油10克，葱5克，酱油5克，盐3克，味精3克，淀粉5克。

做法：①小白菜去根及烂叶洗净，在沸水中焯一下，立即捞出，沥干水分。

②口蘑用温水泡2小时，洗净泥沙，切成薄片，葱去根及干皮切成薄片。淀粉加水30克化开。

③炒锅内放植物油，油热后加入葱花、煸出香味下口蘑片，稍煸一下、下小白菜，加入高汤（或清水）20克左右，再加酱油及盐，改小火，约炖5分钟，即可下味精及水淀粉勾芡，加芝麻油，出锅装盆。

功效：本菜清香爽口。小白菜含钾量高，含粗纤维。可以保护心肌、降低血压，促进胆酸排出体外。

**【红果梨丝】**

原料：雪梨500克，红果400克，白糖150克。

做法：①将红果（山楂）用沸水泡好后捞出，去核，剥去皮，待用。

②将雪梨剥皮、去核，用凉开永洗净，切成细丝，放在盘中心。

③将锅置火上，放入清水，下入白糖熬化，待糖汁浓稠时放入山楂，使山楂粘匀糖汁，把山楂一个个围在梨丝周围即成。

功效：有促进胃酸分泌、帮助消化、增进食欲之功效，并能扩张血管、降低血压、胆固醇；对动脉硬化、高血脂、冠心病有一定的疗效。

**【龙眼马蹄】**

原料：荸荠24个，瓜子仁96粒，豆沙150克，蜜枣15克，青红丝10克，白糖75克，水淀粉适量，熟猪油15克。

做法：①将蜜枣去核，洗净切成碎丁；青红丝切碎；炒勺置火上，放入豆沙、枣和一半的白糖，炒熟成馅心。

②将荸荠削皮洗净，中间掏成凹形，把馅心分放入每个荸荠的凹处，抹平，在馅心四周各插入瓜子仁1粒，如此逐个做完，码放盘中，上笼蒸5分钟取出；馅心放上青红丝末。

③炒勺置中火上，放入适量清水，加入所余白糖，烧沸后用水淀粉勾薄芡，淋入熟猪油，淋浇在荸荠上即成。

功效：有利水除湿、消肿解毒作用，是高血脂、冠心病患者夏季理想的食疗佳肴。

【高丽香蕉】

原料：香蕉3个，鸡蛋6个，豆沙馅125克，白糖50克，糖桂花少许，淀粉适量，花生油500克（约耗150克）。

做法：①将香蕉去皮，切两瓣，两面蘸上淀粉；糖桂花与豆沙馅拌匀，分成3份，搓成同香蕉一般粗细的长条，分别放在半片香蕉上，按扁，再合上另一片香蕉，合好后均切成3.5厘米长的段，放在撒有淀粉的平盘内，待用。

②将鸡蛋清放入碗内，搅拌成泡沫状后，加入淀粉搅打成蛋泡糊，待用。

③炒勺置火上，放入花生油，烧至六成热，撤火，把香蕉段挂上蛋泡糊，逐个下勺炸，然后转用中火，炸时用手勺舀热油不断淋浇，待表面呈微黄色时，捞出沥油，装入盘内，撒上白糖即成。

功效：有生津止渴、润肠通便、解毒止痛、清热凉血作用，能改善心肌功能；常食对高血脂、冠心病患者有理想的疗效。

【胡桃炖鹿肉】

原料：胡桃仁80克，枸杞子30克，鹿肉500克，红枣6枚，植物油50毫升，清汤、精盐、生姜、黄酒、大茴、味精等适量。

做法：①胡桃仁用文火微炒，枸杞、红枣（去核）洗净。

②鹿肉洗净切块状方片，抹上少许黄酒、酱油、精盐、稍腌。

③炒锅加油烧至七成热，置鹿肉爆炒几遍，放入置有净水的砂锅，同时放入胡桃肉、枸杞子和红枣、生姜，文火慢炖至鹿肉烂香时，再入精盐、大茴、味精调味即可。

功效：本菜补而不腻，具有益精血、暖腰膝的作用。适宜于高血脂和肾脏疾病患者。胡桃肉，性温、味甘，补肾强腰抗衰老。降低胆固醇、防止动脉硬化。主要含脂肪油、蛋白质、维生素A、维生素$B_1$、维生素C以及磷、铁、锌、镁、磷脂、糖类等成分。鹿肉，性温，每100克鹿肉含蛋白质19.77克、脂肪19.2克，同时，还含钙、磷、铁及多种维生素。

【拔丝葡萄】

原料：紫葡萄200克，鸡蛋1个，面粉适量，熟芝麻仁5克，白糖150克，花生油500克（约耗30克）。

做法：①将鸡蛋液磕入碗内，搅拌均匀后放入面粉和少许水调成稀糊待用；葡萄去蒂，撕去皮、籽。

②炒勺置火上，放入花生油，烧至五成热，把葡萄蘸糊逐个下入油勺

内，炸呈金黄色，捞出。

③勺内留油，下入白糖，待白糖炒至溶化呈黄色时，倒入炸好的葡萄和熟芝麻仁，迅速颠翻出勺，放入抹上油的盘内，食时带凉开水一碗。

功效：含多种维生素和人体所需的氨基酸，是缓解神经衰弱、过度疲劳的美食，对治疗高血脂有一定的疗效。

**【冰糖梨块】**

原料：梨500克，冰糖50克，清水适量。

做法：①将梨洗净，削皮去蒂把，一剖两半，挖去梨核，切成滚刀块；冰糖捣碎，待用。

②净锅上火，加入清水，放入梨块、冰糖，用旺火烧开，撇去浮沫，盛入汤碗内即成。

功效：含多种人体所需的维生素，能帮助胃消化、增进食欲，对降低血压有一定食疗作用。

**【山楂拌梨丝】**

原料：大鸭梨2个，山楂200克，白糖100克，糖桂花2克。

做法：①将鸭梨去皮、去核、去蒂把洗净，切成0.5厘米厚的薄片；京糕切成同样厚的片。

②将每两片梨中夹一片京糕，再切成仅0.5厘米粗的丝，整齐地摆在盘内（成马鞍形状），浇上糖桂花，撒上白糖即成。

功效：有消食化积、理气散瘀、收敛止泻、扩张血管、降低血压、降低胆固醇和强心作用，对动脉硬化、高血脂、冠心病及心功能不全等疾病有疗效。

**【泥鳅钻豆腐】**

原料：豆腐500克，小泥鳅200克，鸡蛋2个，罐头口蘑50克，花生油30毫升，精盐、胡椒粉、味精、姜末、葱花、黄酒各适量，鲜鸡汤750毫升。

做法：①将泥鳅鱼在清水缸内养3天，每天换2次水，将鸡蛋打散放入缸内供养，待第3天缸内水清，说明泥鳅鱼已吐尽污水。

②口磨切成薄片。

③鸡汤（冷却）放入砂锅，将活泥鳅鱼放入，加盖置于武火上，待汤烧热后，快速放入豆腐，因后放的豆腐温度低，泥鳅就会往豆腐里钻，当汤烧沸时，钻入豆腐的泥鳅已被烧熟，撇去浮沫，再放入口蘑、精盐、味精、黄酒、姜末，待汤沸开时，撒上葱花和胡椒粉，添上花生油即成。

功效：本菜风格特殊，味道醇厚，具有清补结合的效果。适应各种类型的高血脂，尤对痰湿中阻型为宜。泥鳅性平，味甘，每100克泥鳅含蛋白质22.6克，脂肪2.9克，同时，还含有较高的钙、磷、趺和硫胺素、核黄素、尼克酸等营养物质，豆腐的植物营养成分，很有益于高脂血症的高血脂患者。使用花生油更有益于降脂，花生油所含的营养成分有脂肪油、淀粉、纤维素、蛋白质、维生素 $B_1$ 和维生素 E。

【糖汁菠萝】

原料：鲜菠萝1个，白糖175克，淀粉、水淀粉各适量，糖色少许，花生油500克（约耗100克）。

做法：①将菠萝洗净，用刀削去外皮，一破四棱将里边复平，切成1厘米见方的条，再截成3厘米长的段，放案板上，用淀粉拍匀，放在盘内，待用。

②炒勺置火上，放入花生油，烧至八成热，把菠萝下勺炸呈黄色捞出，沥油。

③炒勺再置火上，放适量清水，下入白糖，待糖溶化汁沸时放入少许糖色，撇去浮沫，用水淀粉勾薄芡，汁沸加入少许热油，下入炸好的菠萝，翻勺后盛入盘内即成。

功效：有生津、解毒、清暑、祛湿、促消化作用，能防止血栓形成，可防治高血脂、冠心病。

【蜜汁莲花苹果】

原料：苹果6个，豆沙馅100克，罐装橘子、罐装樱桃、瓜子仁共100克，花生油25克，白糖50克，糖桂花少许。

做法：①将苹果削去皮，洗净，上、下顶切开，从上向下斜切六刀，刀口为倒三角形，深度为苹果的3/4，从中间取出果核和三斜边果肉不用，自然分成6个花瓣，形似莲花。

②炒勺置旺火上，放清水、白糖，烧开后打浮沫，放入苹果，转小火慢焐。

③另取炒勺置旺火上，放入油，下入白糖，烧开后把豆沙馅下勺搅炒，炒至有黏性时撤火。

④将烤制苹果的炒勺上火，使糖汁烤至浓稠，把苹果用漏勺捞出，摆在大圆盘中间，底层放5个，上层放1个，把樱桃放在苹果花口处；将炒好的豆沙泥用手勺盛在苹果的周围；橘子摆于豆沙泥的外围；瓜子仁摆在豆沙泥的上面，呈梅花形状。

⑤将烤制苹果的糖汁加热，放入少许桂花，用手勺淋浇在菜肴上即成。

功效：有利水除湿、消肿解毒作用，适宜于高血脂、高血脂患者食用。

【干炸柿子块】

原料：甜脆柿子4个，面粉适量，白糖75克，花生油500克（约耗75克）。

做法：①将柿子放沸水中焯一下，揭去外皮，切成橘子瓣块；面粉放入碗内，加温水调成糊，待用。

②炒勺置火上，放入花生油，烧至七成热，把柿块逐块蘸匀糊下勺，炸呈金黄色，捞出沥油，放入盘内，撒上白糖即成。

功效：可稳定、降低高血脂，并能增加冠状动脉血流量，对高血脂、冠心病患者有理想的食疗作用。

【香干炒芹菜】

原料：芹菜400克，香干（豆腐干）50克，植物油20克，盐3克，葱3克，味精2克。

做法：①将芹菜切去根，择去叶（可留下嫩叶）洗净，斜刀切成3厘米长的段（芹菜不容易进味，故切成斜刀口，刀口面积大，易进味）。

②香干先横着片成3片，再改刀切成5毫米宽的丝。

③葱去根及干皮，斜刀切成薄片。

④炒锅放入植物油15克，油热后下香干丝，煸炒至香干丝稍显焦黄即铲出锅，置盘中待用。

⑤将余下的5克油放入锅中，下葱煸出香味，下芹菜翻炒几下，下香干丝、盐及味精，炒匀即可出锅（芹菜应旺火快炒，切不可熬软，一般不用酱油）。

功效：传统医学认为，芹菜，性味甘苦、凉，具有平肝清热，祛风利湿等作用。主治高血脂病、眩晕头痛、面红目赤、痈肿等病症。现代食疗家普遍认为：食用芹菜可以有明显的降压效果。

【红果拌菜花】

原料：鲜嫩菜花500克，罐装山楂1听。

做法：①将菜花掰成小朵，洗净，放入沸水锅内焯熟，捞出后沥净水分，放盘内。

②把山楂放在菜花上，将山楂汁浇淋在菜花上即成。

功效：有消食化积、理气散瘀作用，常食可降低血压、胆固醇。

【蜜汁柿子块】

原料：炸好的柿子块500克，白糖150克，水淀粉适量，热炸油20克，清水适量。

做法：炒勺置火上，放入适量清水，下入白糖，待糖溶化、汁沸时。用水淀粉勾流水芡，淋入热炸油，投入柿子块翻炒均匀，盛入盘内即成。

功效：可降低血压，增加冠状动脉血流量，高血脂病患者常食有益。

**【牛奶土豆汤】**

原料：土豆200克，葱头50克，香菜25克，牛奶250克，精盐、胡椒粉各适量，花生油25克。

做法：①将土豆削皮洗净，切成小方丁；葱头也切成小方丁；香菜择洗净切段。

②取汤锅一个，放入适量清水，放精盐置火上，下入土豆丁煮至熟烂。

③炒勺上火，放入油烧热，下葱头丁炒出葱香味，然后放入汤锅内，再加入牛奶烧开，用精盐、胡椒粉调好口味，撒上香菜段，盛入汤碗内即成。

功效：有降低血压的作用，是胃病、心血管病患者之佳品，常食可使血压稳定，并可防止动脉粥样硬化。

**【菠萝杏仁豆腐】**

原料：罐装菠萝250克，杏仁200克，琼脂10克，白糖100克，杏仁精少许，清水适量。

做法：①将杏仁用开水浸泡片刻，剥去皮，用刀切碎，加入少许清水，用小石磨磨成浆，去渣，待用。

②将琼脂洗净，放入碗内。加入清水少许，上屉蒸化取出，待用。

③取锅一个（无油污），倒入杏仁浆、琼脂液烧开，滴几滴杏仁精，调匀后盛入碗内，放入冰箱镇凉；在煮杏仁浆的同时，取干净锅一个，放入适量清水，加入白糖，烧沸后晾凉。

④将菠萝切成小片；食用时，取出冻凉的杏仁豆腐，用刀划成像眼块，同放一大汤碗内，再舀入镇凉糖水，使杏仁豆腐浮在水面即成。

功效：有止咳平喘、清肺润燥作用，对高血脂有理想的疗效。

**【冬瓜汤】**

原料：嫩冬瓜500克，精盐适量，芝麻油、味精各少许，粉丝100克。

做法：①将冬瓜削皮，洗净后切4厘米长、3厘米宽、0.5厘米厚的片。

②锅上火，放适量清水、冬瓜片，烧开后下精盐、粉丝至冬瓜片熟烂时加入味精，淋上芝麻油即成。

功效：有生津止渴、利水消肿作用，对高血脂、动脉粥样硬化、冠心病有较理想的治疗效果。

【板栗香丝瓜】

原料：板栗250克，水发香菇150克，丝瓜100克，植物油500毫升（约耗50毫升），盐、味精、白糖、湿淀粉各适量，鲜汤250毫升。

做法：①将板栗凸起的一面砍一字刀，入沸水锅煮约10分钟捞出，趁热剥出板栗肉。

②香菇去蒂洗净，切2.5厘米见方的片；丝瓜去皮洗净，切与板栗大小相同的菱形块。

③净锅置旺火上，放油烧到七成热，下板栗肉过油至熟烂捞出沥油；再倒入丝瓜滑油，捞出沥油；锅内留油约60毫升，加板栗肉、香菇、盐、味精、白糖、鲜汤烧焖入味，至板栗肉软烂粉糯，倒入丝瓜略烧，用湿淀粉调稀勾芡，沸后装盘即成。

功效：本菜黄、绿、褐三色相映，具有补肾强精、活血止血的作用。对肾精不足，中风后遗症很有裨益。板栗，性味甘湿，含有蛋白质、脂肪、维生素 $B_1$、脂肪酸和糖类等物质，丝瓜含有胡萝卜素、维生素C、维生素B、皂甙、多量黏液质、瓜氨酸、生物碱和糖类。香菇是高钾低钠、含钙、硒的食物。

【香菇冬瓜汤】

原料：冬瓜400克，水发香菇100克，花生油10克，精盐4克，味精2克，熟鸡油2克，葱末少许，高汤适量。

做法：①将冬瓜去皮、去瓤洗净，切成0.5厘米宽的长条，香菇用温水泡发好，洗净，待用。

②将汤锅置火上，放油烧热，下葱末炝锅，炒出香味，放入高汤、香菇烧开，加入冬瓜块，待冬瓜熟烂时用精盐、味精调味，淋上鸡油，起锅盛入汤碗内即成。

功效：有清热利水、消肿解毒、下气消痰和溶解胆固醇的作用，对动脉粥样硬化、高血脂患者有较好疗效；是心血管疾病患者理想的健康保健食品。

【瓤馅鹌鹑】

原料：净鹌鹑10只，莲子50克，枸杞子50克，猪肉50克，竹笋25克，料酒15克，龙虾片50克，葱花10克，姜末10克，淀粉适量，精盐3克，花生油500克（约耗100克），丁香8粒，葱段、姜片各25克。

做法：①将鹌鹑去头，脱骨后洗净，沥干水分，盛入盆内，用精盐、料酒、葱花、姜末腌渍入味；猪肉、竹笋均切成丁；莲子、枸杞子用清水泡透，滗净水分。

②将猪肉丁、竹笋丁、莲子、葱花、姜末放碗内用精盐、料酒拌和成馅，装入鹌鹑腹内，放蒸碗内再放上丁香、葱段、姜片上笼蒸透，稍凉。

③炒勺置火上，放入花生油，烧至五成热，放入龙虾片，炸脆后捞出；待勺中油温升至八成热，把鹌鹑拍上淀粉放入油勺内炸至外表呈金黄色，捞出装盘，以龙虾片镶盘即成。

功效：有滋补、强身、健体的作用，对高血脂、高血脂、血管硬化、肥胖病患者有一定的食疗效果。

**【炒葱头丝】**

原料：洋葱头 250 克，酱油、白糖、醋、精盐各适量，味精少许，花生油 30 克。

做法：①将洋葱头去老皮，洗净，切成细丝，待用。

②炒勺上火，放油烧至八成热，放入葱头丝煸炒片刻，放酱油、醋、白糖、精盐、味精，翻炒均匀后出勺装盘即成。

功效：葱头有温中通阳，散瘀解毒，温肺化痰之功效，适用于冠心病、高血脂、糖尿病、高脂血症患者。现代研究证明，葱头有较好的降低血糖的作用，还有降压、降脂，解毒防癌之功效。

**【糖醋萝卜丝】**

原料：红萝卜 250 克，盐、红油、白糖、葱丝、醋适量。

做法：①萝卜洗净，去须头，切成粗丝入盆放盐和匀。

②将萝卜丝码盐约 5 分钟至蔫，轻轻挤干，倒去涩水，抖撒加盐、葱丝、白糖、红油、醋拌匀即成。佐餐常吃。

功效：红萝卜健脾，化湿，去痰。

**【糖醋藕片】**

原料：鲜藕 300 克，食醋、白糖、花生油各适量。

做法：①鲜藕去皮，洗净，切薄片，在沸水锅中焯一下，捞出后用清水过凉，待用。

②炒勺上火，放油烧热，放入藕片、白糖。煸炒片刻后烹食醋，翻炒均匀，出勺装盘。

功效：藕有清热凉血、止血散瘀之功效，适于高血脂及便秘者食用。

**【洋葱肉片】**

原料：猪瘦肉 150 克，洋葱 250 克，盐、料酒、味精、白酱油、鲜汤、水淀粉、混合油适量。

做法：①猪肉洗净切片，洋葱去老皮洗净切片，码上点盐。

②将肉片码上盐、料酒、水淀粉，另将料酒、盐、味精、白酱油、鲜汤兑成汁。

③锅热后下混合油，烧至七成热时放入肉片，炒散后下洋葱炒至断生，烹入汁，收汁起锅即成。佐餐常吃。

功效：洋葱和胃，下气，化痰湿。猪瘦肉润燥，补阴。本品具有化痰湿，而不伤阴的特点。适应头晕目眩、动则加剧，胸闷痰多等症。

**【菊花肉片】**

原料：鲜菊花瓣 10 克，猪里脊肉 100 克，鸡蛋 1 个，葱末、姜末各 5 克，精盐、料酒、味精、淀粉各适量。

做法：①将菊花瓣洗净；猪肉洗净，切片；将鸡蛋液磕入碗内，加入料酒、精盐和淀粉，调成糊，然后放入肉片抓匀浆好。

②炒勺上火，放花生油烧热，放入浆好的肉片，滑熟后出勺，沥油。

③原勺上火，放花生油烧热，用葱末、姜末炝勺，再放入滑熟的肉片和菊花瓣煸炒，用味精调味，翻炒均匀后出勺装盘即成。

功效：有清热祛风、平肝明目之功效，适用于高血脂病患者食用。

**【鲜酿番茄】**

原料：番茄 500 克，肥瘦猪肉 200 克，盐、胡椒粉、味精、香油、鸡蛋、慈姑、老姜、葱、火腿、金钩、化猪油、料酒适量。

做法：①老姜剁细，葱切花，慈姑去皮剁细，火腿剁细，金钩发胀洗净剁细，鸡蛋清制成蛋清淀粉，猪肉剁细。

②锅烧热放化猪油，加入猪肉一半、料酒，待猪肉烧干水气再放入盐、胡椒粉、味精、金钩、火腿、姜，一起烧出香味放入盆内晾凉，再放入余下的一半生猪肉和葱花、香油一起拌匀，制成生熟混合馅。

③将番茄去皮，在顶部切一刀做成盖，掏去番茄内部的籽，用干净纱布抹干番筎内部的水分，抹上蛋清淀粉，将馅装入盖上盖。再依次放入蒸碗内摆好，上笼蒸熟后取出放入盘内。

④锅内放入汤、盐、胡椒粉、味精，烧沸放水淀粉加清芡起锅淋于盘内番茄上即成。

⑤作菜肴，佐餐食用，宜常食。

功效：番茄清热，生津。肥瘦猪肉滋阴润燥。本品具有滋阴清热，生津止渴的特点。适应于头昏目眩，面红耳赤，口干，便秘，潮热心烦等症。

【芦笋炒肉片】

原料：猪瘦肉150克，芦笋200克，鸡蛋1个，水发木耳5克，豌豆苗10克，芝麻油10克，精盐4克，味精2克，料酒5克，白糖4克，水淀粉适量，葱末5克，花椒2克，花生油400克（约耗40克），鸡汤适量。

做法：①将芦笋茎部老段去皮，斜刀切成薄片，在微沸的水煮约3分钟，捞出用清水过凉；猪瘦肉洗净后切片，放入碗内，加入鸡蛋、水淀粉拌匀上浆。

②炒勺置火上，放入花生油，烧至四成热，下入肉片滑透，捞出沥油。

③原勺留油少许，下入花椒、葱末炝勺，捞出花椒、葱末不要。下入芦笋片、木耳、肉片、豌豆苗翻炒均匀，加入精盐、味精、白糖、料酒、鸡汤，烧开后用水淀粉勾芡，淋入芝麻油，盛入盘内即成。

功效：有凉血止血、益气补血、降低胆固醇之功效，并能起到减肥作用，对高血脂、高脂血症患者尤为适宜。

【双丁拌香椿】

原料：香椿芽100克，五香豆腐干100克，皮蛋2个，麻油、醋、精盐、味精各适量。

做法：香椿芽洗净，放沸水中加盖温浸5分钟，取出切碎，五香豆腐干切粒，皮蛋去壳洗净切粒，同放于碗中，加入麻油、醋、精盐和味精，拌匀，腌渍入味。单食或佐餐。

功效：适用于高血脂患者。

【猪肉焖芹菜】

原料：猪肉150克，芹菜200克，花生油60克，料酒、精盐、豆豉、白酱油、姜末、蒜茸各适量。

做法：①选瘦多肥少猪肉剁碎，盛碗内，撒上少许精盐和料酒。

②芹菜去叶和根茎，洗净，切成3厘米长的段，用少量精盐拌匀，使用时沥干水分。

③将精盐、白酱油、味精、豆豉汁（先用温水浸好）兑成调味汁。

④炒勺上火，放花生油烧至七成热，放入剁碎的猪肉滑散，烹入料酒，放入姜末和蒜茸，炒出香味，再放入芹菜煸炒，待芹菜炒至断生时倒入调味汁，抖匀出勺装盘即成。

功效：有平肝清热、祛风利湿、降低血压之功效，适宜高血脂病患者食用。

**【芹菜拌海蜇】**

原料：芹菜300克，海蜇50克，小虾米3克，精盐、醋、味精、麻油各适量。

做法：芹菜除去根、叶，洗净切成小段，放沸水锅烫一下，沥干。小虾米用沸水泡好，海蜇皮漂洗干净，切成细丝，同放于大碗中，加入精盐、醋、味精和麻油，拌匀，腌渍入味。单食或佐餐。

功效：适用于高血脂患者。

**【扒牛肉条】**

原料：熟白煮牛肉200克，芝麻油75克，酱油30克，料酒10克，味精2克，水淀粉30克，葱段、姜片、蒜片共30克，大料2瓣，糖色、鸡汤各适量。

做法：①将牛肉洗净，切成6厘米长、2.5厘米宽、0.5厘米厚的肉条，整齐地码放盘内。

②炒勺置火上，放入芝麻油烧热，放入大料，葱段、姜片、蒜片煸出香味，加入料酒、鸡汤烧开，捞出佐料，加入酱油，把牛肉条轻轻推入，用微火煨焯至透；转用旺火，调入糖色、味精，边晃动炒勺边淋入水淀粉勾芡，待汤汁浓稠时淋入芝麻油，抖匀起勺装盘即成。

功效：牛肉中蛋白质含量较高，并含有多种人体必需的氨基酸，是高血脂、动脉粥样硬化的理想菜肴。

**【海带爆木耳】**

原料：水发黑木耳250克，水发海带100克，蒜1瓣，调料适量。

做法：①将海带、黑木耳洗净，各切丝备用。

②菜油烧热、爆香蒜、葱花，倒入海带、木耳丝，急速翻炒，加入酱油、精盐、白糖、味精，淋上香油即可。

功效：安神降压，活血化瘀。适用于高血脂、紫癜等症。

**【黄焖牛肉】**

原料：白煮牛肉（熟）200克。芝麻油50克，酱油25克，味精3克，料酒10克，水淀粉30克，葱段25克，姜片15克，蒜片15克，大料1瓣，精盐，高汤各适量。

做法：①将熟牛肉切成5厘米长、3厘米宽、1厘米厚的条。

②炒勺置火上，放入芝麻油烧热，下入大料、葱段、姜片、蒜片煸炒出香味，烹入料酒。加入高汤（或水）、酱油烧开。捞出佐料不要，把牛肉条整齐地推入，用微火煨烤入味至透。转用旺火。调入精盐、味精。出勺，

把牛肉条摊码在汤盘中。原勺上火烧开，撇去浮沫，用水淀粉勾芡，淋入芝麻油，浇在牛肉上即成。

功效：牛肉中蛋白质含量较高，是高血脂、动脉硬化、冠心病患者的理想佳肴。

【奶油黄芽白】

原料：鲜牛奶（脱脂）100 毫升，黄芽白 500 克，麻油 15 毫升，湿淀粉 10 克，姜末、精盐、味精各适量。

做法：①先将牛奶进行脱脂处理。

②黄芽白去根茎部分，留下菜叶，切成约 3 厘米长的碎叶片，洗净沥干水。

③锅内先放入 1500 毫升清水煮沸，放入黄芽白烫沸即捞出沥水。

④将锅烧热，倒入牛奶。文火烧沸后，放入精盐、味精、姜末，用湿淀粉勾上芡，倒入烫熟的黄芽白，均匀搅翻数下，加入麻油，待黄芽白呈青活色即出锅。

功效：此菜色泽光亮、甜香爽口，既有含蛋白营养的牛奶，又有高维生素类的鲜蔬，补而不腻，淡而不斋。牛奶含丰富的蛋白质和维生素、硫胺素、乳糖及胆固醇和脂肪。

【芫爆些条】

原料：兔通脊肉 250 克，鸡蛋 1 个，香菜 150 克，芝麻油 5 克，精盐 5 克，味精 2 克，胡椒粉 1.5 克，料酒 10 克，醋 5 克，淀粉适量，葱丝、姜丝、蒜丝各 10 克，鸡汤适量，花生油 500 克（约耗 75 克）。

做法：①将兔通脊肉洗净后切成 5 厘米长、0.5 厘米粗细的条，放入碗内，加入精盐、味精、料酒、鸡蛋清及少许水搅匀，腌 15 分钟后用淀粉拌匀上浆，同时加上一点油，使些条滋润；香菜择洗净，切成 3 厘米长的段。

②炒勺置火上，放入花生油，烧至六成热，下入些条，用筷子滑散，至九成熟时捞出沥油。

③原勺置火上，放入少许花生油，下入葱丝、姜丝、蒜丝炝勺，加入精盐、味精、胡椒粉、鸡汤，下入香菜煸炒几下，再下入些条，翻炒均匀，淋入醋、芝麻油盛入盘内即成。

功效：有补中益气、消热止渴、凉血解毒的作用，常食有助于防止冠心病、动脉粥样硬化、高血脂病的发生。

【海蜇荸荠】

原料：海蜇 120 克，荸荠 360 克。

做法：将海蜇漂净，将荸荠洗净连皮用，加水1000毫升，熬取250毫升。喝汤吃海蜇、荸荠。

功效：降压利尿。适用于各种高血脂患者。

**【草菇豆腐】**

原料：鲜草菇20克，水豆腐2块（重约400克），蛇油、葱、精盐、水淀粉、麻油各适量。

做法：鲜草菇、水豆腐放于砂锅中，加入蛇油、葱段和精盐，煮至熟透。用水淀粉勾芡，淋麻油，单食或佐餐。

功效：适用于高血脂，高脂血症。

**【竹笋烧海参】**

原料：鲜嫩竹笋300克，海参150克，猪瘦肉汤500毫升，花生油60毫升、黄酒、精盐、酱油、味精、水淀粉各适量。

做法：①鲜嫩竹笋切成长条片，置于清水内浸泡待用。

②海参泡发后，切成长条薄片。

③将炒锅置武火上，待油烧热后先入笋略炒即入海参，再炒几遍，加入猪瘦肉汤煨炖至熟透汁收后，先入黄酒抖几下，继入精盐、黄酒、酱盐、味精、搅炒加入水淀粉，至汤汁透明即可。

功效：本菜肴鲜脆香浓、清醇不腻，对肝肾阴虚，痰火盛者适宜。竹笋，味甘、性寒，所含营养成分有蛋白质、钙、磷和糖类物质；海参为海洋参科动物，每100克海参内含蛋白质14.9克，脂肪0.9克，碳水化合物0.4克。钙357毫克，磷12毫克，铁2.4毫克，硫氨素0.01毫克，核黄素0.02毫克，尼克酸0.1毫克，碘的含量每100克干海参含600微克。

**【三鲜芹菜】**

原料：嫩芹菜500克，鲜蘑菇50克，卷心菜50克，豆腐干2块，芝麻油15克，精盐4克，味精1克，姜末1克。

做法：①将芹菜去根、叶，洗净，放入沸水锅内焯一下，捞出沥去水分，切成3厘米长的段，用少许盐拌匀后装盘内。

②将蘑菇洗净，切成丝；卷心菜去老叶，切成丝；豆腐干洗净，切丝。分别将蘑菇丝、卷心菜丝、豆腐丝放入沸水锅内焯一下捞出，沥去水分后撒在芹菜段上，再放入姜末、精盐、味精，淋上芝麻油拌匀即成。

功效：可降低胆固醇，对动脉粥样硬化、高血脂患者有一定疗效。

**【白菜香菇】**

原料：白菜200克，香菇20克，精盐适量。

做法：白菜洗净切段，香菇去柄切片。炒锅置旺火上，下油，烧至八成热，倒大白菜和香菇，翻炒几下，加盐，炒至熟。单食或佐餐。

功效：适用于脑血管病，高血脂，慢性肾炎，咽干口渴，大、小便不畅等症。

【芹菜炒香菇】

原料：芹菜200克，水发香菇50克，花生油50克，精盐、酱油、醋、味精、淀粉各适量。

做法：①芹菜去根、叶，洗净，剖开，切成2厘米长的段，用盐腌渍10分钟，用清水漂洗后沥净水分，待用。

②将醋、淀粉、味精放碗中，加少量水兑成芡汁，待用水发香菇洗净，切片。

③炒勺上火，放入花生油，烧热后下芹菜段，煸炒片刻，放香菇片迅速炒匀，再放酱油煸炒片刻，淋上芡汁速炒后起勺装盘即成。

功效：有平肝清热、益气和血的作用，适用于高血脂并发高脂血症、阴虚阳亢证患者食用。

【肉丝炒茼蒿】

原料：茼蒿（蒿子秆）400克，猪肉60克，高汤适量，植物油15克，盐2克，酱油15克，料酒5克，葱5克，姜5克、淀粉5克。

做法：①葱去根及干皮，切成葱片。姜洗净，切成末。淀粉用水化开成水淀粉。

②茼蒿洗净，切成3厘米长的段，入沸水焯一下，沥净水分。

③猪肉洗净。切成丝，用少许酱油、料酒、水淀粉抓一下。

④锅内放植物油，油热后，下葱、姜煸出香味。下肉丝炒至变色。下酱油、盐料酒及少许高汤（或清水）翻炒几下。下茼蒿炒匀，下水淀粉勾薄芡即可出锅。

功效：茼蒿所含的挥发油，以及胆碱等物质，具有降血压、补脑等作用。高血脂患者应经常食用。

【麻油拌菠菜】

原料：菠菜250克，嫩芹菜250克，芝麻油10克，精盐、味精、醋各适量。

做法：将芹菜、菠菜分别择洗干净，芹菜切段，放入沸水锅内焯至断生；菠菜改刀，放入沸水锅内焯一下，分别捞出，沥净水分，一同放入盆内，加入精盐、味精、醋、芝麻油拌匀即成。

功效：有平肝降压、润肠通便的作用，可用于头晕头痛、面赤便秘、心烦易怒的高血脂患者的调治。

**【山楂红柿蛋】**

原料：山楂30克，西红柿200克，鸡蛋4个，混合油60毫升，猪骨汤、鲜红椒、生姜丝、精盐、酱油、味精各适量。

做法：①山楂洗净，煎取浓汁30毫升。

②西红柿洗净，切成丝状。

③鸡蛋取蛋清，置碗内反复搅匀，放入适量精盐，用武火油锅爆炒八成熟出锅。

④将西红柿和辣椒、生姜丝同时置于油锅内炒至断生时把蛋清片拌和，倒入山楂汁和猪骨汤稍焖，放入精盐、酱油、味精调味即可。

功效：本膳香嫩清淡，具有养胃消积，降脂降压的效果，适宜于高血脂并发高脂血症。西红柿，味甘且酸、性微寒，属高钾低钠食物。主要成分含有苹果酸、柠檬酸、葫芦巴碱，胆碱，维生素B、维生素C、钾、磷、铁等。具有改善末梢血管循环的功能。山楂，味酸甘、性微温，主消内积。钙质的含量非常丰富，还含有齐墩果酸，山楂酸，黄酮类、三萜类化合物，解酯酶等物质。有降低血清胆固醇，舒张血管、加强和调节心肌的功能。蛋清能增加营养成分。

**【炒卷心菜丝】**

原料：卷心菜300克，青椒100克，花生油20克，酱油5克，精盐4克，味精2克，葱末、姜末各3克。

做法：①将卷心菜去老叶，洗净；青椒去蒂洗净，均切成细丝。

②炒勺置火上，放入花生油，烧热后下入葱末、姜末炝勺，放入卷心菜丝、青椒丝煸炒至断生，放酱油、精盐、味精翻炒均匀，盛入盘内即成。

功效：有保护心肌细胞和降压作用。动脉粥样硬化及肥胖症患者常食有益。

**【腐竹瘦肉丝】**

原料：腐竹100克，精瘦肉250克，葫芦壳50克，冬瓜皮30克，西瓜皮30克，植物油50毫升，黄酒、精盐、酱油、胡椒粉、葱花、味精适量。

做法：①腐竹洗净，切断，用清水浸发。

②精瘦肉洗净，切片状，用少许精盐、酱油、黄酒腌5分钟。

③将葫芦壳、冬瓜皮、西瓜皮武火煎取浓汁100毫升。

④植物油在锅内烧至七成热，将猪瘦肉爆炒几遍铲出，入腐竹，用文

火慢炒半熟时，将葫芦汁倒入，待汁浓缩时，再入肉片和精盐、酱油、胡椒粉、葱花、黄酒，稍焖即可。

功效：本膳嫩脆简便，具有清利排泄，保护血管的作用，对肾性高血脂患者较为适宜。腐竹为大豆制品，传统上称为“植物肉”，其钾、钠比值相当高，所含丰富的蛋白质和脂肪，为不饱和脂肪酸，具有易于吸收，可促进体内胆固醇的排泄，降低血液中胆固醇的含量，是高血脂、糖尿病、动脉硬化的最佳保健食品。葫芦壳、冬瓜皮、西瓜皮，三者有很好的利尿作用，能促进体内的排泄，适合于肾性高血脂和心脏病所致的浮肿。

**【西红柿炒鸡蛋】**

原料：西红柿2个，鸡蛋3个，花生油80克，精盐、味精各适量。

做法：①西红柿去蒂，洗净，切小片放盆内。

②将鸡蛋液磕入碗内，放少许精盐调匀。

③炒勺上火，放花生油（50克），烧至七成热时将鸡蛋液倒入，炒熟装盘。

④勺内放花生油（30克）烧热，煸炒西红柿，再放入炒熟的鸡蛋，用精盐、味精调味，炒匀装盘即可。

功效：对高血脂病、高脂血症、肥胖症患者有一定的食疗作用。

**【焖豆角】**

原料：豆角400克，香菇50克，植物油15克，酱油10克，盐3克，料酒5克，葱5克，姜5克，味精2克，高汤适量。

做法：①将豆角洗净，掐去两端尖角；掐时顺便将两侧的筋撕去，掰成3厘米长的段（掰的比切断的更容易进味）。

②葱去根及于皮，切成薄片；姜洗净切成末。

③香菇用温水发泡（约需两小时），泡开后洗净泥沙，切成1厘米宽的条。

④炒锅内放入植物油，油热后下葱、姜炝锅，入料酒、高汤（或清水）少许；入豆角段及香菇条，入酱油、盐翻炒均匀，盖上锅盖，用小火焖烧。至豆角绵软，即可入味精出锅装盘。

功效：豆角含钠量低，适于高血脂患者食用。

**【酸辣黄瓜条】**

原料：黄瓜500克，芝麻油10克，白糖80克，白醋适量，精盐8克，午红辣椒2个，姜丝15克，花椒数粒。

做法：①将黄瓜洗净，切去两头，改刀切成竹筷粗细的长条，放入盆内，加入精盐腌渍40分钟，待用。

②将白糖放入碗内，加入适量开水，待白糖化开凉透后再加入适量白醋（量的多少可根据个人口味而定），酸甜味要浓一点。

③将腌好的黄瓜略挤去水分，整齐地放入碗内，浇上糖醋汁。

④炒勺置火上，放入芝麻油，把干辣椒切成丝放入勺内，略煸出辣味，再放入姜丝略炒，捞出姜丝、辣椒丝放在黄瓜上；勺内再放入数粒花椒，炒出香味连同芝麻油一起浇在黄瓜上，食用时拌匀即可。

功效：有降血压、降血脂之疗效。

**【琥珀冬瓜】**

原料：冬瓜1000克，山楂糕50克，冰糖50克，白糖25克，糖色5克，熟猪油10克。

做法：①将冬瓜削皮，去瓤后洗净，切成4厘米长、1厘米厚的菱形片；山楂糕切成薄片。

②炒勺置火上，放入熟猪油，烧至三成热，加入适量清水、冰糖、白糖、糖色烧沸，下入冬瓜片，用旺火烧约10分钟，撇净浮沫，转小火慢慢收稠汤汁，待冬瓜片呈琥珀色时，撒入山楂糕片，装入汤盘内即成。

功效：有清热、利水、解毒之功能，常食可减肥。

**【蕨菜烩五丝】**

原料：鲜蕨菜150克，火腿肉、香菇、柿子椒、冬笋各50克，姜、黄酒、精盐、味精、胡椒粉、麻油各适量。

做法：鲜蕨菜洗净，切小段，入沸水锅氽一下，再放冷水中过凉，沥干。火腿肉，香菇、柿子椒、冬笋均切成丝。炒锅置旺火上，下猪油，烧至七成热。先投入冬笋，炒匀后加盖焖片刻。然后加入蕨菜、香菇、火腿肉、柿子椒，混炒均匀后，下姜丝、黄酒和少量清水，烩炒至熟。调入精盐、味精、胡椒粉，淋麻油，勾薄芡。单食或佐餐。

功效：适用于高血脂，冠心病患者。

**【焖豆腐盒】**

原料：豆腐250克，虾肉150克，鸡蛋1个，豆腐皮、冬笋、水发香菇、海米各30克，葱花、姜末、芝麻油、酱油、精盐、味精、白糖、水淀粉、料酒、鲜汤各适量，花生油500克（约耗100克）。

做法：①将豆腐切成长3厘米、宽2厘米、厚1.5厘米的长方块。再从中间切一刀（不要切断）；虾肉剁成茸，放碗内，用鸡蛋清、精盐、味精搅拌上劲，夹入豆腐中，用豆腐皮包住封口处用水淀粉粘好。

②炒勺烧热放入花生油，烧至六成热，将包好的豆腐放入，炸透捞出。

③另起勺放适量花生油，上火烧热，下入葱花、姜末、海米煸炒几下，再放入料酒、冬笋片、香菇和鲜汤，烧开后下入炸好的豆腐盒和精盐、酱油、白糖、料酒，烧至豆腐入味，用水淀粉勾薄芡，淋入芝麻油即成。

功效：有健脾益气、润燥消水等作用，可减少人体内胆固醇的含量，对防治高血脂、动脉粥样硬化有理想的食疗功效。

**【豌豆茭白】**

原料：豌豆 250 克，茭白 300 克，花生油 500 克（约耗 35 克），精盐 5 克，味精 2 克，料酒 5 克，水淀粉、鸡汤各适量。

做法：①将豌豆洗净沥水；茭白去皮壳，削去老根及皮衣，洗净切滚刀块。

②炒勺置火上，放入花生油，烧至五成热，下入豌豆、茭、白滑油，待豌豆熟时捞出沥油。

③原勺留底油，舀入鸡汤，倒入豌豆、茭白块，加入精盐、味精、料酒烧沸，撇净浮沫，用水淀粉勾薄芡，盛入盘内即成。

功效：有利于防止动脉硬化，对高血脂、冠心病、高血脂、高胆固醇病患者有较好的食疗作用。

**【翡翠豆腐】**

原料：绿豆 500 克，青蒜 50 克，胡萝卜 50 克，芝麻酱 100 克，酱油 150 克，醋 150 克，精盐 10 克，芥末面 5 克，辣椒油 10 克，蒜 25 克，碱面 1 克。

做法：①将绿豆拣去杂质，磨成碎豆瓣，簸去皮，放在清水中浸泡 24 小时，泡透后加水磨成稀糊（以 500 克绿豆出 2000 克为宜）；把稀糊舀入锅内，加入碱面，用旺火烧沸，转微火熬，约熬 30 分钟，糊已熟透，舀入大瓷方盘内晾凉，待凝固后即成翡翠豆腐，再切成 5 厘米见方的块，放在凉开水内浸凉。

②将芝麻酱放入碗内，加入精盐，陆续加入适量凉开水调匀；酱油、醋各加入适量凉开水调稀；芥末面用少许开水搅成糊晾凉；胡萝卜去皮，洗净后切成细丝；青蒜洗净，切成 1 厘米长的段；蒜去皮，洗净砸烂，用凉开水调匀。

③将翡翠豆腐切成细条，放入盘内，用芝麻酱、酱油、醋、芥末糊、辣椒油、蒜汁拌匀，再撒上青蒜段、胡萝卜丝即成。

功效：有健脾消食、清热解毒、利水消肿、养肝明目的作用，对肥胖症、高血脂、冠心病、高脂血症等病患者有较好的食疗功效。

【苦瓜炒豆芽】

原料：苦瓜200克，绿豆芽200克，植物油10克，盐3克，白醋5~10克。

做法：①将苦瓜洗净，用刷子冲水刷洗，以除去瓜皮凹处的污物。纵向一剖为二，挖去瓜瓤及籽，横向切成3毫米厚的片，再改刀成丝，用少许盐洒在瓜丝上略腌一下。

②绿豆芽用清水泡两遍，因许多商家在发制豆芽时常会加入一些催芽的农药，务必洗净，沥干水分。

③炒锅内放入植物油，油热后先倒入苦瓜略加翻炒后，再倒绿豆芽，炒至豆芽稍变软，即可倒入白醋，炒匀即可出锅装盘。

④还可酌加些白糖，成糖醋味。对喜食甜的人较适合。

功效：此菜味清爽、微苦，去火开胃。肝火亢盛型高血脂患者，常吃此菜甚为有益。苦瓜所含的纤维素和果胶可加速胆固醇在肠道的代谢，以排泄、降低血中的胆固醇。

【水晶梨】

原料：大鸭梨3个，白糖100克，鸡蛋清1个，京糕50克，清水适量。

做法：①将梨切去两头、去掉核，面朝上放在盘内，上笼蒸熟去掉皮，倒去汁晾凉；京糕切成小丁。

②炒勺洗净，置火上，放入适量清水，下入鸡蛋清、白糖用勺搅匀，汤沸时撇去浮沫，倒在海碗内晾凉，把梨放入糖汁内，撒上京糕丁即成。

功效：能促进胃酸分泌，帮助消化，增进食欲，有降低血压、镇静作用。

【发菜蘑菇汤】

原料：发菜30克（泡软，去杂物，洗净，挤干水分，取圆盘，内涂香油少许，将发菜做成小圆饼20个，放入盘内），白萝卜干1片（切成细末），熟春笋50克（切片），鲜蘑菇50克（洗净，切为两半），豌豆苗30克（去梗，洗净），食盐3克，味精1克，料酒10克，干淀粉2克，香油10克，上汤1000毫升，鸡蛋清2个（搅打成糊）。

做法：将鸡蛋清糊加入少许清水、食盐、干淀粉调匀，分放于发菜中间，再逐个点上白萝卜末，连盘入笼，用大火蒸约10分钟，取出。锅内加入上汤、春笋、蘑菇烧沸，用漏勺捞出放入碗中，汤锅中放入食盐、味精、料酒煮沸，去浮沫，起锅倒入汤碗，再将豌豆苗放于碗内的春笋上，再放入发菜饼，使其浮于汤面上，浇入香油即成。

功效：利水除湿，降脂减肥。

**【蒲黄海带萝卜汤】**

原料：蒲黄10克（纱布包裹），海带30克（加水泡发12小时，洗净，切小片），鲜白萝卜200克（洗净，剥去外皮，切成条），食盐、味精、五香粉、青蒜（切碎末）、麻油、清水各适量。

做法：将萝卜、海带共入砂锅内，加入清水，先用大火煮沸，加入蒲黄，改用小火煮30分钟，取出蒲黄，再煮至萝卜酥烂，加入食盐、味精、五香粉、青蒜拌匀，淋入麻油即成。

功效：清热解毒，化痰散瘀，降脂降压。

**【玉米山药粥】**

原料：玉米30克，山药20克，白糖适量。

做法：山药蒸熟后去皮切成小丁块。玉米碎为渣，加水适量，武火煮开后小火熬煮，将熟时入山药、白糖，共煮成熟。

功效：益肺宁心，健脾开胃，利水消肿，降脂降糖。

**【玉米豆枣粥】**

原料：玉米50克，白扁豆25克，大枣50克。

做法：洗净，按常法煮粥。

功效：健脾益气利水，降脂。适用于营养不良性水肿、高脂血症等患者食用。

**【木耳红枣粥】**

原料：黑木耳30克，红枣20枚，粳米100克，冰糖10克。

做法：水发黑木耳洗净，撕成小块；红枣热水泡胀，去核切丁。将黑木耳与粳米一起放入锅中，加水适量，用文火煮熬成粥，放入红枣丁、冰糖，再煮20分钟即可。

功效：健脾和中，益气补血。适用于高血压兼眼底出血病人服用，也可用于冠心病及更年期的调理。

**【荠菜荸荠马兰头粥】**

原料：荠菜200克，荸荠、马兰头各100克，粳米60克，盐、味精、麻油各适量。

做法：①将荠菜、马兰头洗净切碎，荸荠去皮洗净切碎，待用。

②粳米淘洗后煮粥。

③将成时，加入其余各味和匀煮沸煮熟即可。

功效：清热解毒，去脂降压。适用于肝火上炎型高血脂患者食用。

【芹菜首乌粥】

原料：鲜芹菜150克，生何首乌30克，猪瘦肉末50克，粟米100克，精盐、味精、料酒各少许。

做法：芹菜择洗干净，取叶、茎切成粗末状，备用。生何首乌洗净，切片，晒干或烘干，研成细末备用。粟米淘洗干净，放入砂锅内，加水适量，用大火煮沸，加入猪瘦肉末，烹入料酒少许，改用小火煨煮30分钟，加入芹菜末及生何首乌粉，拌和均匀，继用小火煨煮20分钟，待粥成时加入精盐、味精适量，调匀即成。

功效：清热利湿，平肝降脂。主治各种类型的高脂血症，对老年人肝肾阴虚，阴虚阳亢型高脂血症患者尤为适用。

【菊花山楂粥】

原料：去蒂干菊花12克，山楂片10克，粳米50克，冰糖少许。

做法：将干菊花、山楂片研为粉末。粳米、冰糖放入锅中，加水500毫升，煮至米开汤未稠时，调入菊花、山楂末，然后改小火煎煮片刻，粥稠火停，盖紧焖5分钟即可。

功效：祛脂降压。适用于高脂血症、高血压病、冠心病等症的辅助食疗。

【花生大枣黑米粥】

原料：大枣5个，黑米50克，红衣花生米15克，白糖适量。

做法：将大枣、黑米、花生米分别洗净，同入铁锅，加水2碗，旺火煮沸，改小火熬成粥。用锅铲将大枣捣如泥状，拣去枣皮及枣核。

功效：滋阴益肾，养血止血，补铁，降脂。

【豆腐荠菜粥】

原料：豆腐250克，荠菜150克，芹菜、小白菜各60克，黄酒、盐、熟素油各少许。

做法：①将荠菜、芹菜、小白菜洗净，切碎，豆腐洗后切成小块，待用。

②芹菜、荠菜入锅，加水煮沸，加入小白菜及素油、盐和匀煮沸。

③再加入豆腐、黄酒和匀煮沸即可。

功效：清热平肝、调解健胃，去脂降压。适用于肝火炽盛型高血脂患者食用。

【绿豆粥】

原料：粟米100克，绿豆60克，陈皮5克，红枣15枚。

做法：①红枣洗净，放入砂锅，加清水适量，浸泡15分钟。

②陈皮洗净，弄干，研成细末，备用。

③绿豆、粟米除杂，淘洗干净，投入浸泡红枣的砂锅中，再加清水适量，大火煮沸后改用小火煨煮1小时，绿豆、粟米酥烂，将陈皮粉调入即成。

功效：补虚益气，活血散瘀，降低血脂。适用于各种类型的高脂血症，对中老年人气血瘀滞，湿热内蕴型高脂血症患者尤为适用。

**【茄子粥】**

原料：茄子250克，肉末50克，粳米150克，葱花少许，盐、味精适量，植物油40克。

做法：将茄子洗净、切丝，用清水焯一下捞出，沥去水。炒锅置火上，锅热后，倒入油，油热后，放入葱花煸炒出香味。放入肉末煸炒。肉熟时，放入茄丝翻炒。快熟时，放入盐、味精调味，翻炒几下即离水待用。将粳米淘洗净，放入锅内，置武火上煮，水沸后，改文火继续至米开花时，拌入茄子，搅匀即成。

功效：清热解毒，利尿止痛，降脂。可治疗肠风下血、血淋疼痛、热毒疮痈、皮肿溃烂等症及高胆固醇血症。

**【苹果粥】**

原料：粟米100克，蒲黄10克，苹果2个。

做法：①将苹果洗净，连皮切碎放入捣绞机中打成苹果浆汁，备用。

②把粟米淘洗干净，将其与适量水放入砂锅中，大火煮沸，改用小火煨煮半个小时，调入蒲黄拌匀，继小火煨煮至粟米酥烂，粥将成时，倒入苹果浆汁煮沸即成。

功效：益气除烦，活血散瘀。适用于各种类型的高脂血症患者食用。

**【香菇茯苓粥】**

原料：粳米250克，茯苓15克，鲜香菇200克，青豌豆200克，油豆腐100克。

做法：青豆浸泡发胀、香菇洗净切碎，锅加适量水，下茯苓煮20分钟去渣留汁，与粳米、香菇、青豆煮粥，粥成加油豆腐丁及盐，稍煮即成。

功效：益脾和胃，宁心安神，降脂。适用于高脂血症、神经衰弱患者食用。